U0642368

常见骨科疾病
诊疗方法

主审 ☉ 孙绍裘　王净净
主编 ☉ 董大立　何　花　唐成剑　彭　文

CHANGJIAN GUKE JIBING
ZHENLIAO FANGFA

中南大学出版社
www.csupress.com.cn
·长沙·

编委会

◎ **主　审**

孙绍裘(湖南中医药大学第二附属医院)

王净净(湖南中医药大学)

◎ **主　编**

董大立(湖南中医药大学第二附属医院)

何　花(湖南中医药大学第二附属医院)

唐成剑(湖南中医药大学第一附属医院)

彭　文(湖南中医药大学第二附属医院)

◎ **副主编**

宋晓玲(湖南中医药大学第二附属医院)

邓　志(湖南中医药大学第二附属医院)

李腾龙(湖南中医药大学第二附属医院)

陈　芳(湖南中医药大学第二附属医院)

陈灵兰(湖南中医药大学第二附属医院)

谭　畅(湖南中医药大学第二附属医院)

◎ **编　委**

张　野(湖南省妇幼保健院)

张　翔(湖南省康复医院)

蒋　伟(宁乡市人民医院)

陈　丹(长沙市妇幼保健院)

陈　蔚(湖南中医药大学第二附属医院)

曹　勇(湖南中医药大学第二附属医院)

程鹏飞(湖南中医药大学第二附属医院)

成易伦(湖南中医药大学第二附属医院)

谢　通(郴州市宜章县中医医院)

唐文静(湖南食品药品职业学院)

陈雅琴(湖南中医药大学第二附属医院)

王晓雪(湖南中医药大学第二附属医院)

田小华(湖南中医药大学第二附属医院)

张宏江(天津市西青医院)

游　天(湖南中医药大学第一附属医院)

前言

Foreword

随着医学科技的飞速发展，骨科作为医学领域的重要分支，其临床诊疗技术在不断进步和创新。为了适应这一发展趋势，提升骨科临床医生的专业水平，我们精心编写了这本《常见骨科疾病诊疗方法》。

本书全面介绍了骨科疾病的临床诊疗方法，内容涵盖了四肢骨折与损伤、骨关节疾病和脊柱疾病等常见病的病因、临床表现、诊断与鉴别以及治疗等方面。本书除了对疾病的诊疗知识进行介绍外，还强调了骨科疾病诊疗的常见风险和并发症。此外，本书还介绍了近年来骨科的新观念、新理论、新技术、新经验在临床上的应用，旨在结合国内外最新的研究成果和临床经验，为骨科医生提供一本全面、实用的参考书籍，书中内容力求做到理论与实践相结合，为骨科医生的临床工作提供有力的支持。

在编写过程中，我们注重实用性和可操作性，力求使书中的内容贴近临床实际，方便读者理解和应用。同时，我们也充分考虑了不同读者的需求，无论是初学者还是资深骨科医生，都能从本书中获得有益的启示和帮助。

本书的编写团队由一批具有丰富临床经验和教学背景的骨科专家组成，他们来自国内外知名医疗机构和学术机构，具有丰富的骨科临床经验和深厚的学术背景。在他们的共同努力下，本书得以顺利完成，希望本书能够为骨科医学事业的发展和进步作出积极贡献。

最后，我们衷心感谢所有参与本书编写、审校和出版的人员，以及所有关心和支持骨科医学事业发展的同仁。希望本书能够成为骨科医生的良师益友，为推动骨科医学事业的繁荣和发展贡献力量。

编 者

2025.3

目 录

Contents

第一章　四肢骨折与损伤 1

第一节　肩胛骨骨折 1

第二节　锁骨骨折 8

第三节　肩锁关节脱位与损伤 14

第四节　胸锁关节脱位与损伤 19

第五节　肱骨干骨折 21

第六节　肘关节骨折与脱位 26

第七节　尺桡骨骨折 40

第八节　股骨干骨折 46

第九节　胫腓骨骨干骨折 54

第十节　踝部骨折 59

第十一节　跟骨骨折 64

第二章　骨关节疾病 71

第一节　肩关节疾病 71

第二节　髋关节疾病 86

第三节　膝关节疾病 94

第四节　慢性非化脓性关节炎 103

第五节　骨与关节的化脓性感染 114

第三章　脊柱疾病 ·· 123

　第一节　颈椎管狭窄症 ·· 123

　第二节　胸椎间盘突出症 ·· 127

　第三节　胸椎管狭窄症 ·· 139

　第四节　腰椎管狭窄症 ·· 142

　第五节　胸腰椎骨折 ·· 148

　第六节　脊髓损伤 ·· 155

参考文献 ··· 165

第一章
四肢骨折与损伤

第一节　肩胛骨骨折

肩胛骨是一块形状扁平且宽阔的不规则骨，位于胸廓上方的两侧偏后部位，其平面与胸廓的冠状面之间的夹角为 30°～40°。肩胛骨在稳定上肢以及实现上肢功能上扮演着至关重要的角色。尽管肩胛骨骨折的情况相对较少见，但当发生时，骨折多集中在肩胛骨的主体部分和颈部，且这种骨折常见于多发性伤害的情况中。

一、解剖与功能

肩胛骨由多个关键部分组成，包括体部、肩胛冈、肩峰、喙突、肩胛颈以及肩盂。在新生儿阶段，肩胛骨体部和肩胛冈就已经形成了一个骨化中心，而其他区域则仍为软骨。随着年龄的增长，不同时间段骨化中心在喙突的不同位置会陆续出现，直至青少年至成年早期逐渐与各部分融合。这些自然的生长过程不应被误认为是骨折。

喙突是多个肌肉的附着点，包括喙肱肌、肱二头肌短头和胸小肌。动脉和臂丛神经位于胸小肌腱的深层，并经过喙突的内下方。肩胛切迹位于喙突基底的内侧和肩胛骨的上缘，并由肩胛横韧带连接。肩胛上神经和肩胛上动脉分别通过肩胛横韧带下方和上方进入背侧区域。

肩峰是肩胛冈的外延，在青少年时期，肩峰区域可能出现多个骨化中心，这些中心在成年早期逐渐融合。有时，肩峰端在 25 岁后仍有一个未融合的骨化中心，这在 X 线片上表现为一个单独的骨块，称为肩峰骨，双侧同时发生的情况较为常见，但应与肩峰骨折进行区分。

肩胛骨的其他部分，如下角和脊柱缘，也有各自的骨化中心和发育过程。肩胛体和肩胛颈的发育障碍可能导致肩胛骨骨孔的形成，但这通常没有临床意义。

盂窝的发育也涉及多个骨化中心的出现，肩盂下极骨骺在 20～25 岁时最后与体部相连，使盂窝发育变深。肩胛颈和肩盂的发育异常可能导致肩胛颈变短，并可能合并肩峰和肱骨头的发育异常。

肩胛骨通过肩锁关节与锁骨相连，再通过锁骨和胸锁关节与躯干相连，同时也通过肌肉与躯干形成软组织连接。肩胛骨的稳定性主要依赖于肌肉的连接。在上臂上举的过程中，肩胛胸壁之间的活动占据了1/3。虽然肩胛胸壁不具备典型的关节结构，但它提供了类似关节的活动功能。肩关节的活动是盂肱关节和肩胛胸壁之间协调一致的结果，肩胛骨旋转到外展位，以便于上臂进行前屈、内收、上举和外展等活动。肩胛骨的活动范围被限定在胸壁的框架内，骨折后可能影响其协调运动，从而限制肩关节的活动范围。

肩胛骨虽然薄，但周缘骨质增厚，并被肌肉包裹形成保护垫，因此不易发生骨折。此外，肩胛骨在胸壁上有一定的活动度，可以缓冲作用于其上的外力，因此肩胛骨骨折的发生率相对较低。然而，当遭受高能量、直接外力，如汽车或摩托车事故时，肩胛骨骨折仍可能发生，并常伴有多发损伤。此外，上肢伸展位摔倒、肩关节脱位或拮抗肌不协调的肌肉收缩也可能导致肩胛骨骨折。

二、分类

肩胛骨骨折可以根据其解剖部位进行分类，主要包括以下几种类型：肩胛骨体部骨折、肩胛颈骨折、肩峰骨折、肩胛冈骨折、喙突骨折、盂缘骨折、盂窝骨折、肩胛骨体部和肩胛冈骨折。

此外，这些骨折分为稳定性和不稳定性，以及关节外和关节内骨折。稳定性关节外骨折主要由肩胛体和喙突的损伤构成，它们可以是简单骨折或粉碎性骨折。值得注意的是，尽管肩胛颈骨折可能存在较大移位，但仍被视为稳定性骨折的一种。

不稳定性骨折则主要指的是关节外的肩胛颈骨折，这种骨折通常合并移位的锁骨骨折，导致肩胛带的不稳定性。由于上臂的重力作用，肩胛颈骨折可能会出现向尾侧旋转的现象。在遭受暴力时，这种复杂损伤还可能合并同侧的3~4肋骨骨折，甚至损伤神经和血管束，包括臂丛神经。

相比之下，关节内骨折较为少见。其中，大部分横行骨折线会穿过肩盂。肩盂骨折通常与肩关节脱位同时发生，因此在诊断和治疗时需要与创伤后肩关节不稳定进行综合考虑。

(一)肩胛骨体部骨折

肩胛骨体部骨折在肩胛骨骨折中占比为35%~50%，其主要原因是直接暴力作用，且骨折部位多集中在肩胛骨下方的较为脆弱区域。得益于体部周围丰富的肌肉群保护，大多数体部骨折的移位程度较轻，鲜少出现骨折分离或重叠的情况。然而，这类骨折会导致肩关节主动外展功能受限，并可能引发假性肩袖损伤的症状。相关研究显示，高达78%的肩胛骨体部骨折患者通过保守治疗能够获得满意的预后，且骨折畸形愈合的情况罕见。

(二)肩胛颈骨折

肩胛颈骨折通常发生在冈盂切迹与喙突外侧区域，由于三头肌长头持续牵引，远端骨折块常向外下方偏移，难以手法复位。在医疗实践中，肩胛颈骨折若伴随锁骨骨折或肩锁关节脱位，被称为"浮肩损伤"，此情况下，肩关节的稳定结构和悬吊机制若遭重创，会导致"垂肩"畸形。研究者利用肩关节上部悬吊复合体的概念(包括肩盂上半、喙突、喙锁韧带、锁骨远端、肩锁关节及肩峰形成的环状结构)来进一步阐述"浮肩损伤"，指出其能改变肩胛盂的倾斜角，为肩关节前脱位提供解剖学条件。肩胛颈骨折若出现畸形愈合，可致肩关节外展无力、活动范围受限及肩峰下间隙疼痛。此外，肩盂倾斜角与后张角的改变是肩关节不稳和继发创伤性关节炎的病理基础。

肩胛颈骨折占肩胛骨骨折总数的25%左右。骨折线起始于喙突内侧的肩胛切迹，向外下方延伸至肩盂下方。若骨折线位于喙突外侧，则骨折远端连同上肢失去锁骨悬吊，导致临床上的后外侧移位。部分粉碎性骨折可能出现肩盂内陷、嵌插畸形，类似髋关节的中心性脱位，有观点认为此类损伤相对稳定，保守治疗效果良好。

根据骨折线走向，可将肩胛颈骨折分为三类：Ⅰ型骨折线位于肩峰至肩胛冈基底及喙突外侧；Ⅱ型骨折线涉及肩峰或肩胛冈，并位于喙突内侧；Ⅲ型骨折线沿肩胛骨冈下方向内侧缘延伸，造成肩胛颈的横向断裂。

（三）肩峰骨折

肩峰骨折约占肩胛骨骨折的9%，其远端部分因受到患者肢体自身重量以及三角肌的持续拉力，容易出现向下倾斜并移位的情况，导致肩袖功能受损。当手臂上举时，肱骨头会因此受到撞击，进而妨碍关节的正常活动。

肩峰骨折通常发生在肩锁关节的内侧区域，偶尔也会出现在肩峰的基底部。如果骨折断端间有软组织嵌入，可能会导致骨折无法正常愈合，而形成纤维性愈合。当肩峰骨折发生在肩锁关节外侧时，由于移位程度通常较小，其体征往往不明显。这种情况下，局部可能会出现肿胀和压痛，有时还能触及游离的骨碎片。因此，在诊断肩峰骨折的过程中，应仔细进行肢体神经功能的检查。

此外，肩峰骨折有时可能被误诊为未融合的肩峰骨骺或发育异常的肩峰骨。值得注意的是，肩峰骨折经常与肋骨骨折、脊柱骨折或臂丛神经损伤同时发生，因此一些学者将肩峰骨折视为损伤严重度评分的一个重要指标。

（四）肩胛冈骨折

肩胛冈骨折在肩胛骨骨折中的占比为6%~11%，常与肩胛骨体部骨折相伴发生。当伤势严重时，可能会引发肩袖的损伤或功能障碍。对于显著移位的肩胛冈基底部骨折，实现稳固愈合往往是一项挑战。

（五）喙突骨折

喙突骨折在肩胛骨骨折中占比为5%~9%，其受损原因多样。当肩关节前上方脱位时，喙突会遭遇肱骨头的直接撞击；肩锁关节脱位时，喙突则因喙锁韧带的牵拉以及喙肱肌和肱二头肌短头（即联合肌腱）的强烈收缩而受损。特别是当合并喙肩韧带和喙锁韧带损伤的基底部骨折时，常会发生显著移位，严重移位还可能压迫神经血管束。而喙突顶点骨折，通常是由肱二头肌短头和喙肱肌在其附着点的撕脱伤导致，这种情况往往不需要特别治疗。喙突骨折既可单独发生，也可伴随肩锁关节脱位、肩盂骨折或盂肱关节脱位等其他损伤。

根据骨折线的方向，喙突骨折被分为五种类型。其中，1~3型骨折主要由撕脱暴力引起，而4~5型骨折则是由剪切应力导致。为简化分类，喙突骨折也可被归为两型：1型为喙突基底部骨折，2型为喙突顶点骨折。

(六)盂缘骨折

盂缘骨折在肩胛骨骨折中的占比约为 25%,其主要诱因是肱骨头的脱位。据统计,肩关节脱位合并盂缘骨折的发生率为 5%~11%。采用手法复位通常难以达到完全的解剖对位。当盂肱关节发生脱位时,肱骨头的后外侧关节面可能会伴随压陷性骨折,这是由于损伤过程中肱骨头撞击肩胛骨前缘。盂缘骨折与盂唇撕脱骨折在损伤机制上有所不同:前者主要由直接暴力导致,而后者则是由旋转暴力引发。因此,在诊断盂唇骨折时,应进一步详细检查,以排除关节囊盂唇损伤的可能。

(七)盂窝骨折

盂窝骨折在肩胛骨骨折中的占比为 6%~10%,主要由侧方暴力通过肱骨头直接撞击引起,其中约 10% 的病例损伤较为严重。对于这类较为罕见的骨折,早期治疗的关键在于恢复盂肱关节的对位关系及其稳定性,以降低创伤性关节炎的风险。基于盂缘骨折的部位及损伤机制,盂窝骨折被进一步细分为六型:

Ⅰ型为盂缘骨折,较为常见,并细分为 Ⅰ-a 型(盂唇前部骨折)和 Ⅰ-b 型(盂唇后部骨折)。

Ⅱ型为盂窝下部骨折,由上方暴力经肱骨头作用于肩盂导致,包括Ⅱ-a 型(盂窝下部斜行骨折)和Ⅱ-b 型(盂窝下部横行骨折)。

Ⅲ型为盂窝上半部横行骨折,骨折线经肩胛颈向内上方延伸,常伴随肩关节上部悬吊复合体损伤或肩胛上神经受累。

Ⅳ型为盂窝中央横行骨折,骨折线穿越肩胛颈至肩胛骨内缘,常导致局部损伤及关节对应关系改变。

Ⅴ型为在Ⅳ型基础上,不同骨折形式的组合,常伴有关节面分离、肱骨头脱位,以及可能的神经、血管损伤。

Ⅵ型则为严重的盂窝粉碎性骨折。

在临床上,Ideberg 的分型方法重视骨折线的走向,有助于深入理解损伤病理并指导治疗。此外,还有学者根据肩胛骨的解剖结构将其分为突起部、颈部、肩盂关节部及体部,并据此将肩胛骨骨折概括为四种基本类型(Ⅰ-a 至 Ⅰ-c 及 Ⅱ-a 至 Ⅱ-c)以及关节盂内骨折(Ⅲ型)和体部骨折(Ⅳ型)。骨折分类的主要目的是指导临床治疗、评估伤情、了解损伤机制、预测病程转归及结局。尽管现有的分类方法难以同时满足所有要求,但 Hardegger、Miller、Ideberg 的分类方法在描述伤情方面基本能够全面概括骨折情况,有助于减少漏诊率,促进早期诊断和确定治疗方案。

(八)肩胛骨体部和肩胛冈骨折

肩胛骨体部和肩胛冈骨折大多由直接暴力或挤压伤所致。此外,高速撞击导致的肩胛骨滑移以及肩胛冈附着肌肉的强烈收缩也可能引起肩胛冈撕脱骨折。

此类骨折的患者以青壮年为主,通常有明确的外伤史。受伤后,患者会感到肩背部剧烈疼痛,无法主动或被动活动肩关节,尤其是在上肢外展或上举时,疼痛会明显加剧。患者往往会用健侧手托住患侧前臂,而上臂则容易呈轻度外展位离开躯干。此类骨折局部压痛显著,对于严重骨折,甚至深呼吸都会引发疼痛。血肿可能渗入肩袖旋转肌群,导致肌肉痉挛和疼痛,直到出血被吸收后,疼痛才会逐渐减轻,肩部活动也逐步恢复。老年患者可能因肩部粘连而出现不同程度的功能障碍。

肩胛骨体部和肩胛冈周围肌肉丰富,因此骨折愈合通常较快,且一般不留后遗症。然而,肩胛骨骨折往往由较大的直接暴力引起,可能合并其他骨折或损伤,如多发性肋骨骨折、气胸、皮下气肿、脊柱压缩性骨折等。由于医生可能更关注这些伴随损伤,肩胛骨骨折在初次就诊时容易被漏诊。实际上,肩胛骨骨折更多是一种间接损伤。

三、临床表现

患者常将患肢保持在内收位置,以避免运动引发的疼痛,尤其是无法进行患肢的外展动作。受伤区域会有明显的压痛、淤血和血肿形成,还可能出现所谓的"假性肩袖损伤"症状。这是由于冈上窝、冈下窝或肩胛下窝内的肌肉出血导致肌肉痉挛,进而造成肩外展功能障碍,呈现类似肩袖损伤的表现。然而,一旦血肿消散和肌肉痉挛缓解,肩外展功能通常能够恢复。值得注意的是,这种假性体征往往比单纯的肩袖损伤表现得更为严重。在诊断过程中,X线检查需要拍摄前后位片以及斜位或轴位(或腋位)片。

此外,患者还可能出现胸部和肩部的疼痛,并可能观察到患肢在形态上呈现向上或向下的移位。然而,这些移位很可能因其他伴发的损伤而被忽视,如同侧的胸锁关节损伤或肋骨骨折。因此,为了准确诊断,还需要拍摄前斜位X线片。

四、诊断

患肢常被置于外展位,此时肩部任何角度的活动都会引发疼痛。在肱骨头处可触及压痛,而前后斜位的X线片通常能显示喙突和肩盂多位于远端骨块上,有时这些远端骨块会呈现粉碎性。尽管如此,关节盂和关节囊往往能够保持完整。值得注意的是,肩胛颈的非解剖复位通常不会对肩关节的功能造成显著影响,但如果存在明显的成角畸形,则可能导致肩关节的半脱位或完全脱位。

对于肩峰骨折,骨折线多出现在外侧,也可能位于肩峰根部。这时,邻近肩胛冈的局部症状会十分明显。而喙突的损伤则在主动内收肩和屈肘运动时表现出疼痛症状,且在深呼吸时会加重,这是由于胸小肌的作用。如果骨折移位显著,可在腋窝处触及骨折端。喙突骨折移位还可能造成其下方的臂丛神经损伤,当肩胛上神经受到嵌压时,常被误诊为肩胛上神经撕裂伤,此时需进行肌电图检查以明确神经损伤的诊断。一旦出现神经损伤,必须及时进行神经探查术。

在肩胛骨骨折的影像学诊断中,由于肩胛骨骨折常被其他明显的合并损伤所掩盖,据文献报道,单纯依靠首诊胸部X线检查对肩胛骨骨折的漏诊率高达43%。因此,目前常用的检查方法除了胸部X线检查外,还包括其他更为专业的检查手段。

(一)X线检查

专家建议采用肩部创伤的系列X线检查方法(包括前后位、侧位及腋窝位)来确诊肩胛骨骨折。具体方法如下：

前后位X线检查：此检查中，X线投照中心需垂直于肩胛骨，并与矢状面形成向外30°的角。这样的投照方式能够全面展示肩胛骨的整体形态、关节间隙以及各部分的对应关系，有助于医生观察并分析肩胛骨的情况。

侧位X线检查：在此检查中，X线投照中心垂直于肩胛骨，并与水平面形成向后30°的角。此时，肩胛骨的影像会呈现一个Y形，其中体部作为垂直支，两上支分别为喙突的前部和肩峰的后部。Y形三支交界处的致密环即为盂窝，正常情况下，肱骨头应位于盂窝的中央位置。

腋窝位X线检查：此检查的X线投照中心指向腋窝顶部。通过这一检查，医生能够清晰地观察到肱骨头与盂窝的相对位置，进而判断盂窝前缘、后缘、肩峰、喙突基底、锁骨远端以及肱骨头是否存在骨折或脱位等情况。

这一系列X线检查方法能够为医生提供全面而准确的肩胛骨骨折诊断信息。

（二）CT检查

在临床上，虽然多数肩胛骨骨折可通过X线检查得以确诊，但对于涉及肩盂的关节内骨折，通常需要结合CT检查以获得更精确的骨折特征显示。尽管CT检查在展现骨折全貌方面不如X线片直观，但它在观察骨折局部的细微结构变化方面具有独特优势，能有效提升诊断的准确率。CT检查的优势主要为：

（1）能够清晰显示无移位骨折、线性骨折、盂缘骨折撕脱、肩盂成角畸形以及关节内游离骨折片等细节。

（2）在一定程度上反映骨折周围软组织的损伤状况及出血范围。

（3）能准确反映关节内骨折的受累部位，并测量移位的程度。

（4）在诊断复杂骨折和畸形愈合方面，CT检查优于磁共振成像（MRI）。

然而，CT检查也存在局限性，即二维影像无法立体展示骨折的表面轮廓及内部结构，需要临床医生根据断层扫描结果进行三维空间构想。螺旋CT及其三维重建技术在诊断关节内骨折方面展现出了显著优势，能够立体、直观地展示骨折形态，并通过解体处理肱骨头影像，直接观察肩盂骨折的移位方向、几何形态及稳定程度，为手术中的复位和固定提供了可靠依据。研究表明，螺旋CT的表面遮盖显示和多平面重建技术在诊断肩部复杂骨折、肱骨上端骨折以及移位肩盂骨折方面具有较高的准确率。有专家指出，通过CT扫描重建，有20%～30%的患者可能需要调整治疗方案。

在临床实践中，各种影像检查方法各有千秋，应遵循适应性互补的原则进行综合评估。常规X线检查、CT检查和三维重建的联合应用是明确肩胛骨骨折的有效手段。此外，为进一步明确诊断，特别是评估软组织损伤情况，有时还需完善关节镜、B超或MRI检查。

（三）MRI检查

MRI检查是一种既安全又有效的成像技术，其特点在于不产生射线损害。这项技术突破了传统影像检查以解剖学为基础的局限性，对于评估肩周围软组织的损伤情况具有显著的诊断价值和重要的临床意义。在肩周围软组织损伤的早期阶段，MRI检查即可被采用，它在诊断肩袖损伤、关节软骨病变、肩周围韧带撕裂以及关节囊盂唇复合体的损伤等方面，展现出极高的准确性和重要性。因此，MRI 检查在肩周围软组织损伤的诊断中扮演着不可或缺的角色。

五、合并伤

肩胛骨骨折往往伴随着多种其他损伤，具体包括：

(1)多发性肋骨骨折，可能导致胸壁不稳定和呼吸功能受损。

(2)气胸，即胸腔内气体的异常积聚，可能压迫肺组织，影响呼吸。

(3)血胸(也称为肺挫伤)，即胸腔内血液的积聚，可能由肺组织损伤或血管破裂引起。

(4)颅脑损伤，可能由肩部受到的强大外力而间接导致。

(5)血管损伤，包括动脉或静脉的破裂或栓塞，可能引发严重的出血或循环障碍。

(6)肩关节不稳定，由于骨折或周围软组织的损伤，可能出现关节的脱位或半脱位。

(7)肩袖损伤，即肩关节周围肌腱或肌肉的撕裂或炎症。

(8)肩胛上神经损伤和卡压，可能导致肩部肌肉的功能障碍和疼痛。

(9)创伤性肩峰下撞击综合征，即骨折导致肩峰形态改变，进而在肩部活动时产生撞击和疼痛。

(10)肩关节外展受限和肌力减弱，可能是骨折或周围软组织损伤的直接后果。

(11)臂丛神经损伤，可能导致上肢的感觉和运动功能障碍。

(12)脊柱损伤(特别是颈椎损伤)，可能因肩部受到的暴力冲击而间接导致，严重时可能威胁生命。

这些合并伤的存在增加了肩胛骨骨折治疗的复杂性和挑战性，需要全面的评估和及时有效的治疗策略。

六、治疗

肩胛骨创伤的完整处理流程涵盖两个关键阶段：

(一)急救期

此阶段的核心任务是救治那些可能危及生命的合并损伤，确保患者的生命安全。

(二)治疗期

此阶段专注于骨折和软组织损伤的处理，治疗手段包括保守治疗和手术治疗。

1. 保守治疗

通常在受伤后的 24~48 小时内进行局部冷敷，以达到早期止血的目的。使用肩胛部弹力绷带进行包扎固定，并通过前臂悬腕带进行悬吊。鼓励患者在早期进行适当的患肢活动。

2. 手术治疗

对于移位严重的骨折，切开复位内固定是首选的治疗方法。这一方法能确保骨折断面的充分接触，促进骨折的顺利愈合，同时可维持骨折部位的稳定性，防止继发性损伤的发生。

手术指征：当全身情况稳定后，对于移位严重的骨折，应尽早进行手术治疗。对于合并肩袖、韧带、关节囊、盂唇等软组织或肩胛上神经损伤的情况，也应限期进行手术探查。

手术入路：根据骨折的具体位置，选择合适的手术入路，如前方入路、后方入路、后上入路及前后联合入路。

内固定选择：常用的内固定方法包括重建钢板、拉力螺钉，以及使用两块重建钢板进行双向固定。

微创手术：在某些情况下，可以选择关节镜下进行修复，或者采用经皮撬拨复位，甚至使用可吸收线进行缝合。

在处理肩胛骨骨折时，我们需要基于以下认识：

（1）对肩胛骨损伤的分类有清晰的认识。

（2）加强对肩胛骨骨折临床表现的认识，提高并发症的早期诊断能力，确保在稳定生命体征后立即进行综合治疗。

（3）提高对肩胛骨骨折影像学诊断（如 X 线片、CT 及三维重建、MRI）的认识，以更准确地判断骨折情况。

（4）早期确定保守治疗或手术治疗方案，对于无须手术的骨折（如肩胛冈、喙突骨折），通过功能锻炼可获得满意效果；而对于严重损伤的骨折，则应尽早进行手术牢固固定。

（5）肩胛骨骨折的治疗应着眼于恢复功能，而非仅仅关注骨折后的位置。

（6）重视骨折后的康复工作。

第二节 锁骨骨折

锁骨是一种长管状骨，其形态呈优雅的"S"形，横跨于胸骨柄与肩胛骨之间，扮演着连接上肢与躯干之间唯一骨性桥梁的角色。由于锁骨相对纤细且解剖位置独特，因此容易受到外力的影响而发生骨折。锁骨骨折在门急诊中颇为常见，约占全身骨折的 5%，特别是在幼儿中更为频繁。一般而言，锁骨骨折可以根据其发生位置细分为远端（或称外侧端）、中端和内侧端骨折。鉴于锁骨远端和内侧端骨折在治疗上存在独特性，以下将分别对其进行详细阐述。

一、致伤机制

锁骨骨折多由平地跌倒时手掌或肩肘部着地，通过间接传导暴力引起；直接撞击等强烈暴力相对少见。骨折的好发部位集中在锁骨的中外 1/3 交界处，且多为斜行骨折。若由直接暴力导致，则多为粉碎性骨折，且骨折部位多偏向锁骨中段。

在幼儿中，由于暴力通常较轻且小儿骨膜较厚，锁骨骨折常以无移位或仅有轻度成角畸形为特点。此外，产伤也可能导致锁骨骨折，且这类骨折往往无明显移位。

成人锁骨骨折的典型移位表现为：内侧断端受胸锁乳突肌牵引向后上方移位，而外侧端则因重力作用向下移位。同时，由于胸大肌的收缩，骨折断端还会出现短缩重叠移位。在某些情况下，骨折端可能刺破皮肤形成开放性骨折，并伴有血管神经损伤的风险，尤其是下方的臂丛神经及锁骨下动、静脉，需仔细检查以防严重后果。对于由直接暴力导致的骨折，还应警惕是否存在肋骨骨折及其他胸部损伤。

二、临床表现

(一)疼痛表现

疼痛通常相当显著,幼儿跌倒后常会持续啼哭并拒绝活动患肢。医生在检查时应特别注意脱衣检查肩部,以免漏诊,特别是在冬夜值班时,年轻医生需更加留意这一点。

(二)肿胀与畸形特征

除了不完全骨折外,锁骨骨折通常会导致明显的肿胀和畸形。由于锁骨位置浅表,这些体征易于检查和判断。

(三)压痛与传导叩痛诊断

对于小儿的青枝骨折,医生可以通过触诊锁骨的压痛部位来进行初步判断,并结合传导叩痛的部位进行对照,以进一步确定骨折情况。

(四)功能受限情况

骨折发生后,患侧上肢的运动会受到明显限制,特别是在尝试上举和外展时,由于骨折端的疼痛,患者往往会中止这些动作。

(五)其他

在检查过程中,医生还需注意上肢的神经功能和桡动脉的搏动情况。如果发现异常,应与健侧进行对比观察,以判断是否存在神经血管损伤。对于由直接暴力导致的骨折,医生还应认真检查胸部,以排除肋骨骨折和胸腔损伤的可能性。

三、分类

根据骨折发生的具体位置,锁骨骨折被细分为三种类型:外 1/3 锁骨骨折、中 1/3 锁骨骨折和内 1/3 锁骨骨折。

(一)外 1/3 锁骨骨折

外 1/3 锁骨骨折相对少见,占锁骨骨折总数的 12% ~ 15%,并可根据喙锁韧带与骨折部位的相对位置进一步细分。

Ⅰ型骨折位于喙锁韧带与肩锁韧带之间,或位于锥状韧带与斜方韧带之间。由于韧带未受损,骨折断端相对稳定,无明显移位,是外 1/3 骨折中最常见的类型。

Ⅱ型为锁骨外 1/3 骨折,喙锁韧带与内侧骨端分离,可进一步分为ⅡA 和ⅡB 两型。ⅡA型中,锥状韧带和斜方韧带与远骨折段相连,而近骨折段与喙锁韧带分离并向上移位。ⅡB型中,骨折线位于锥状韧带与斜方韧带之间,锥状韧带断裂,但斜方韧带仍与远骨折段相连。

由于近骨折段失去喙锁韧带的稳定作用，同时受胸锁乳突肌和斜方肌的牵拉，会发生向上向后的移位；而远骨折段则因肢体重力及胸大肌、胸小肌、背阔肌的牵拉，向下向内移位。肩关节活动时，骨折远端会随之活动，导致此类骨折难以复位和维持复位，易发生不愈合。

Ⅲ型为锁骨外端关节面的骨折，喙锁韧带保持完整。若骨折无移位，早期诊断可能较为困难，有时易与Ⅰ度肩锁关节脱位混淆，必要时需进行 CT 检查以明确诊断。

Ⅳ型主要发生于 16 岁以下儿童。由于青少年骨与骨膜连接较松，锁骨外端骨折后，骨与骨膜易发生分离，骨折近端可穿破骨膜袖，受肌肉牵拉向上移位，而喙锁韧带仍与骨膜袖或部分骨块相连。此类型易与肩锁关节脱位、远端Ⅱ型锁骨骨折混淆，有时被称为假性肩锁脱位。

Ⅴ型见于老年人，为楔形或粉碎性骨折。喙锁韧带与远、近两主骨折块失去连接，但保持与主骨块之间小骨块的连接。

(二)中 1/3 锁骨骨折

中 1/3 锁骨骨折是锁骨骨折中最常见的类型，占锁骨骨折总数的 75%~80%。该类骨折发生移位时，可呈现为典型的横行、斜行或粉碎性骨折。

(三)内 1/3 锁骨骨折

内 1/3 锁骨骨折是锁骨骨折中罕见的类型，仅占总数的 5%~6%，且可细分为三种类型。Ⅰ型骨折的骨折线位于肋锁韧带附着点的内侧，韧带保持完整，因此骨折无明显移位。Ⅱ型骨折则涉及肋锁韧带的损伤，导致骨折出现明显移位。

Ⅲ型骨折为锁骨内端关节面的骨折，这种骨折容易引发晚期胸锁关节的退行性变。值得注意的是，在青少年时期，由于骨骺板的强度相较于骨与韧带结构弱，因此在相同的外力作用下，锁骨内端更易发生骨骺分离。在锁骨内端骨骺尚未骨化时，X 线片诊断可能会误诊为胸锁关节脱位。

四、诊断

成人及年龄较大的儿童因能清晰叙述病史及症状，锁骨骨折的诊断难度相对较低。该骨折的临床表现主要包括锁骨骨折部位的局部肿胀与畸形，骨折近端上翘，而上臂及肩部则呈现下垂状态。儿童患者常因肩部疼痛而采取将患侧上臂紧贴胸壁或以健侧手托住患侧肘部的姿势。此外，患儿头部常向患侧倾斜，以此减轻胸锁乳突肌牵拉所带来的疼痛。触诊时，骨折部位会有压痛感，并可闻及骨擦音及触及锁骨异常活动。

在诊断锁骨骨折的同时，必须排除其他可能的合并损伤，如气胸、胸部及肩部骨折，以及神经、血管损伤等。对于邻近肩锁关节及胸锁关节部位的骨折，需与关节脱位、骨骺分离等疾病进行鉴别诊断。

在怀疑锁骨骨折时，应通过拍摄 X 线片来明确诊断。对于中 1/3 锁骨骨折，通常需要拍摄前后位及向头倾斜 45° 的斜位片。拍摄范围应涵盖锁骨全长、肱骨上 1/3、肩胛带及上肺野。必要时，还需额外拍摄 X 线胸片。前后位片有助于观察锁骨骨折的上下移位情况，而45°斜位片则能更清晰地显示骨折的前后移位。

对于婴幼儿锁骨无移位骨折或青枝骨折，原始 X 线片有时可能难以明确诊断。此时，可在伤后 5~10 天复查 X 线片，观察是否有骨痂形成，以辅助诊断。

外 1/3 锁骨骨折中的 Ⅰ 型及 Ⅱ 型损伤，一般可通过前后位及向头倾斜 40°的 X 线片进行诊断。有时，为了判断喙锁韧带是否损伤，还需拍摄双肩应力 X 线片。拍摄时，患者直立，双腕各悬挂 4.5 kg 重物，放松上肢肌肉。若双肩正位片中喙突与锁骨近骨折段的距离明显增宽，则表明喙锁韧带已损伤。对于锁骨外端关节面骨折，常规 X 线片有时难以确诊，此时需行断层 X 线检查或 CT 检查。

锁骨内 1/3 骨折在前后位 X 线片中易与纵隔及椎体片重叠，难以清晰显示骨折线。因此，拍摄向头倾斜 40°~45°的 X 线片有助于发现骨折。若仍难以确诊，则需行 CT 检查。

五、合并损伤

邻近的骨骼与关节损伤可能伴随肩锁关节、胸锁关节的分离以及肩胛骨骨折。特别是当锁骨骨折与肩胛颈移位骨折并存时，由于上肢带失去了骨性的支撑与连接，骨折端将呈现出显著的不稳定性。

此外，第一肋骨亦有可能发生骨折，尤其是在遭受高能量损伤时，甚至可能导致多发肋骨骨折。值得注意的是，机器绞伤等严重外力可导致锁骨骨折合并肩胛胸壁间分离，引发广泛的软组织损伤。此时，肩胛骨可能向外移位，进而损伤臂丛神经及腋动脉。

由于锁骨紧邻胸膜的顶部和上肺叶，因此移位的锁骨骨折还可能造成气胸、血胸等胸膜及肺损伤。其中，合并气胸的发生率可高达 30%。

在锁骨骨折移位的过程中，还可能牵拉损伤臂丛神经根。这种损伤通常发生在锁骨上方、颈椎横突水平或神经根自脊髓分支处。此外，骨折块的移位也可能在局部直接损伤臂丛神经，尤其是构成尺神经的分支常易受累。

虽然锁骨骨折合并大血管损伤的情况较为少见，但仍需警惕。这种情况通常发生在遭受较大暴力、骨折明显移位时，偶尔也可见于锁骨成角畸形或青枝骨折。易受累的血管主要包括锁骨下动脉、锁骨下静脉和颈内静脉，腋动脉及肩胛上动脉损伤也时有发生。血管损伤的病理改变可能表现为撕裂伤、血管栓塞、血管外压迫或血管痉挛等。

血管造影在诊断血管损伤的部位和性质方面具有重要作用。一旦确诊，应及时进行手术治疗以修复损伤的血管。需注意的是，采用血管结扎术并不可取，因为肢体侧支循环可能不足，尤其对于老年患者而言，这将带来更大的风险。

六、鉴别诊断

成人锁骨骨折通过 X 线片诊断通常相当明确，但在某些情况下，需警惕是否存在病理性骨折。对于儿童而言，锁骨骨折的诊断在不同年龄段可能需要与其他疾病进行区分。

(一)先天性锁骨假关节

此病源于胚胎发育时锁骨内、外两个骨化中心未能正常融合。新生儿时期，患者锁骨中外交界处会出现假关节活动和包块，且多见于右侧锁骨。随着年龄增长，畸形可能越发明显。此病应与产伤所致的锁骨骨折进行鉴别。其 X 线检查显示锁骨中外 1/3 处形成假关节，两端骨折处接近并呈现鳞茎状团块。此病通常不引起临床症状和功能障碍，长期观察发现，它对锁骨长度的发育以及肩锁、胸锁关节均无不良影响，因此一般无须特殊治疗。

(二) 锁骨颅骨发育不全

锁骨颅骨发育不全是一种家族遗传性的膜内成骨发育异常疾病，可能影响锁骨、颅面骨以及骨盆、脊柱、手、脚骨的发育，导致畸形。患者可能表现出锁骨全部或部分缺失。与先天性锁骨假关节不同，其 X 线检查通常显示锁骨两端存在较大间隙，且骨端逐渐变细。同时，患者常伴有颅骨骨盆环缺失、面骨发育小等畸形。

(三) 锁骨内端骨骺分离

由于锁骨内端骨骺骨化较晚且闭合最迟，因此幼儿及青少年在锁骨内端受伤时，更容易发生骨骺分离而非胸锁关节脱位或骨折。X 线检查可能显示胸锁关节脱位的征象，这是骨骺分离的一个表现。

(四) 肩锁关节脱位

儿童的锁骨外端骨折有时在临床上及 X 线检查中难以与肩锁关节脱位进行鉴别。在这种情况下，可能需要采用断层 X 线检查或 CT 检查来明确诊断。

七、治疗

锁骨骨折拥有多种治疗手段，其中非手术治疗占据主导地位。尽管非手术治疗可能无法实现解剖意义上的完全复位，但骨折部位依然能够有效愈合。统计数据显示，采用非手术治疗的锁骨骨折不愈合率极低，仅为 0.1%～0.8%。相比之下，手术治疗的锁骨骨折不愈合率则相对较高，可能达到 3.7%。因此，在选择治疗方法时，应充分考虑非手术治疗的优势。

(一) 婴幼儿及儿童锁骨骨折

新生儿及婴儿锁骨骨折因其愈合迅速且皮肤娇嫩，无须特殊固定以避免皮肤受损，仅需注意防止压迫并保持锁骨适度活动即可。

对于因疼痛而不敢活动患肢的假性麻痹患儿，可采用软棉垫保护腋窝及上臂，使患肢屈肘 90°，并固定于胸侧，两周后解除固定。若疼痛症状消失后患儿仍无法使用上臂，则需考虑是否存在臂丛神经损伤。

幼儿锁骨骨折后，由于其骨塑形能力强，轻微畸形可在生长发育过程中自行矫正，因此无须反复整复或轻易采用手术治疗。

对于青枝骨折和无移位骨折，使用颈腕吊带保护并限制患肢活动即可。6 岁以下儿童移位的锁骨骨折，一般不需特别复位，采用 8 字绷带固定 3 周，但需避免固定过紧以防皮肤坏死或肢体循环障碍。

年龄较大的儿童或少年锁骨骨折时，由于活动量较大，需严格制动。骨折复位后，可用 8 字绷带固定，必要时加用石膏加固，制动时间一般为 4～6 周，伤后 3～4 个月内应避免剧烈运动。

对于儿童锁骨内端或外端骨折，可采用吊带保护。外端骨折即使移位较大，由于骨膜通常保持连续，骨折仍易于愈合。

(二)成人锁骨骨折

成人锁骨骨折通常由较大外力所致，导致骨与软组织损伤较为严重，且骨愈合与塑形能力相对减弱，因此骨折的复位与固定显得尤为重要。

对于外 1/3 锁骨骨折，若近端骨折块因喙锁韧带撕裂或关节内移位而上翘，则需进行切开复位内固定。对于Ⅰ型及无移位的Ⅲ型锁骨远端骨折，主要采用吊带及对症治疗，而传统的 8 字绷带则不适用。对于Ⅱ型及很少移位的Ⅲ型骨折，则需采用切开复位内固定，手术切口位于锁骨远端前缘，骨折可用解剖型板或钩形接骨板进行固定。若Ⅱ型骨折采用非手术治疗，其有症状的骨不愈合发生率较高。

对于锁骨中段及近端 1/3 骨折，可采用手法复位及 8 字绷带制动(固定肩部远端)。需注意，双侧回缩后，8 字绷带可能会因牵拉而松弛，因此在最初数日内需每天早晨收紧绷带。第 1 周内，需用吊带悬吊前臂。4~5 周后，骨折开始愈合，此时可停止制动。

若锁骨中段及近端 1/3 骨折存在以下情况，则需进行一期切开复位内固定：骨折块有穿透皮肤的风险、骨折初始短缩超过 2 cm、骨折移位难以复位(如锁骨近端骨折)、神经血管损伤、开放骨折或合并肩带其他部位损伤(如关节盂颈部有移位的关节外骨折及肩胛胸分离)。手术时，需在锁骨表面进行显露切开，并采用至少 6 孔的 3.5 cm LC-DCP 板或重建钢板塑形后置于锁骨的扁平面。若使用解剖型锁定钢板，则可省去手术中塑形的步骤。对于粉碎性骨折、存在失活骨块或丧失连续性的骨折，建议进行自体松质骨植骨。术后，需用吊带悬吊前臂 4 周，直至出现骨痂形成迹象。

(三)手术治疗的参考指征

大多数情况下，锁骨骨折通过非手术治疗能获得良好的疗效。然而，在某些特定情况下，部分骨折类型需采取手术治疗。以下是手术治疗的参考标准：

(1)当骨折伴随神经或血管损伤时，需考虑手术治疗。

(2)开放性的锁骨骨折也需要通过手术来处理。

(3)锁骨外 1/3 的Ⅱ型损伤和部分Ⅲ型损伤，通常也需手术治疗。

(4)若锁骨骨折与同侧肩胛颈骨折同时存在，形成浮动肩，为稳定肩胛颈骨折，需对锁骨进行手术固定。

(5)对于锁骨粉碎性骨折，如果骨块间夹杂软组织影响愈合，或存在顶破皮肤的风险且无法闭合复位，手术治疗是必要的。

(6)在多发损伤的情况下，为了早期开始肢体功能锻炼，可能需要选择手术治疗。

(7)部分患者因无法接受畸形愈合的外观，而倾向于选择手术治疗，并愿意承担骨折不愈合的风险。

(8)对于并发神经系统或神经血管病变(如帕金森病)的患者，若不能长期耐受非手术制动，手术治疗可能是一个合适的选择。

（四）手术治疗的注意事项

在进行锁骨骨折的手术治疗时，关键在于尽量减少创伤和骨膜的剥离。对于新鲜骨折，首选的固定方法是髓内针固定，可选用劳氏针或粗克氏针进行。使用克氏针固定时，需将针尾折弯以防止移位。为促进骨折愈合，建议同时进行自体松质骨移植。术后，患者需使用三角巾或吊带保护6周。待骨折初步愈合，即8~10周后，可拔除内固定物。

对于粉碎性的锁骨中段骨折，钢板螺钉固定也是一个有效的选择，可选用小型动力加压钢板、小型重建钢板或解剖型锁定钢板。为确保固定效果，钢板至少应有6孔，并最好置于锁骨上方。

虽然钢板固定能够实现满意的解剖学复位，但由于骨膜剥离和应力遮挡效应，拆除钢板后的1~2个月，患者仍需采取一定的防护措施。因为在此期间，猛烈用力可能会导致再骨折，这一点必须足够重视。

第三节　肩锁关节脱位与损伤

一、解剖与功能

肩锁关节是一个滑膜关节，由锁骨的肩峰端和肩峰的关节面相互构成。锁骨的肩峰端呈现扁平状，向外下方延伸；而肩峰的关节面则位于肩峰的内缘，指向内上方。

肩锁关节的稳定性依赖于三个主要的稳定装置：首先，关节囊及其加厚部分形成的肩锁韧带，在水平方向上维持着关节的稳定性；其次，前方的三角肌和斜方肌的腱性附着部分也起到了一定的稳定作用；最后，由喙突至锁骨的喙锁韧带，则在垂直方向上确保了关节的稳定性。喙锁韧带进一步细分为头斜方韧带和锥状韧带两部分，这两部分韧带在维持肩锁关节的完整性方面至关重要。如果单纯切断肩锁韧带，只会导致半脱位；但若同时切断肩锁韧带和喙锁韧带，则会引起全脱位。

此外，肩锁关节内还含有一个棱柱状纤维软骨盘，其大小和形状存在很大的个体差异，只有极少数人拥有完整的软骨盘。当软骨盘发育正常时，它能够将关节腔完全分隔成两个部分。

在锁骨与喙突之间，间隙通常不超过1.3 cm，具体范围为1.1~1.3 cm。

关于肩锁关节的运动范围，目前的研究普遍认为，无论肩关节进行何种动作，肩锁关节的活动范围都相对较小，仅在5°~8°。这一发现有助于解释肩锁关节融合以及喙锁间拉力螺钉的使用对肩关节活动并没有明显的限制。在上肢完全上举的过程中，锁骨会旋转40°~50°，但这种旋转与肩胛骨的同步旋转密切相关，与肩锁关节的直接关系不大。

二、损伤机制

1.直接暴力导致的损伤

在摔倒时，若上肢保持内收姿态，且肩部的前上方或后上方直接撞击地面，则这种外力会将肩峰推向下方和内侧。这种直接冲击常导致肩锁关节囊和肩锁韧带发生不全或完全断裂，同时可能撕裂三角肌和斜方肌的附着点，并造成喙锁韧带的不全或完全断裂。

2.间接暴力引发的伤害

上肢向上的间接暴力：当个体摔倒时，外力通过手掌向上传递，经过肱骨头作用于肩峰。这种力通常首先导致肩锁韧带的损伤，而喙锁韧带可能保持完整，进而造成喙锁间隙的减小。若外力极大，则可能导致肩峰骨折、肩锁韧带断裂，甚至盂肱关节的向上脱位。不过，这种损伤机制相对罕见。

上肢向下的间接暴力：另一种较为少见的损伤机制是，外力通过向下牵拉上肢，间接地对肩锁关节施加压力。这种暴力方式同样不常见，但也能对肩锁关节造成损伤。

三、分类

肩锁关节的解剖学特性使其损伤诊断与其他关节有所不同，主要取决于关节囊韧带（肩锁韧带）、关节外韧带（喙锁韧带）及周围肌肉结构（三角肌和斜方肌）的损伤程度。根据Rockwood分型，肩锁关节损伤可分为六型：

Ⅰ型为轻度损伤，表现为肩锁关节部分韧带受损，但关节本身及喙锁韧带、三角肌和斜方肌均保持完整。

Ⅱ型为中度损伤，肩锁关节囊破裂，间隙增宽，与健侧相比有轻度垂直分离，喙锁韧带部分损伤，喙锁间隙轻度增宽，而三角肌和斜方肌仍然完整。

Ⅲ型为重度损伤，肩锁韧带完全断裂，肩锁关节脱位，肩部复合体下移，喙锁韧带也完全断裂，喙锁间隙增加25%～100%，三角肌和斜方肌在锁骨远端附着处剥离。此外，Ⅲ型还可能表现为肩锁关节脱位合并喙突骨折、软组织严重损伤或锁骨外端顶破关节囊呈纽扣式损伤。

Ⅳ型损伤中，肩锁韧带完全断裂，肩锁关节脱位且锁骨向后脱位，位于肩峰后方，可能刺入或穿透三角肌。喙锁韧带也完全断裂，喙锁间隙可能正常或改变（增宽或减小），三角肌和斜方肌在锁骨远端附着处剥离。

Ⅴ型损伤表现为肩锁韧带和喙锁韧带均完全断裂，肩锁关节脱位，锁骨与肩峰距离明显增宽（与健侧相比增加100%～300%），三角肌和斜方肌在锁骨远端附着处剥离。

Ⅵ型损伤中，肩锁韧带完全断裂，喙突下型喙锁韧带也完全断裂，但肩峰下型喙锁韧带保持完整。肩锁关节脱位，锁骨移位至肩峰或喙突下方，导致喙突下型喙锁关系颠倒（锁骨位于肩峰下方）和肩峰下型喙锁间隙减少（锁骨在肩峰下方）。同时，三角肌和斜方肌在锁骨远端附着处剥离。

四、临床症状和诊断

1. 损伤表现

（1）对于Ⅰ型损伤，患者的肩锁关节会出现轻到中度的压痛和肿胀，但无法触及关节脱位，且喙锁间隙无痛感。

（2）Ⅱ型损伤表现为肩锁关节半脱位，伴随中到重度的关节疼痛。查体时，若查体时间与受伤时间接近，可发现锁骨远端略高于肩峰。活动肩关节会加重疼痛，锁骨远端显得不稳定，有漂浮感，同时喙锁间隙可能出现压痛。

（3）Ⅲ型损伤即肩锁关节完全脱位，患者的患肢会内收并贴近躯干，稍上提以减轻疼痛。肩部复合体向下移位，锁骨将皮肤顶起，使脱位更加明显。患肢的活动受限，尤其是外展动作。肩锁关节、喙锁间隙及锁骨外侧1/4上方均有压痛，锁骨远端在水平和垂直方向均不稳定。

（4）Ⅳ型损伤除了具有Ⅲ型损伤的表现外，患者坐位时从上方检查患肩，会发现锁骨远端相对于健侧向后移位，有时甚至穿透三角肌，将后侧皮肤顶起。肩关节活动更加受限，并可能伴有胸锁关节脱位。

（5）Ⅴ型损伤比Ⅲ型损伤更为严重，锁骨远端向上明显脱位至颈部基底，这是上肢向下移位的结果。由于肌肉和软组织撕裂范围更广，肩部疼痛更剧烈。若肢体向下移位严重，可能导致臂丛神经牵拉损伤。

（6）Ⅵ型损伤表现为患肩相对于健侧显得平坦，肩峰突出。造成锁骨喙突下脱位的暴力极大，可能伴随锁骨骨折、上位肋骨骨折或臂丛上根神经损伤。合并这些损伤时，肩部肿胀显著，肩锁关节损伤易被忽视。虽然未报道并发血管损伤，但在复位前可能有短暂感觉异常，复位后神经症状消失。

2. 放射学诊断

对肩锁关节进行常规的肩关节 X 线检查，常因曝光过度而导致细微骨折被忽略。

（1）前后位拍摄：在拍摄肩锁关节的前后位 X 线片时，患者通常取站立位或坐位。但考虑到锁骨远端与肩胛冈在标准前后位 X 线片上可能重叠，专家建议采取头部倾斜10°～15°的拍摄角度，以更清晰地展示骨折和脱位情况。

（2）侧位拍摄：当怀疑肩锁关节脱位时，应拍摄患侧及健侧的肩部轴侧位 X 线片。这种拍摄方式能够显示锁骨的前后移位，并揭示在前后位 X 线片上难以察觉的细微骨折。

（3）应力位 X 线检查：对于具有明显肩锁关节损伤病史及完全脱位典型畸形的患者，常规 X 线片可能仅显示喙锁间隙增宽。然而，由于健侧上肢的支撑作用，脱位的肩锁关节可能暂时复位，从而在常规 X 线片上无法发现。此外，常规 X 线片在区分肩锁关节Ⅱ型和Ⅲ型损伤方面存在困难。因此，在怀疑肩锁关节脱位时，应常规进行应力位 X 线检查，以评估肩锁韧带的完整性。

3. 放射学评估

（1）正常肩锁关节的特征。

肩锁关节的宽度和形态在个体间存在显著差异。对 100 例正常肩锁关节的 X 线片研究显示，49%的肩锁关节从外上方向内下方倾斜，锁骨远端关节面位于肩峰关节面之上；27%

的肩锁关节呈垂直状态；3%的肩锁关节由内上方向外下方倾斜，锁骨远端关节面则位于肩峰关节面之下。此外，还有21%的肩锁关节表现出不一致性，锁骨可能位于肩峰关节面的上方或下方。另一项涉及300例正常肩锁关节的研究发现，51%的锁骨远端关节面位于肩峰关节面之上；18%的肩锁关节呈垂直状态；2%的锁骨远端关节面位于肩峰关节面之下；而29%的肩锁关节则呈现不一致性。

专家指出，肩锁关节间隙会随着年龄增长而减小，正常宽度范围为0.5~7mm。对于60岁以上的老年患者，肩锁关节间隙为0.5mm可视为正常。若男性肩锁关节间隙超过7mm，女性超过6mm，则视为异常。喙锁间隙同样存在个体差异，正常范围为1.1~1.3mm。患侧间隙较健侧增宽50%时，可能提示肩锁关节完全脱位。

（2）损伤的肩锁关节分类。

①Ⅰ型损伤：X线片上肩锁关节表现正常，仅伴有软组织轻微肿胀。

②Ⅱ型损伤：锁骨外侧端略高于肩峰，肩胛骨轻微内旋及斜方肌牵拉导致锁骨轻度向后脱位，使患肩相较于健侧稍显增宽。应力X线片上显示双肩的喙锁间隙相同。

③Ⅲ型损伤：肩锁关节完全脱位，锁骨外侧端高于肩峰上缘，喙锁间隙显著增大，可能伴有锁骨远端或肩峰骨折。肩锁关节完全脱位伴喙突骨折极为罕见，且在常规X线片上难以察觉。因此，在肩锁关节完全脱位而喙锁间隙正常时，应高度警惕喙突骨折的可能性。

④Ⅳ型损伤：X线片显示锁骨远端向上移位、喙锁间隙增加，最显著的特征是在轴侧位X线片上锁骨远端向后移位。必要时需进行CT检查以明确锁骨向后移位的情况。

⑤Ⅴ型损伤：X线片上喙锁间隙明显增加，通常为健侧的2~3倍。

⑥Ⅵ型损伤：肩锁关节向下脱位分为肩峰下型和喙突下型两种。肩峰下型表现为喙锁间隙减小，锁骨远端位于肩峰下方；喙突下型则表现为喙锁关系颠倒，锁骨位于喙突下方。这种损伤通常由严重创伤所致，常伴随锁骨和肋骨骨折。

五、治疗

1. Ⅰ型损伤

Ⅰ型肩锁关节损伤的特征在于肩锁关节的部分韧带受损，但肩锁关节本身及喙锁韧带均保持完整。此类损伤通常经过7~10天的休息后，症状会自然消退。在此期间，使用冰袋进行冷敷可以有效缓解不适感。然而，重要的是要在此期间避免肩关节受到进一步的伤害，直至损伤部位完全无痛且关节活动恢复正常为止。

2. Ⅱ型损伤

Ⅱ型肩锁关节损伤表现为肩锁韧带撕裂，而喙锁韧带则处于紧张且完整的状态。

（1）非手术治疗方面，尽管过去多数学者倾向于采用非手术方法治疗Ⅱ型肩锁关节损伤，但现有研究指出，Ⅰ型和Ⅱ型肩锁关节损伤在保守治疗后可能会出现严重的肩锁关节不稳定，这与以往的观点有所不同。针对Ⅱ型损伤，有多种非手术治疗手段被尝试，如使用加压绷带、三角巾、黏着性胶带、挽具、支具、牵引技术以及多种石膏管型来复位半脱位的肩锁关节。其中，肯尼·霍华德（Kenny-Howard）挽具被推荐用于固定3周，该方法认为需要持续3~6周的压力作用于锁骨上方，以促进韧带的愈合。

（2）手术治疗方面，Ⅱ型肩锁关节损伤后，患者可能会持续感到疼痛。这可能是由锁骨创伤后溶解、撕裂的关节囊韧带进入关节、关节软骨或关节盘脱落进入关节等因素引起的，这些现象被统称为关节内紊乱。在某些情况下，为了缓解疼痛，可能需要进行肩锁关节成形术。如果锁骨远端的关节面发生退变，还应考虑切除锁骨远端 2 cm，并同时进行关节清理和关节盘切除术。

3. Ⅲ型损伤

（1）在非手术治疗肩锁关节损伤方面：早期有学者主张进行闭合复位并使用加压绷带保持锁骨位置，同时用三角巾或绷带提升上臂，认为除不可避免的关节畸形外，疗效尚可。目前常用的两种方法包括：一是闭合复位后，用悬带或支具维持锁骨位置；二是短期悬吊后早期活动，即伤后 1~2 周使用三角巾悬吊，随后进行康复锻炼。对Ⅲ型肩锁关节损伤，采用这种技巧性忽略方法治疗，90%~100% 的患者满意度较高。

（2）在手术治疗方面：尽管Ⅲ型肩锁关节损伤的治疗方法众多，但因肩锁关节及其周围解剖的特殊性，效果均不理想。主要手术方法有四种：肩锁关节复位内固定与韧带修复、喙锁间内固定与韧带修复、锁骨外端切除、肌肉动力性转移。当前治疗方法多在这四种基础上改进或结合应用。

具体的手术方法包括：克氏针内固定、钢丝或丝线重建喙锁韧带、松质骨螺钉重建喙锁韧带等。手术治疗应遵循的原则为：恢复肩锁关节正常解剖位置、修整关节面和软骨盘、修复重建稳定关节的韧带关节囊、固定至韧带牢固愈合并防止并发症。

喙锁韧带重建的方法有多种，如喙肩韧带转移、喙突转移、钢丝或丝线替代、阔筋膜条或掌长肌腱重建以及人工韧带等。对于急性损伤，推荐使用肩锁关节张力带钢丝技术，并尽量一期修复喙锁韧带。采用特定切口，显露肩锁关节及喙突，复位锁骨下端，用克氏针和钢丝固定，并缝合断裂的喙锁韧带。

（3）在术后处理方面：患者需用三角巾悬吊患侧上肢，并保持屈肘、内收、内旋姿势 2 周。早期锻炼手腕及肘关节活动，3 周后逐渐练习肩关节活动。此外，需禁止外展，8~10 周后去除内固定。然而，有学者认为直接穿过肩锁关节的针会引起关节退变，故推荐使用松质骨螺钉固定锁骨与喙突。对于陈旧性脱位，推荐使用喙突转移重建喙锁韧带；若锁骨远端病变严重，则考虑锁骨远端切除。

4. Ⅳ型、Ⅴ型和Ⅵ型损伤

目前，对于Ⅳ型、Ⅴ型和Ⅵ型肩锁关节损伤，由于锁骨远端移位显著，可能穿入斜方肌或移至喙突下方，手术治疗被视为必要。这些损伤的治疗策略与Ⅲ型损伤相似。

近十年来，有两种特定的钢板被广泛应用于肩锁关节脱位的治疗：

（1）Wolter 钢板：由德国 LINK 公司生产，分为左右两侧，由贴合锁骨的窄钢板和坚固的钝性钩组成，分为三孔和五孔型号。使用时，钢板部分置于锁骨上，钩部则置于预先在肩峰上钻好的孔中，确保钩位于关节囊外且肩锁关节后方。其手术适应证包括肩锁关节脱位Ⅱ度、Ⅲ度，以及 Rockwood 分型的Ⅳ型、Ⅴ型、Ⅵ型，还有合并锁骨远端骨折的情况。手术时，患者仰卧，患侧肩背抬高约 30°，头部转向对侧。通过锁骨至肩峰的弧形切口，暴露锁骨远端、肩锁关节和肩峰。复位肩锁关节后，使用 Wolter 钢板和螺钉进行固定，修补肩锁韧带，而喙锁韧带通常无须修补。

（2）AO 肩锁钢板：同样分为左右两侧，由贴合锁骨的钢板和枪刺状延长端构成。其手术适应证与 Wolter 钢板相同。手术步骤也相似，但不同之处在于无须在肩峰钻孔，而是将枪刺状延长端插入肩锁关节后方的肩峰下。然而，AO 肩锁钢板无法有效拉紧肩锁关节间隙，术后 X 线检查可能显示肩锁关节间隙增宽。因此，AO 肩锁钢板更适用于锁骨远端骨折的治疗。

六、合并症

据报道，喙锁韧带骨化的发生率为 57%~69%。尽管有观点认为其发生与手术相关，但研究同样显示，在 I 型和 II 型损伤中也可观察到喙锁韧带骨化现象。大多数学者认为，喙锁韧带骨化对最终疗效并无显著影响，因此无须特别处理。

喙突骨折不愈合的情况极为少见，其症状通常包括上举时的不适感和肩关节的无力。对于这种情况，可能需要采取植骨固定手术进行治疗。然而，手术可能伴随一系列并发症，如伤口感染、骨髓炎、关节炎、软组织骨化、骨吸收，以及克氏针或斯氏针的移位、内固定物的折断和再次脱位等。

非手术治疗同样存在并发症风险，如软组织可能嵌入关节内，导致关节僵硬。这需要及时进行观察和调整。此外，固定器械可能会对皮肤造成刺激，严重时甚至引发皮肤溃疡。非手术治疗还可能导致日常活动受限、畸形、软组织骨化和关节炎等问题。

第四节　胸锁关节脱位与损伤

在肩带损伤中，胸锁关节脱位的发生约占 3%。由于胸锁关节的后部韧带较为坚韧，因此该关节更容易发生前脱位。这种脱位情况多见于机动车事故和对抗性运动等场合。

一、解剖与功能

胸锁关节是一个活动度较大的关节，同时也是人体大关节中稳定性相对较差的一个。锁骨内侧的骨骺是人体最晚闭合的骨骺，通常在 23~25 岁完成闭合。由于强大的韧带牵拉作用，骨骺分离的情况有时会被误诊为胸锁关节脱位。

胸锁关节的稳定性依赖于多个韧带结构：

(1)关节软骨盘韧带：其纤维结构密集，类似于防止关节向内移位的"缰绳"，起到了关键的稳定作用。

(2)肋锁韧带：在锁骨进行旋转和上抬动作时，为关节提供了必要的稳定性支持。

(3)锁骨间韧带：对于支撑肩关节、维持其稳定性具有辅助作用。

(4)关节囊韧带：覆盖了胸锁关节的前上部和后部，为关节提供了额外的包裹和保护。

二、临床表现

胸锁关节具有全方位的活动能力，能在上方、前方及后方各自实现大约 35° 的活动范围，并且还能围绕锁骨的长轴进行 45°~50° 的旋转运动。

三、损伤机制

胸锁关节脱位通常发生在高能量损伤事件中，无论是直接还是间接的暴力都可能成为其诱因。由于胸锁关节囊后方的韧带相对更为坚韧，因此前脱位的情况更为常见。

四、诊断

1.临床检查表现

胸锁关节脱位患者常感到关节疼痛并伴有软组织肿胀。因此往往会用对侧上肢扶持患侧上臂，同时可能伴有呼吸困难、窒息感以及吞咽困难等不适症状。

2.影像学检查方法

由于正侧位 X 线片在诊断胸锁关节脱位时往往难以发现问题，因此需要采用其他体位的 X 线片进行辅助诊断。

霍布斯(Hobbs)位：此体位要求患者呈 90°俯身，紧贴于放射板上，使得前部和下部的肋骨投影于放射板上，有助于更清晰地观察胸锁关节情况。

3.CT 检查

CT 检查是评估胸锁关节脱位的最佳手段。它不仅能够准确区分骨折与脱位，还能同时对比观察双侧胸锁关节，提供更为详尽的诊断信息。

五、治疗

1.轻度扭伤(Ⅰ型损伤)

此类损伤中，韧带保持完整，关节稳定性良好。治疗策略主要包括冰敷、上肢悬吊，以及鼓励患者在舒适范围内进行早期活动。

2.中度扭伤(Ⅱ型损伤)

在此类损伤中，关节囊、关节软骨盘和肋锁韧带部分受损，导致胸锁关节半脱位。治疗重点是减少肩部向后拉伸，通过悬吊制动来限制手臂活动。保护期通常为 4~6 周，之后逐渐恢复正常运动。

3.严重错位(Ⅲ型损伤)

胸锁关节前脱位：若脱位发生在 7~10 天内，可尝试复位。但需注意，这些脱位往往不稳定，易复发。若复位成功并能维持，则需固定至少 6 周。对于不可复位的前脱位，手术治疗通常不是首选。

急性后脱位：同样在脱位后 7~10 天内，建议进行闭合复位。复位前应进行全面检查，排除肺或血管损伤，必要时请胸外科医生协助，以防并发症。复位成功后，胸锁关节通常能保持稳定。

慢性胸锁关节后脱位：若闭合复位失败或已出现慢性脱位，应考虑手术治疗。因成年患者往往不能耐受纵隔压缩，且存在高风险致命并发症，故胸外科医生应参与手术团队。手术旨在稳定胸锁关节或切除并固定锁骨内侧端至第一肋。应避免使用需拆除的金属针、斯氏针、克氏针、螺纹针或海吉针等固定物，以减少严重并发症的发生。

第五节　肱骨干骨折

肱骨干骨折在所有骨折中的占比约为3%，其治疗策略包括手术治疗和非手术治疗。鉴于肱骨本身具备的软组织夹板效应及其生物学上的潜在优势，大多数肱骨干骨折，尤其是由低能量损伤导致的骨折，通过非手术治疗往往能够获得良好的疗效。然而，高能量损伤所致的肱骨干骨折，多数情况下为粉碎性骨折，并常伴随软组织损伤，因此，这类骨折通常需要手术治疗来干预。

一、解剖与功能

(一)骨学

肱骨干的上半部分呈圆柱形特征，而下半部分则转变为三棱柱形。在肱骨干的中部外侧，存在一个粗糙的突起，称为三角肌粗隆。在肱骨干的后部中央，有一条从内上方向外下方延伸的浅沟，称为桡神经沟。该沟是桡神经和肱深动脉的行经之处，它们沿着这条沟向远端继续延伸。

(二)肌学

肱骨被臂肌所包裹，这些肌肉被内侧和外侧两个肌间隔分隔。其中，前群肌肉主要负责屈曲动作，包括肱二头肌、肱肌和喙肱肌；而后群肌肉则主要负责伸展动作，主要包括肱三头肌。肌肉的牵拉作用常导致骨折断端发生移位，通过观察肱骨干骨折所造成的外观畸形，我们可以大致推断出骨折的具体位置。如果骨折发生在三角肌止点以上，那么近折端会因为受到胸大肌、背阔肌和大圆肌的牵拉而向内、向前移位，而远折端则会因三角肌、喙肱肌、肱二头肌及肱三头肌的牵拉作用而向外、向近端移位。相反，如果骨折线位于三角肌止点以下，远折端会因肱二头肌和肱三头肌的牵拉作用而向近端移位，而近折端则会因三角肌的牵拉而向前、外方向移位。

(三)神经学

1.肌皮神经
肌皮神经在距离喙突5~8 cm的位置穿越喙肱肌，并在其路径上发出分支以支配喙肱肌、肱肌和肱二头肌。随后，它在肘关节的外上方穿过深筋膜，继续沿前臂外侧下行，此时被称为前臂外侧皮神经。

2.正中神经
在臂部，正中神经沿着肱二头肌内侧沟下行，并从外侧向内侧跨越肱动脉的浅面，与血管一同下降至肘窝。

3.桡神经

桡神经源自臂丛神经后束，是一条较为粗大的神经。在肱骨近端，它向外下方与肱深动脉相伴而行，然后沿着桡神经沟环绕肱骨中段的背侧，旋向外下方。在肱骨外上髁的上方，它穿过外侧肌间隔，进入肱肌与肱桡肌之间，并继续向下走行于肱肌和桡侧腕长伸肌腱之间。

4.尺神经

尺神经的肱骨段在肱动脉的内侧下行，随后下行至内上髁后方的尺神经沟。在这个位置，尺神经相对表浅且贴近骨面，因此可以通过皮肤触摸到，同时也容易受到损伤。

(四)脉管系统

肱骨的主要血液供应源自肱深动脉的分支血管和滋养动脉。

二、临床表现

肱骨干骨折患者的常见症状和体征主要包括肿胀、疼痛、畸形及骨擦音，这些表现与其他类型的骨折相似。肱骨干骨折的常见受伤原因包括车祸、直接暴力打击，以及手部或肘部着地导致的间接暴力。此外，某些特定活动，如投掷运动或"掰手腕"，也可能导致肱骨干中下 1/3 处的斜行或螺旋形骨折。

在评估肱骨干骨折时，除了关注骨骼损伤外，还应进行全面的体格检查，以排除其他部位的潜在损伤。这包括完整的神经血管系统检查，特别是在进行闭合复位或手术治疗前，必须检查桡神经是否受损。同时，还需仔细检查肱骨近端和远端的肩关节、肘关节及腕关节，以确保没有遗漏其他损伤。

对于皮肤损伤，也应给予足够的重视。皮肤损伤可能包括擦伤、挫伤及软组织的复合伤。此外，还应警惕前臂和上臂骨筋膜室综合征的发生，这是一种严重的并发症，需要及时诊断和治疗。

三、影像学检查

完整的肱骨正侧位 X 线检查能够清晰地显示整个肱骨干，以及肘关节和盂肱关节的情况。为了获取标准的正侧位 X 线片，应由技师调整 X 线机的位置，而不是改变患者的肢体姿势。因为细微的肢体旋转可能会导致无法获得肱骨近端的正交视图，从而影响影像学检查的完整性。在决定病理性肱骨干骨折的治疗方式前，还需要进行其他检查，如 CT 和 MRI 检查，以排除肿瘤和其他隐匿性病变。

肱骨干骨折有多种分型方法，其中大部分是基于 X 线片的表现或肱骨的几何形态。然而，在临床上，治疗肱骨干骨折时，除了考虑分型外，还需要综合考虑其他因素，如骨质强度、局部软组织条件、神经血管损伤以及身体其他部位的合并伤。简单的骨折类型包括横行骨折、斜行骨折和螺旋形骨折。而更复杂的骨折则包括多段骨折、严重粉碎性骨折、开放性骨折以及合并肘关节或肩关节脱位的肱骨干骨折。

荷尔斯泰因-刘易斯（Holstein-Lewis）骨折是肱骨干骨折的一种特殊类型，特指肱骨远端中下 1/3 处的螺旋形骨折，其特点是骨折远端骨块具有一个长斜形尖端，这种骨折容易引起桡神经的损伤。此外，由骨质疏松、原发瘤或转移瘤等引起的病理性骨折，在描述骨折分类时也具有重要意义。

四、治疗

核心原则为促进骨折的尽早愈合，加速患肢的功能恢复，并最大程度地减少并发症的发生。

(一)闭合治疗

近几十年来，骨科领域的文献普遍强调，大多数肱骨干骨折可以通过非手术治疗成功愈合，国外报道的成功率甚至为 94% 以上。然而，这一比例在临床实践中能否普遍达到仍存在争议。在治疗过程中，患者不仅期望获得良好的治疗效果，还希望减少痛苦，保持较高的生活质量，甚至能在康复期间继续工作。因此，传统的长时间石膏固定和外展架治疗，因可能导致患者夜间无法平卧和长时间的不适，已难以被广泛接受。

对于非手术治疗的适应证，应仔细评估患者的具体情况。一般来说，移位不明显的简单骨折(如 AO 分类的 A1、A2、A3 类型)以及经手法整复可以达到功能复位标准的中下 1/3 骨折(包括 AO 分类的 A1、A2、A3 或 B1、B2 类型)，可以考虑非手术治疗。

肱骨作为非负重骨，其复位标准在四肢长骨中相对较低。功能复位的标准包括：短缩不超过 2 cm，侧方移位不超过 1/3，向前成角不超过 20°，外翻成角不超过 30°，以及旋转畸形不超过 15°。

常用的非手术治疗方法包括：

悬垂石膏：这种方法适用于有移位并伴有短缩的骨折，或斜行、螺旋形的骨折。悬垂石膏的重量应适中，其上缘需超过骨折断端至少 2.5 cm，下缘可达腕部，肘关节屈曲 90°，前臂取中立位。在石膏固定期间，前臂需保持下垂以提供牵引力。患者需采取坐位或半卧位，吊带需可靠地固定在腕部石膏固定环上，以便调整成角畸形。应定期复查 X 线片，并进行功能锻炼。若固定超过 3 个月仍无骨折愈合迹象，应考虑改用其他方法。

U 形或 O 形石膏：多用于稳定的中下 1/3 骨折复位后的继续固定。U 形石膏有利于肩、腕和手部的关节功能锻炼，而 O 形石膏的固定稳定性更好。

小夹板固定：根据骨折水平选择不同的小夹板进行固定。对于内外成角不大的骨折，可采用二点直接加压方法；对于侧方移位较多、成角显著的骨折，可采用三点纸垫挤压原理进行复位。

功能支具：标志着肱骨干骨折非手术治疗的重大进步。功能支具简单易行，具有多种功能，可作为最初治疗或后续治疗手段。支具通过重力牵引和软组织挤压作用促进骨折愈合，并能避免肘关节僵硬。然而，这种方法不适用于肥胖及卧床患者。

其他治疗方法：如肩人字石膏、外展架加牵引或鹰嘴骨牵引等，在某些情况下仍有应用，但已较少使用。

总之，在选择非手术治疗方法时，应综合考虑患者的具体情况、骨折类型以及治疗目标，以获得最佳的治疗效果。

(二)手术治疗

若手术指征把握准确且手术操作精湛，绝大多数肱骨干骨折能够顺利愈合。这不仅避免了长期采用石膏或小夹板等外固定方式可能导致的邻近关节僵硬、肌肉萎缩及废用性骨质疏松等不良后果，还允许患者在固定期间参与某些非负重性工作，从而维持较高的生活质量。然而，手术治疗也存在一些不利因素，主要包括较高的费用支出、需要二次手术取出内固定物，以及手术本身所伴随的一定风险。

1. 手术治疗肱骨干骨折的适应证

手术治疗肱骨干骨折的适应证分为绝对适应证和相对适应证两类：

(1)绝对适应证。

①当保守治疗无法达成或保持功能复位时，手术成为必要选择。

②若骨折伴随同侧前臂、肘关节或肩关节的损伤，且需要早期活动伤肢，手术是合适的。

③对于多段骨折或粉碎性骨折(根据 AO 分型为 B3、C1、C2、C3)，手术通常更为适宜。

④骨折不愈合的情况下，手术干预是必要的。

⑤合并肱动脉或桡神经损伤，需进行探查手术时，手术应为首选。

⑥存在其他系统疾病，如严重的帕金森病，使得患者无法坚持保守治疗时，应考虑手术。

⑦经过 2~3 个月的保守治疗，骨折出现迟延愈合迹象，并开始出现废用性骨质疏松，此时继续保守治疗可能导致失去切开复位内固定治疗的机会，因此手术成为合理选择。

⑧病理性骨折也是手术的绝对适应证。

(2)相对适应证。

①对于从事特定职业、对肢体外形有严格要求、不接受功能复位而要求解剖复位的患者，手术是一个可考虑的选项。

②因工作或学习需求，无法长时间接受石膏、夹板或支具牵引固定的患者，手术可能是一个更合适的选择。

2. 手术治疗的方法

(1)接骨板固定被视为肱骨骨折固定的优选方案，其优点在于能够提供稳定的骨折加压，准确恢复力线，骨折愈合率高。在必要时，还可以同时进行植骨手术来加速骨折愈合。手术过程中，医生可以直接观察，游离并修复受损的桡神经。术后，患者被允许早期活动相邻关节，这有助于减少关节僵硬，促进功能快速恢复，并减轻肌肉萎缩。接骨板固定适用于多种情况，如合并神经血管损伤的骨折、肱骨远端骨折、螺旋形或斜行骨折以及假体周围骨折。然而，该技术也存在缺点，如破坏软组织包鞘，可能延长骨折愈合时间，且掀起骨膜及组织的操作会妨碍骨折愈合。因此，在手术过程中，必须尽量减少软组织的剥离，采用轻柔的操作技术。尽管术后感染罕见，但仍应预防性使用抗生素。骨折段的显露取决于骨折的部位及类型，常用的手术入路包括前外侧入路和改良后方入路。在选择接骨板和螺钉时，应根据骨折类型来决定，骨质疏松患者最好采用锁定接骨板。

(2)髓内钉固定在治疗肱骨干骨折方面也取得了成功，具有接骨板所不具备的生物力学优势，如位置靠近机械轴线、承受的应力较小、对皮质骨的应力遮挡较轻、无须剥离软组织包鞘、出血较少以及感染风险较低等。然而，使用髓内钉时也需要注意避免骨折端分离。髓内钉固定适用于粉碎性骨折、节段性骨折、病理性骨折等，但不适用于肱骨干下 1/5 的骨折。

在选择髓内钉时，应根据骨折的类型和位置来决定，特殊设计的髓内钉可能更适合某些情况。随着技术的发展，髓内钉的类型也在不断更新，从简单的非交锁弹性髓内钉到刚性交锁髓内钉，再到最新的可膨胀髓内钉系统和弹性交锁髓内钉。尽管髓内钉固定具有许多优点，但每种方法都存在一定的并发症风险。与接骨板固定相比，髓内钉固定可能导致肩部疼痛及功能障碍的发生率较高，而经后方入路的接骨板固定则可能导致肘部疼痛及僵硬的发生率较高。因此，在选择治疗方法时，应综合考虑患者的具体情况和医生的建议。

(三)血管损伤

肱骨干骨折若伴随血管损伤，则属紧急状况，必须立即且妥善处理。在急诊场合，若发现患者肢体远端存在缺血迹象，如皮温下降、甲床血液充盈不良、动脉搏动减弱甚至消失，应高度怀疑肱动脉受损的可能性。

尽管血管造影在评估血管损伤的有无及其具体位置方面具有重要参考价值，但在紧急情况下，并非所有医院都具备进行此项检查的条件，因此不能单纯依赖检查结果。与神经损伤的处理方式不同，对于肱动脉损伤，我们必须采取更为积极的措施。一旦怀疑存在血管损伤，应立即准备进行手术探查。

在进行动脉修复之前，应首先进行骨折内固定。动脉损伤的修复方法需根据损伤的部位和类型来决定。若动脉壁裂伤较短且整洁，则可直接进行吻合；若断端存在挫伤或参差不齐，则需进行修整或部分切除后再行吻合。在吻合过程中，需确保血管张力适中，若张力过高，则应考虑采用自体静脉或人造血管进行移植。

对于动脉损伤后出现痉挛状态但无阻塞和裂伤的患者，可尝试在动脉周围进行普鲁卡因浸润，以缓解动脉痉挛。在某些情况下，也可采用星状神经节封闭的方法。若痉挛症状持续存在，则应进行手术探查。

(四)迟延愈合与不愈合

肱骨干骨折的迟延愈合或不愈合现象较为普遍，仅次于胫骨骨折，其原因既涉及局部也关乎全身。局部因素占据主导，但全身性因素同样不容忽视，如肾功能衰竭、糖尿病、贫血、严重营养不良、甲状旁腺功能亢进等疾病，以及使用抗凝、抗癫痫、非甾体类抗炎止痛药、四环素、氟化物等药物，都可能对骨折愈合产生负面影响。维生素 D 的缺乏也会干扰钙盐在骨骼中的沉积。

从局部因素来看，骨折位置尤为关键。肱骨干骨折多发于中段，且中下 1/3 处的骨折不愈合率更高。这是因为肱骨干的主要动脉通常只有一支，且直接源自肱动脉，并在肱骨中下 1/3 交界处或中点附近进入骨内。该滋养动脉一旦受损，会直接影响骨折断端的血运，导致愈合延迟或失败。

此外，粉碎性骨折，尤其是高能量的 B3、C1、C2、C3 型骨折，由于损伤严重，更容易出现愈合问题。开放性骨折则因软组织损伤重、局部血运差、固定难度大以及易感染等因素，同样容易出现骨折不愈合的问题。

手术治疗过程中也可能对骨折愈合产生干扰。虽然内固定治疗有助于解剖复位并缩短愈合时间，但手术本身会增加软组织损伤，剥离骨膜会进一步影响骨折断端的血运。因此，手术操作应尽可能精细，减少不必要的暴露和骨膜剥离。同时，缺乏可靠的固定措施也是导致骨折不愈合的重要原因。内固定器材选择不当、手术质量不高、骨折复位不佳等都可能影响愈合。

伤口感染同样会延长骨折愈合时间，甚至导致不愈合。感染会增加骨折端的坏死，延长局部充血时间，并干扰血管再生和血运重建，从而影响骨痂的形成和转化。因此，在处理骨折不愈合时，应先控制感染，待伤口愈合后再进行植骨加内固定或外固定治疗。

影响肱骨干骨折不愈合的因素众多，其中手术治疗中的粗暴操作和内固定质量不佳是主要原因。因此，应严格掌握手术指征，避免滥用手术治疗。如需手术，应尽量减少骨膜剥离和损伤骨营养动脉的可能，严格选择内固定物并正确使用，以保证坚强固定和骨折断端之间的稳定性。对于粉碎性骨折，可考虑一期植骨以增加骨折端之间的接触面积并促进成骨。

(五)晚期并发症

1.关节活动受限

骨折后，长期的固定制动不仅会影响骨折部位的恢复，也会导致相邻关节如肘关节和肩关节的活动范围受限，这一现象在采用保守治疗的中老年患者中尤为明显。因此，在制定治疗方案时，就应预见并考虑到这一潜在风险。在康复过程中，我们应努力缩短肩肘关节的制动时间，并积极引导患者进行功能锻炼，以期减轻关节活动障碍的程度，并缩短其持续时间。

2.骨化性肌炎的防范

骨化性肌炎的具体成因尚未完全明确，一旦发生，处理起来颇为棘手。据研究，局部血肿、骨膜剥离或破裂以及年龄(儿童相对较少见)等因素与之相关。相较于肘关节损伤，肱骨干骨折后并发骨化性肌炎的概率相对较低。然而，预防仍是关键。在治疗过程中，我们应尽量避免多次粗暴的手法复位，同时在关节功能锻炼时，严禁采用粗暴的被动屈伸肘关节方式，以预防骨化性肌炎的发生。

第六节　肘关节骨折与脱位

一、肘关节骨折

(一)肱骨髁上骨折

肱骨髁上骨折在5~12岁儿童中多发，占儿童肘部骨折的50%~60%，预后尚可，但需警惕血管神经损伤及肘内翻畸形。

1.致伤原因与骨折类型

伸展型骨折占比高达95%，由跌倒时肘关节半屈、手掌触地所致，骨折线自后上向前下延伸，近折端前下移位，远折端后上移位，可能伤及正中神经和肱动脉。根据侧方移位情况，又可分为伸展尺偏型和伸展桡偏型，前者更易致肘内翻。

屈曲型骨折约占5%，由跌倒时肘关节屈曲、肘后触地造成，骨折线自前上斜向后下，远折端前移，近折段后移。

2. 症状与诊断

患者肘关节肿胀、压痛、功能受限，呈半屈位畸形，与肘关节后脱位相似，但可通过骨擦音、反常活动、骨折端触及及肘后三角正常等体征进行鉴别。约15%的患者合并神经损伤，其中正中神经受损最常见。血管损伤早期表现为剧痛、桡动脉搏动消失、皮肤苍白等"5P"征，处理不及时可致前臂肌肉坏死、缺血性肌挛缩。

3. 治疗方法

手法复位外固定：成功率大于90%，需良好麻醉，尽早复位以避免肿胀加重。复位时应避免矫枉过正，以防肘内翻。如复位不成功，则改行开放复位，避免反复手法复位加重损伤。伸直型骨折固定于90°屈肘位，屈曲型则固定于伸直位。

骨牵引复位：适用于骨折时间较长、软组织肿胀严重或有水疱、无法进行手法复位或不稳定性骨折患者，通常采用上肢悬吊牵引，后进行手法复位。

手术治疗：包括血管损伤探查、经皮穿针固定、开放复位内固定。血管损伤需早期探查，不稳定性骨折可采用经皮穿针或开放复位内固定。

4. 并发症处理

神经损伤：以桡神经受损最常见，需及时诊断和治疗。

肱动脉损伤：由骨折断端刺伤所致，严重者可致断裂，出现"5P"征时，需立即行血管探查术，必要时行静脉移植术以恢复血供。

前臂骨筋膜隔室综合征：多由肱动脉损伤、血管痉挛或破裂引起，或前臂严重肿胀时外固定不当所致，需高度重视，一旦确诊需行切开减压术。

肘关节畸形：包括肘内翻和肘外翻，由复位不良导致，可行截骨矫形。

骨化性肌炎：多由粗暴复位或手术所致，需预防并早期治疗。

综上所述，肱骨髁上骨折的治疗需综合考虑骨折类型、临床表现及并发症，采取合适的治疗方法，以减少并发症的发生，促进患者康复。

(二)肱骨髁间骨折

肱骨髁间骨折虽是青壮年常见的肘部重创，但50~60岁的患者群体也并不罕见。骨折的最终康复状况，很大程度上取决于损伤的严重程度及所采取的治疗手段。对于未发生移位的髁间骨折，通常无须特别治疗，但保持骨折部位的稳定至关重要。通过一段时间的制动与功能康复训练，肘关节的屈伸功能大多能够恢复。

然而，面对错位型的肱骨髁间骨折，情况则复杂得多，这类骨折往往伴随着骨折块的旋转与关节面的严重受损。针对这类骨折的治疗方法，医学界尚存争议。非手术手段往往难以达到理想的骨折复位效果。相比之下，在某些情况下，手术疗法能够更有效地实现骨折对位，促进功能恢复，但这需要满足一定的前提条件。

因此，在治疗错位型肱骨髁间骨折时，选择何种方式最为适宜，需综合考虑患者的具体情况与医疗条件。每种治疗方法都有其适用场景与限制，需根据患者的年龄、骨折类型、身体状况以及医疗资源的可及性等多方面因素进行权衡与决策。

1. 骨折类型

肱骨髁间骨折的外力机制颇为复杂，导致骨折类型纷繁多样。过往分类方法，如屈曲型与伸展型，对治疗策略的选择缺乏直接指导意义。AO分类系统则提供了一种更为详细的区分方法，依据骨折是否累及髁上区域及其粉碎程度，将肱骨远端骨折细分为 A、B、C 三类，其中 C 类特指肱骨髁间骨折，进一步细化为 C1 型的 T 形骨折伴移位、C2 型的干骺端粉碎伴髁间简单骨折，以及 C3 型的干骺端与髁间均粉碎的骨折。

在临床实践中，骨折的预后往往取决于骨折移位的程度，尤其是关节内骨折的移位情况。关节内骨折的移位与粉碎程度是影响功能恢复的关键因素，若发生畸形愈合或不愈合，则治疗效果欠佳。对于髁上骨折，即便愈合后存在轻度移位或成角畸形，通常亦可接受。根据骨折移位的特征，可将其划分为四种类型：Ⅰ 型为无分离及错位，Ⅱ 型为骨折块轻度分离，Ⅲ 型为内、外髁均有旋转移位，Ⅳ 型为关节面严重破坏。此分类为治疗方案的制定提供了一定的参考，但在描述错位型骨折时仍显不足。

从现有的医学资料来看，尽管骨折形态复杂多变，但仍存在一定的规律性。根据外力作用方向、骨折移位特征及形状，可将错位型肱骨髁间骨折归为伸直内翻型与屈曲内翻型两大类。伸直内翻型骨折发生在肘关节伸直状态下，伴有明显的肘内翻应力，骨折块向尺侧及后方移位，并根据损伤程度分为三度。屈曲内翻型骨折则发生在肘关节屈曲状态下，伴有肘内翻应力，骨折块向尺侧及肘前方移位，同样依据损伤程度分为三度。这两大类骨折涵盖了绝大多数肱骨髁间骨折的情况，但由于外力致伤的复杂性，特别是直接外力导致的骨折，其类型可能较为特殊，但这仅占极少数。

2. 治疗方法及适应证

针对肱骨髁间骨折，有多种治疗方法，但要取得满意的治疗效果，关键在于精准掌握每种方法的适用条件以及确保操作技术的准确无误。

（1）闭合复位外固定方法适用于内、外髁相对完整，仅存在轻度分离且无明显旋转的肱骨髁间骨折患者。在充分的麻醉条件下，对上臂与前臂实施牵引与反牵引操作，直至肱骨下端与髁的重叠被拉开。随后，从肘部的内侧与外侧同时向中央挤压两髁，以纠正内外髁的分离与轻度旋转。通过透视检查，若复位效果满意，即可采用长臂石膏前后托进行固定。2 周后，需更换 1 次石膏。肘部的屈曲程度不应仅依据骨折类型（屈曲型或伸直型）来决定，而应在透视下观察哪个位置最为稳定。制动时间通常为 4~5 周，去除制动后，再逐步进行肘关节的屈伸功能训练。对于无移位的骨折，治疗目标主要是保持骨折位置不再发生移位，可使用石膏托或小夹板固定 4 周。

（2）在医疗设施与技术条件均完备的前提下，对存在移位的肱骨髁间骨折实施切开复位内固定手术，往往能取得理想的治疗效果。该手术的核心目的在于确保肱骨远端关节面及鹰嘴窝实现精确的解剖学复位，并提供稳固的固定，同时力求将对软组织的损伤降至最低，以便术后肘关节能尽早开展主动活动。因此，对于多数 C 型骨折，推荐使用经鹰嘴截骨入路，该路径显露充分且软组织损伤小。在完成解剖复位后，可利用巾钳或克氏针进行临时固定，随后采用垂直放置的双钢板（尤其是解剖型钢板）来固定双柱，其中外侧柱的固定尤为关键，通常优先进行。通过 1~2 枚拉力螺钉穿过滑车的旋转轴（最好利用钢板的钉孔），可以构建一个由内外侧柱与滑车组成的稳固三角形结构。对于其他类型的骨折，可根据三角形结构受损的具体情况适当简化固定方式。关节面上游离的骨片需逐一复位，并使用赫伯氏骨钉（Herbert 钉）或可吸收软骨钉进行固定，同时确保固定物不会干扰鹰嘴窝。在手术过程中，需特别注意保护尺神经，通常需进行游离并前置。除非出现松动或产生刺激症状，否则一般不推荐取出内固定物。若患者拒绝接受鹰嘴截骨，也可选择三头肌腱膜瓣入路，但术后需延迟主动活动的时间。而三头肌双侧边缘入路由于无法充分显露滑车关节面,因此仅适用于简单骨折(如 Y 形骨折)。此外,对于损伤的肌腱或韧带的附着点,尤其是外上髁部位,需一并进行重建。

(3)对于伤后未能及时就诊或经闭合复位未成功,且肘部肿胀严重、皮肤出现水疱等情况的患者,由于此时不宜再次进行手法复位及应用外固定,可考虑采用尺骨鹰嘴牵引结合闭合复位的方法。具体操作为:在床边实施尺骨鹰嘴牵引,待肱骨髁与骨折近端的重叠被有效牵开后,再尝试对两髁进行手法闭合复位。复位后,可利用夹板或大型巾钳夹住内、外髁,以维持复位状态。经过 3~4 周的牵引治疗后,可去除牵引装置,并逐步开始练习关节的屈伸活动。

(4)切开复位内固定术后可能出现的并发症,多数与手术操作的技术水平有关,部分并发症是可以通过提高手术技巧来避免的,且随着技术的精进,并发症的发生率理应逐渐降低。

首要并发症为术后感染,特别是涉及关节内的感染,其后果尤为严重。相比之下,表浅感染对康复影响较小。感染的原因多样,但手术难度大、操作时间长往往是重要因素。由于内固定物的存在,感染控制较为困难,可能导致伤口长期不愈,甚至需要取出内固定物并进行彻底清创。

其次,骨折不愈合虽不常见,但一旦发生,往往与内固定不充分有关。开放复位内固定时,为了获得良好的手术视野,往往切口较长,组织剥离广泛,这可能影响骨折块的血供。然而,骨折不愈合更多是由于内固定效果不佳,如骨折复位不良、固定不牢或过早进行关节活动,以及感染等因素。

肘内翻畸形是另一种常见并发症,无论是开放复位还是闭合复位,都可能发生,特别是在Ⅲ度骨折中。闭合复位后,内侧潜在的不稳定可能在骨折愈合过程中逐渐显现,导致携物角减小,甚至形成明显的内翻畸形。在开放复位时,由于三角形骨折块较小且固定困难,可能在复位和固定过程中使携物角减小。如果固定不牢,术后关节功能练习时可能导致进一步移位,形成明显的肘内翻畸形。

此外,关节周围异位骨化虽然较少导致功能障碍,但如果手术延迟至伤后 2~3 周进行,则易发生骨化,影响功能恢复。粗暴的被动康复活动是引起异位骨化的原因之一。国外文献报道的异位骨化发生率可能高于国内,而吲哚美辛具有一定的预防作用。

3.陈旧性损伤的治疗

若肱骨髁间骨折伴有旋转移位且早期未得到及时治疗,晚期可能引发肘关节面的严重紊乱、关节僵硬及肘内翻畸形等问题,尤其是肘关节面的紊乱,需采取适当治疗以改善其功能。以下是常用的治疗方法:

(1)对于青壮年患者,若伤后时间在 2~3 个月内,且骨折块较大,肘关节在非功能位(尤其是伸直位)僵直,建议采用切开复位内固定术。此方法不仅能使肘关节由非功能位转变为功能位,还能获得一个稳定的关节。若能进一步恢复部分关节活动,通常可满足日常工作和生活的需求。

(2)对于因创伤性关节炎、持续疼痛或关节在伸肘位僵直的患者,可考虑进行功能位肘关节融合术。此手术通常适用于对关节活动度和外观要求不高,但对力量有一定需求的体力劳动者。

（3）在某些情况下，尽管关节面紊乱严重，但仍保留了一定范围的关节活动。然而，由于肢体姿势的影响和内骨折块的移位，可能导致肘内翻畸形。当畸形程度较大时，可采用外翻截骨矫正术进行矫正。

（4）全肘关节置换术是治疗肱骨髁间骨折的另一种选择，尤其适用于年龄较大、骨质疏松明显且难以复位和固定的患者。在国外，全肘关节置换术已成为治疗肱骨远端难治性骨折的成熟技术，特别是使用半限制型骨水泥型全肘关节假体（如 Coonrad-Morrey 假体）。该技术同样适用于肱骨远端骨不连的治疗。近年来，有学者提倡应用肘关节置换术治疗新鲜且骨质疏松的肱骨髁间骨折，并报道了良好的疗效。然而，在国内，肘关节置换技术的开展相对较晚，积累的病例数量有限。全肘关节置换的适应证包括：年龄超过 65 岁、基本不进行剧烈活动、骨质疏松明显、骨折粉碎且难以复位和固定。对于符合上述标准的 Gustilo Ⅰ 型开放性骨折，也可进行一期肘关节置换。但需注意，化脓性感染以及污染严重的 Gustilo Ⅱ、Ⅲ 型开放性骨折为禁忌证。此外，人工肘关节价格昂贵，手术技术要求高，主要并发症包括假体松动、感染和假体旁骨折等。因此，在选择治疗方法时，应根据患者的具体病情进行综合考虑，以期达到最佳的治疗效果。

（三）肱骨外髁骨折

肱骨外髁骨折在儿童肘部骨折中较为常见，其发生率紧随肱骨髁上骨折之后，约占儿童肘部骨折总数的 6.7%。此骨折多发于 5～10 岁的儿童群体。骨折部位通常涉及外上髁、肱骨小头骨骺、部分滑车骨骺以及干骺端骨质，根据 Salter-Harris 骨骺损伤分类标准，它属于第Ⅳ型骨骺损伤，即骨折线穿过骨骺、骺板以及干骺端，是一种较为复杂的骨端骨骺损伤。

1. 致伤机制及分型

导致肱骨外髁骨折的暴力因素与引发肱骨髁上骨折的暴力颇为相似，并常伴随肘内翻的暴力共同作用。依据骨折块的移位程度，我们可以将其划分为四种类型：

（1）Ⅰ型骨折：表现为外髁骨骺发生骨折，但并未出现移位现象。

（2）Ⅱ型骨折：骨折块向外后侧方向发生移位，但未伴随旋转。

（3）Ⅲ型骨折：骨折块不仅向外侧移位，还向后下方翻转，严重时翻转角度为 90°～100°，但值得注意的是，此时肱尺关节的结构并未发生改变。

（4）Ⅳ型骨折：骨折块发生移位，并伴随着肘关节的脱位。

2. 临床表现及诊断

骨折发生后，肘关节会出现显著的肿胀，尤其在外侧更为突出，同时伴随肘部的疼痛感。此时，肘关节往往呈现半屈状态。若存在移位骨折，可以触摸到骨折块的活动感或骨擦感，并且肘后三角关系也会发生改变。

在 X 线片上，对于成人患者，骨折线可以清晰地显示出来。然而，对于儿童患者，可能仅表现为外髁骨化中心的移位，这一点需要特别注意。为了更准确地诊断，有时需要拍摄对侧肘关节的 X 线片进行对比。

3. 治疗

肱骨外髁骨折作为关节内骨折，其治疗关键在于实现解剖复位。

（1）手法复位是一种常用的治疗方法，多数情况下能够成功。对于Ⅰ型骨折，可通过石膏将患肢固定在屈肘 90° 的位置，持续 4 周。对于Ⅱ型骨折，首选手法复位，且复位时应避免牵引，以防骨折块翻转。具体操作时，需将前臂旋前并屈曲肘关节，然后用拇指将骨折块向内上方推按以复位。对于Ⅲ型骨折，可尝试手法复位，若不成功则转为开放复位。而对于Ⅳ型骨折，应先推压肱骨端以复位肘关节脱位，此时骨折块通常也会随之复位，但同样要避免牵引，以防骨折块旋转。

（2）撬拨复位是在透视条件下，利用克氏针进行骨折复位的一种方法。在操作过程中，可将肘关节置于微屈内翻位，以便更好地进行操作。这种方法具有操作简便、损伤小的优点，但要求操作者熟悉解剖结构，以避免损伤重要的血管和神经。

（3）开放复位适用于一些特定情况，如严重的Ⅲ型骨折移位或旋转移位、肿胀明显的移位骨折且手法复位失败，以及某些陈旧性移位骨折。复位后，对儿童患者可使用丝线或克氏针进行内固定，而对成人患者则使用克氏针及螺钉进行固定。术后，需用石膏托固定 3～4 周。

（四）肱骨外上髁骨折

肱骨外上髁骨折在成年男性患者中较为常见，约占肱骨远端骨折的 7%。

1. 致伤原因

此类骨折多发生在患者跌倒时，前臂过度旋前内收，导致伸肌剧烈收缩，从而造成撕脱骨折。骨折片可能仅有轻微移位，也可能发生 60°～180° 的旋转移位。

2. 临床表现及诊断

患者通常有跌倒外伤史，肘关节呈半屈位，伸肘活动受到限制，在肱骨外上髁部出现肿胀和压痛，有时甚至可以触摸到骨折块。结合 X 线检查结果，可以明确诊断。

3. 治疗方法

手法复位：将肘关节屈曲至 60°～90° 并旋后，通过挤压骨折片进行复位，术后使用石膏进行外固定，持续 3 周。

撬拨复位：适用于手法复位困难或骨折时间较长、手法复位不易成功的患者。

开放复位：适用于上述方法复位失败以及陈旧性骨折的患者。复位后，使用克氏钢针进行内固定，并用长臂石膏托将肘关节屈曲至 90° 进行固定，持续 3～4 周。

（五）肱骨内髁骨折

肱骨内髁骨折是一种罕见的损伤，主要影响肱骨内髁，包括肱骨滑车和内上髁，尤其好发于儿童群体。

1. 致伤机制及分型

该骨折多由间接暴力导致，如摔倒时手掌着地，外力传递至肘部，尺骨鹰嘴关节面与滑车发生撞击，进而引发骨折。骨折块的移位则与屈肌的牵拉作用有关。值得注意的是，由于肱骨内髁后方紧邻尺神经，因此肱骨内髁骨折可能导致尺神经损伤。

根据骨折块的移位情况，可将肱骨内髁骨折分为三型：Ⅰ型骨折无移位，骨折线从内上髁上方斜向外下，直至滑车关节面；Ⅱ型骨折块向尺侧移位；Ⅲ型骨折块则发生明显的旋转移位，其中冠状面上的旋转最为常见，有时可达 180°。

2. 临床表现及诊断

患者通常表现为肘关节疼痛、肿胀，肘内侧压痛明显，活动受限，肘关节呈半屈状，有时还可触及骨折块。X 线检查对肱骨内髁骨折具有诊断价值，但在儿童肱骨内髁骨化中心未出现时，X 线检查难以准确辨别，此时可能需要拍摄健侧 X 线片进行对比。

3. 治疗

手法复位：一般情况下，手法复位可成功。复位后，需将前臂旋前，屈肘 90°，并用石膏外固定 3~5 周。

开放复位：适用于旋转移位的Ⅲ型骨折、手法复位失败的有移位骨折、肘部肿胀明显且手法复位困难的Ⅱ型骨折，以及伴有明显尺神经损伤的骨折。复位后，可使用克氏针进行交叉固定，并将尺神经前移至内上髁前方，术后再用石膏外固定 4~5 周。

（六）肱骨内上髁骨折

肱骨内上髁骨折在肘关节骨折中的发病率约为 10%，其发病率仅次于肱骨髁上骨折和肱骨外髁骨折，位居第三位。这种骨折多见于儿童，由于在儿童时期，内上髁属于骨骺部分，因此也被称为肱骨内上髁骨骺撕脱骨折。

1. 致伤机制及分型

在跌倒过程中，若前臂过度外展，屈肌会猛然收缩，从而将肱骨内上髁撕脱，导致骨折块被拉向前下方。这一过程中，维持肘关节稳定的内侧副韧带会失去正常的张力，进而使得内侧关节间隙被拉开，甚至可能引发肘关节后脱位。撕脱的内上髁可能会被夹在关节内侧，或者嵌入关节内部。此时，尺神经会受到骨折块的牵拉和挤压，在严重情况下，尺神经甚至可能与骨折块一同嵌入关节内，造成损伤。

基于骨折块的移位情况以及肘关节的变化，我们可以将此类骨折分为四种类型：

（1）Ⅰ型：肱骨内上髁发生骨折，但移位程度较轻。

（2）Ⅱ型：撕脱的内上髁向下、向前发生旋转移位，移位程度可能达到关节水平。

（3）Ⅲ型：骨折块嵌入关节内部。

（4）Ⅳ型：骨折块发生明显移位，并伴有肘关节脱位，这是内上髁骨折中最为严重的一种损伤类型。

2. 临床表现及诊断

肱骨内上髁骨折往往容易被忽视而漏诊。患者肘关节内侧会出现肿胀、疼痛，并伴随皮下淤血和局限性压痛，有时还能触摸到骨折块。通过 X 线检查，我们可以明确诊断，但有时需要与健侧的 X 线片进行对比才能确认。当骨折合并肘关节脱位时，复位前后都必须仔细审阅 X 线片，以确保骨折块没有嵌夹在关节间隙内。然而，对于 6 岁以下的儿童，由于骨骺尚未发育，因此需要依赖临床检查来做出诊断。此外，尺神经损伤与这种骨折合并的情况并不罕见，因此必须仔细检查患者的手部功能，以免漏诊尺神经损伤。

3. 治疗

（1）对于无移位的肱骨内上髁骨折，无须特殊治疗，直接采用外固定即可。而对于有移位的骨折，无论是轻度旋转移位还是Ⅳ型骨折，手法复位都是首选的治疗方案。但需要注意的是，复位后的骨折对位往往不够稳定，容易发生再移位。因此，在进行石膏外固定时，需要对内上髁部进行加压塑形，并固定 4~5 周以确保稳定。当骨折合并肘关节脱位时，在复位肘关节的过程中，内上髁骨折块通常会随之复位。若骨折块嵌夹在关节内，可通过外翻并紧张前臂屈肌的方法将骨折块拉出。

（2）开放复位适用于以下情况：一是旋转移位的Ⅲ型骨折，预计手法复位难以成功；二是闭合复位失败的情况；三是合并尺神经损伤的患者。对于儿童肱骨内上髁骨骺的骨折，可以使用粗丝线缝合或细克氏针交叉固定，术后将上肢置于功能位，并用石膏外固定4~6周以促进恢复。

（七）肱骨小头骨折

肱骨小头骨折是一种较为罕见的肘部损伤，其在肘部骨折中的占比约为0.5%~1%。在成人中，这种骨折通常表现为单纯的肱骨小头受损，而在儿童中，则可能伴有部分外髁的肱骨小头骨折。由于症状相似，该骨折容易被误诊为肱骨外髁或外上髁骨折，因此需要仔细鉴别诊断。

1.致伤机制及分型

当间接暴力通过桡骨传递至肘部时，桡骨头会以锐角撞击肱骨小头，从而可能导致骨折。因此，在评估骨折病例时，我们应考虑肱骨小头骨折的可能性。根据骨折的特点，可以将其分为以下四种类型：

（1）Ⅰ型：也被称为Hahn-Steinthal骨折，是一种完全性骨折，骨折块包括肱骨小头及部分滑车。

（2）Ⅱ型：为单纯肱骨小头完全骨折，又称Kocher-Lorenz骨折。这种类型的骨折有时由于骨折片较小，在X线片上可能难以被察觉。

（3）Ⅲ型：是一种粉碎性骨折，肱骨小头与滑车都发生了骨折并且两者分离。

（4）Ⅳ型：则是肱骨小头关节软骨挫伤。

2.临床表现及诊断

肘关节的外侧及肘窝区域会出现显著的肿胀和疼痛，同时肘关节的活动范围会受到明显限制。通过进行X线检查，可以准确诊断出具体的损伤情况。

3.治疗

在治疗上，我们追求解剖复位，即恢复骨骼的原有形态和位置。多数学者建议先尝试闭合复位并进行外固定。

（1）手法复位是一种常用的方法。通过牵引将肘关节置于完全伸直并内翻的位置，然后术者使用两拇指向下按压骨折片，通常可以实现复位。复位完成后，使用石膏将肘关节固定在90°屈曲位，以促进愈合。

（2）当手法复位失败时，可以选择开放复位内固定术。这种手术可以通过肘前侧、外侧或肘后外侧的路径进行。在手术过程中，需要特别注意防止桡神经深支受到损伤。固定材料可以选择克氏针、可吸收螺钉或松质骨螺钉。如果使用中空微型螺钉进行固定，需要确保螺钉头完全埋入软骨面下，以避免影响关节活动。

（3）对于骨折片小而游离、肱骨小头粉碎性骨折（Ⅲ型）以及老年人肱骨小头移位的Ⅱ型骨折，可以考虑进行肱骨小头骨折片切除手术。该手术能够去除游离的骨折片，减轻疼痛，并恢复肘关节的部分功能。

（八）肱骨远端全骨骺分离

肱骨远端全骨骺分离是一种罕见的病症，其临床表现与肱骨髁上骨折颇为相似。在幼儿肘部骨骺的骨化中心尚未形成时，若发生骨骺分离，由于症状与肱骨外骨折和肘关节脱位相似，很容易被误诊。当骨骺骨化中心形成后，全骨骺分离又可能被误诊为经髁骨折。此外，由于骨骺的骨折线在X线片上无法显影，这使得其与肘部其他损伤在X线片上的表现相似，进一步增加了误诊风险。因此，对于肱骨远端全骨骺分离的诊断需要格外谨慎。若治疗不当，很容易引发肘关节畸形，对患者生活质量造成严重影响。

1. 致伤机制

肱骨远端的骨骺结构涵盖了肱骨小头、滑车、内上髁和外上髁，骨骺的分离通常发生在肱骨远端的骨骺线上。这种分离大多属于Salter-Harris分类中的Ⅱ型骨骺损伤，其发生原因多为遭受间接暴力。损伤发生时，肘关节往往处于伸直或轻微屈曲状态，手掌着地，此时肘部受到强烈的内旋、内翻以及过伸的应力作用，从而导致全骨骺的分离。

2. 临床表现及诊断

患者肘部出现肿胀，且活动受到明显限制。为了明确诊断，主要依赖X线检查。在X线片上，该病症的典型表现是分离的肱骨远端骨骺连同尺骨、桡骨一起向后、内侧发生移位，但值得注意的是，外髁骨骺与桡骨近端之间的对位关系始终保持正常。在解读X线片时，需要特别注意观察外髁骨骺与肱骨干及桡骨近端之间的对位情况，判断是否存在旋转移位，同时还要观察肱骨干与尺桡骨长轴之间的对位关系。为了更准确地做出诊断，有时还需要拍摄对侧肘关节的X线片进行对比分析。

3. 治疗

治疗此病症的原则是采取闭合复位外固定的方法。

（1）在手法复位方面，其操作方法与治疗肱骨髁上骨折相似。特别需要注意的是，对于尺侧方向的移位必须进行完全矫正，以防止日后出现肘内翻畸形。如果患者肘部肿胀明显，可以先进行复位，随后实施尺骨鹰嘴骨牵引，待肿胀消退后，再采用屈肘90°位的石膏进行固定，固定时间通常为2~3周。

（2）开放复位适用于那些手法复位失败且存在严重分离移位的患者。在复位完成后，需要使用细克氏针进行内固定，并在术后采用屈肘90°位的石膏进行固定，固定时间同样为3周。

（九）尺骨鹰嘴骨折

尺骨鹰嘴骨折若发生在关节内，往往是摔倒时肘部直接受到撞击所致。而关节外的撕脱骨折，其骨折块通常体积较小，大多由间接创伤引发，如摔倒时肱三头肌为了抵抗前臂的异常屈曲而过度收缩。为了评估这些肘部损伤，我们通常采用肘关节的侧位X线片进行检查。在观察X线片时，需要特别注意是否存在滑车的压缩性骨折或冠突的骨折。

1. 无移位骨折

"无移位"鹰嘴骨折指骨折移位小于2 mm，且在将肘关节屈曲至90°时仍能保持稳定，同时肘关节的伸展功能基本不受影响的骨折类型。对于这类骨折，非手术治疗是可行的选择，但需要在后续的治疗过程中进行细致的随访和监测，以确保骨折没有发生移位。

2. 有移位骨折

对于存在移位的鹰嘴骨折，通常建议进行手术治疗，除非患者身体状况无法承受。对于非粉碎性的移位骨折，一般采用钢丝张力带进行固定，钢针最好穿透尺骨的前骨皮质，以降低松动的风险。然而,在操作过程中需格外小心,以避免损伤毗邻尺骨近端前侧的骨间前神经血管束。张力线应穿过肱三头肌腱深面并紧贴鹰嘴皮质,同时要注意保护肘管内的尺神经。对于粉碎性、不稳定或累及冠突的骨折,使用张力带钢丝可能不够充分。

张力带钢丝治疗鹰嘴骨折时,最常见的并发症是克氏针从鹰嘴插入部位退出,这会刺激肱三头肌腱,导致内固定物需要被移除。对于撕脱骨折,有时可以使用粗的不可吸收缝线进行固定。对于鹰嘴粉碎性骨折,若骨折块可以容纳2~3枚螺钉,则可以考虑使用钢板进行固定;若骨折块无法重建,则可能需要考虑切除。钢板通常放置在外侧,以减少疼痛和(或)内置物退出的风险,因为鹰嘴的内侧和后侧在前臂休息位时经常受压或承受重量。

在极少数情况下,如果切除鹰嘴并将肱三头肌嵌入尺骨干骨松质中,可以为老年人提供足够的功能。文献显示,对于肘关节功能要求不高的患者,即使切除2/3的鹰嘴,也可以获得良好的效果。然而,切除25%的鹰嘴突可能会降低50%的外翻负荷。因此,当骨折累及冠突或患者很年轻时,如果存在肘部前方软组织损伤,则切除手术是禁忌的。切除后,应适当提前肱三头肌的位置,使肌腱与滑车切迹的关节面相匹配。

尺骨鹰嘴骨折在进行稳定内固定术后,应尽早进行活动以获得良好的功能。切除后,肱三头肌在尺骨近端止点处的修复是必要的。术中需要对修复的稳定性进行评估,以便指导术后的康复计划。

(十)尺骨冠状突骨折

尺骨冠状突在肘关节中扮演着稳定器的角色,能够有效防止尺骨后脱位以及肘关节的过度屈曲。冠状突骨折既可单独发生,也可能伴随肘关节后脱位一同出现,且骨折后往往容易移位。

1.致伤机制及分型

这种骨折大多由间接暴力引发,根据骨折情况可分为三型:

(1)Ⅰ型:撕脱骨折,即骨折块较小。

(2)Ⅱ型:骨折块占关节面的比例小于50%。

(3)Ⅲ型:骨折块占关节面的比例大于50%。

2.临床表现

患者通常会出现肘关节肿胀、疼痛以及活动受限等症状。通过X线检查,可以明确诊断。

3.治疗方法

(1)保守治疗。

对于多数冠状突骨折,尤其是小片骨折(Ⅰ型)和无移位的骨折,可以采用屈肘位90°的石膏外固定,持续5~7天后改用前臂悬吊,并同时开始主动肘关节功能锻炼。

对于分离较明显的Ⅱ型骨折,可以尝试手法复位,也有学者推荐牵引治疗。

(2)手术治疗。

对于Ⅲ型骨折,通常需要进行开放复位内固定。

如果骨折块分离较大,且骨折块游离于关节腔内,也可以考虑手术切除骨折块。

综上所述,尺骨冠状突骨折的治疗需要根据骨折的类型和严重程度来选择合适的方法,以确保肘关节的稳定性和功能恢复。

(十一)桡骨头骨折

桡骨头骨折在青壮年人群中较为常见,其发病率相对较高。若未能得到及时的治疗,可能导致前臂的旋转功能出现障碍,影响患者的日常生活和活动能力。

1.致伤机制及分型

在跌倒时,如果肩关节处于外展状态,同时肘关节伸直并外翻,桡骨头可能会撞击到肱骨小头,从而导致桡骨头颈部的骨折。这种骨折往往伴随着肱骨小头骨折或肘内侧的损伤。由于桡骨头与其颈干并不在同一直线上,而是偏向桡侧,因此在受到外力冲击时,桡骨头的外1/3部分更容易发生骨折。根据梅森(Mason)和约翰斯顿(Johnston)的分类方法,可将桡骨头骨折分为四种类型:

(1)Ⅰ型:骨折未发生移位。

(2)Ⅱ型:骨折发生分离移位。

(3)Ⅲ型:骨折呈现为粉碎性。

(4)Ⅳ型:骨折同时合并了肘关节的脱位。

这种分类有助于医生更准确地评估骨折的严重程度,并制定相应的治疗方案。

2.临床表现及诊断

该骨折临床表现为肘关节外侧出现肿胀并伴有压痛,同时肘关节在屈曲、伸展以及旋转时的活动范围受到限制,尤其是旋后功能受限更为显著。为了准确判断损伤的类型以及移位的程度,通常需要进行X线检查。必要时,还可以拍摄对侧肘关节的X线片作为对比,以便更精确地评估损伤情况。

3.治疗

(1)保守治疗方案针对的是Ⅰ型和Ⅲ型中未发生移位的骨折。对于这类骨折,我们会将肘关节固定在功能位,使用石膏进行外固定。而对于Ⅱ型骨折,我们则采用手法复位的方法,通过牵引后前臂旋前内翻的动作来挤压桡骨头,使其复位。复位完成后,同样使用石膏进行外固定,固定时间通常为3~4周。

(2)手术治疗则包括以下几种方法。

①开放复位:这种方法适用于关节面损伤较轻且预计复位后能保持良好功能的Ⅱ型和Ⅲ型骨折。在手术过程中,可以使用微型螺钉、微型钢板以及克氏针等内固定器材进行固定,也可以在肘关节镜下进行骨折内固定术。需要特别注意的是,在使用微型螺钉进行内固定时,螺钉头必须完全埋入环状关节软骨面下,以免影响上尺桡关节旋转功能。而微型钢板则应放置在桡骨头的前外1/3安全区内,这个安全区是骨环状关节面上不参与关节构成的区域,大约占整个关节面的1/3。在临床上,可以简单地将这个安全区定位为桡骨茎突与腕背部可触及的桡骨背侧结节(Lister结节)之间的部分。在这个位置放置钢板可以防止前臂旋转时撞击尺骨关节面,进而避免引发关节疼痛和旋转受限。

②桡骨头切除:这种方法适用于Ⅱ型骨折中超过关节面1/3且对合不良的情况,以及Ⅲ型骨折中分离移位、合并肱骨小头关节面损伤和陈旧性骨折影响功能的情况。切除的范围通常是桡骨头颈部的1~1.5 cm。然而,对于儿童患者来说,由于存在下尺桡关节半脱位、肘外翻、骨化性肌炎、创伤性关节炎等诸多并发症的风险,桡骨头切除已经逐渐被内固定重建术和人工桡骨头置换术所取代。

③人工桡骨头置换术：这种方法适用于无法进行内固定重建的Ⅲ型和Ⅳ型骨折、内固定失败的情况，以及合并有肘内侧损伤或尺骨上端骨折的情况。通过进行人工桡骨头置换，可以保证肘关节的稳定性，有利于关节功能的恢复。

(十二)桡骨头骨骺分离

桡骨头骨骺分离是儿童肘部常见的骨关节损伤类型，其致伤机制与桡骨头骨折颇为相似，多属于骺板损伤，特别是Salter-Harris分类中的Ⅱ型和Ⅰ型损伤。根据损伤特点，可以将其细分为四种类型：

(1)Ⅰ型：即歪戴帽型，约占总数的50%，是较为常见的一种。

(2)Ⅱ型：为压缩型损伤。

(3)Ⅲ型：表现为碎裂性损伤。

(4)Ⅳ型：则是压缩骨折型。

在临床表现方面，儿童肘部受伤后，若肘外侧出现肿胀、疼痛、压痛以及功能障碍等症状，应高度怀疑桡骨头骨骺分离的可能性，并及时进行X线检查以明确诊断。

治疗方面，我们主要采取以下几种方法：

手法复位：这是最常用的治疗方法，多数病例通过伸肘旋前、内翻肘关节，并按压桡骨头即可实现复位。复位后，需将肘关节屈曲至90°，并用石膏进行外固定，固定时间通常为3周。

撬拨复位：对于手法复位无效的歪戴帽压缩骨折且分离者，可以采用撬拨复位的方法进行治疗。

开放复位：若上述方法均无法实现满意复位，则需采用开放复位的方法。一般情况下，复位后无须使用钢针进行固定，但对陈旧性骨折复位后，为防止术后移位，需使用克氏针进行内固定。

值得注意的是，在骨骺融合前，不宜切除桡骨头，因为这样做可能会明显影响前臂的发育。

二、肘关节脱位

肘关节脱位作为一种常见的肘部损伤，其发病群体以青少年为主。这种损伤往往不是孤立存在的，而是经常伴随着其他损伤出现。因此，在对其进行诊断和治疗时，我们必须保持高度的警惕性，以免出现漏诊或漏治的情况，从而确保患者能够得到全面而有效的治疗。

(一)损伤机制及分类

肘关节脱位大多源于间接暴力，特别是在坠落时上肢外展触地，由此产生的剪切力是导致脱位的主要原因，且以后脱位最为常见。在这种脱位过程中，近尺桡关节可能会向后移位，进而造成桡骨头骨折、骨颈骨折以及尺骨喙突骨折。同时，外翻的应力还可能引发肱骨内上髁的撕脱骨折。

肘关节脱位主要可以分为以下几类：

肘关节后脱位：这是最常见的一种类型，表现为尺骨鹰嘴向后移位，同时肱骨远端向前移位。

肘关节前脱位：这种类型的脱位相对较少见，通常会合并尺骨鹰嘴骨折，具体表现为尺骨鹰嘴骨折以及尺骨近端向前移位。

肘关节侧位脱位：这种情况在青少年中较为常见，多由暴力导致肘关节侧副韧带和关节囊撕裂，使得肱骨远端向尺侧或桡侧移位，并常伴有内或外上髁撕脱骨折。

肘关节分裂脱位：这是一种罕见的类型，表现为尺骨鹰嘴向后脱位，而桡骨小头则向前移位，使得肱骨远端被嵌插在两者之间。

（二）临床表现及诊断

若患者存在明确的外伤史，并观察到肘关节部位出现肿胀，且肘关节呈现半屈曲状态，同时伴有伸屈功能障碍，那么可以初步判断肘后三角形的骨性标志已经变得紊乱。进一步观察，如果属于肘关节后脱位，会发现尺骨鹰嘴部位明显向后突出，而肘关节的后方则显得空虚。相反，若脱位发生在肘关节的侧方，那么肘关节则会出现内翻或外翻畸形。为了明确诊断，我们可以进行 X 线检查。在此过程中，还需要仔细检查上肢的神经和血管功能，以确保其没有受到损伤。

（三）治疗

1. 手法复位

对于新鲜的肘关节脱位或合并骨折的脱位，主要采取手法复位的方法进行治疗，并使用石膏托固定 3 周。在麻醉状态下，患者取坐位，进行牵引与反牵引操作，将肘关节屈曲至 $60° \sim 90°$，并稍加旋前，此时通常会有复位的感觉。如果合并骨折，应先复位关节，再复位骨折。对于超过 3 周的陈旧性脱位，也可尝试手法复位，但固定时肘关节的角度要小于 $90°$。

2. 手术治疗

手术治疗主要适用于以下情况：①闭合复位失败或不宜进行闭合复位；②合并骨折时，关节复位后骨折无法复位；③陈旧性脱位，不宜进行手法复位；④某些习惯性肘关节脱位。手术方法包括开放复位，通过肘关节后侧入路，保护尺神经，并使用一枚克氏针固定肘关节 $1 \sim 2$ 周。对于肘关节陈旧性脱位、软骨面已破坏或肘关节已强直的患者，可考虑进行关节形成术。

3. 复杂性肘关节骨折脱位及其治疗

肘关节脱位合并桡骨小头或肱骨小头骨折时，先手法复位肘关节，若骨折无移位或复位成功，则石膏固定 3 周；若骨折粉碎或复位失败，则手术切除桡骨小头。

肘关节脱位合并桡骨干骨折时，手法复位效果通常较好。若桡骨干骨折复位成功，则石膏固定 $4 \sim 6$ 周；若复位失败，则需手术复位并进行内固定。

肘关节脱位合并肱骨外髁、桡骨颈骨折时，采用手法复位。若肱骨外髁外翻 $90°$，则不能牵引复位；若骨折复位成功，则石膏固定 $4 \sim 6$ 周；若复位失败，则行手术复位。

肘关节侧方脱位合并肱骨外髁骨折时，如外髁无外翻，应进行手法复位，为避免牵引，需将肘关节稍屈曲并内翻，用鱼际推按复位。若复位失败，则需手术复位。

肘关节脱位合并上尺桡关节分离及肱骨外髁骨折时，虽该损伤较为复杂，但也可尝试手法复位。

肘关节伸展性半脱位较少见，易误诊和漏诊。如有跌倒手掌着地外伤史，肘关节疼痛、肿胀，呈超伸展位僵直，不能屈曲活动，X线检查可发现异常。此时可在牵引下屈曲肘关节复位，并用石膏固定3周。

三、肘关节损伤的并发症

(一)神经血管损伤

神经血管损伤，包括单一或复合的正中神经、尺神经、桡神经、骨间前神经、背神经以及肱动脉的损伤，可能源于初始的创伤，少数情况下则是医源性操作所致。骨间后神经因其位置邻近骨颈，故在桡骨近端脱位或孟氏骨折时易受牵拉损伤，同时在钢板放置或桡骨颈骨折手术过程中也存在较高的医源性损伤风险。肘关节创伤后，尺神经病变尤为常见，尤其是在牵引性神经病变及骨折碎片导致的损伤中。肘管内的瘢痕组织也可能引发晚期神经病变。对于是否需要在进行骨折切开复位内固定术时预防性转位尺神经，目前仍存在争议，但当存在硬物卡压风险时，应考虑将神经转位至皮下。

与其他骨骼肌系统损伤相似，神经和血管的损伤程度取决于损伤机制及组织所承受的力。尺神经、桡神经和骨间后神经在遭受直接钝挫伤或低速枪弹冲击伤时，常表现为神经失用，偶尔伴有轴索损伤。正中神经和骨间前神经虽也易受此类损伤，但因其与肱动脉伴行，且位于动脉中间位置，其分支更易受损。高应力损伤(如肱骨远端和尺骨近端的骨折碎片)可能刺破周围组织，尤其是后侧骨折、脱位及孟氏骨折，这些骨折类型往往需要手术治疗，并需在术中进行检查和外科干预。

(二)创伤后僵直

肘部损伤后，活动度受限是常见的后遗问题。简单的肘部脱位往往导致约15°的伸直功能损失，而复杂的肘关节脱位(伴随骨折)则更可能导致显著的运动功能损失。如果伤害超过6个月，伸直功能的恢复往往不会再有明显改善，且关节纤维化现象频发，尤其是前关节囊受损的患者。

当伤害超过6个月，且肘关节的活动改善已达瓶颈，伸直角度小于35°或屈曲角度超过100°受限时，应考虑进行手术松解。现有报告指出，无论是开放手术(包括内侧、外侧或联合入路)还是关节镜下松解均能获得良好的疗效。对于轻微创伤(如单纯的桡骨小头骨折)后出现的僵硬，关节镜下松解通常能达到理想效果。在进行开放手术时，应尽可能保留内侧副韧带和外侧副韧带，因为外侧松解时损伤外侧副韧带可能导致肘关节出现有症状的不稳定。

对于创伤后骨折畸形愈合或不愈合的患者，挛缩问题使得松解手术变得相当困难，且效果通常不佳。因此，在脆弱固定的情况下，应优先考虑恢复骨性解剖结构与固定，以实现骨愈合，然后再考虑早期运动。

(三)异位骨化

异位骨化在肘关节损伤中的发生频率，主要影响后外侧关节、前关节(或相关肌肉)以及副韧带。手术治疗与非手术治疗肘关节损伤所引发的异位骨化风险相当。多种因素与异位骨化风险增加相关，包括损伤程度加重、脱位后延迟复位、强迫性被动运动、中枢神经系统受损、在初期数周内重复手术操作以及烧伤等。

为降低异位骨化的发生率，可以采取早期适度运动、使用非类固醇消炎药（尽管其疗效记录主要基于髋关节而非肘关节）以及术后放射治疗（剂量可高达 1000 cGy，但需警惕肘部皮下神经炎风险增加）。异位骨化在影像学上达到成熟阶段，是预测手术切除后复发风险的可接受程度的最佳指标。

相较于晚期切除，早期进行异位骨化切除通常能获得更满意的治疗效果。血清碱性磷酸酶水平、血清总蛋白水平以及骨扫描等方法在预测异位骨化方面准确性不高，因此无须进行常规监测。在功能障碍严重到影响日常生活的情况下，手术切除是一个可考虑的治疗选项。

第七节　尺桡骨骨折

桡骨与尺骨是紧密相连的两个锥形骨，它们顶端相对、相互平行，且被近端丰富的肌肉组织紧紧包裹。由于两者接触紧密，在遭受外力伤害时，暴力往往同时损伤桡骨、尺骨以及它们之间的韧带。

当桡骨或尺骨其中之一发生骨折，特别是伴随成角或移位时，常会引发另一骨的骨折或脱位。桡骨与尺骨在肘关节和腕关节处被关节囊包裹，近端通过前后的韧带连接，远端则通过桡尺韧带形成关节，并含有一个纤维软骨盘。此外，两骨干之间还有坚韧的骨间膜相连。

通常，桡骨与尺骨周围有四个主要肌群，这些肌群的牵拉作用可能导致骨折移位和手法复位失败。这些肌群包括：近端的肱二头肌腱和旋后肌，可施加旋后的力量；骨干中段的旋前圆肌，附着于桡骨干并施加旋前的力量；远端的旋前方肌，也施加旋前的力量，可能导致骨折移位；肱桡肌、拇长展肌和拇短展肌，可施加外力导致形变，其中肱桡肌在骨折移位中起主导作用。

在处理桡骨与尺骨骨折时，必须特别注意恢复它们的对位和对线关系。尺骨相对直且固定，而桡骨则围绕尺骨旋转。桡骨具有一个侧弓，这是与尺骨相反的特征，在骨折时必须予以恢复，以确保骨折愈合后能有足够的旋前和旋后空间。

一、桡骨干骨折

桡骨干骨折可以根据肌肉附着点及骨折后骨折片的移位情况分为三种主要类型。

第一类是桡骨近端 1/3 的骨折，具体位于肱二头肌和旋后肌的远端附着区域。当发生此类骨折时，这两块肌肉会共同施加旋后的力量，导致桡骨近端发生移位。

第二类是桡骨中部 1/3 的骨折，此处是旋前圆肌的附着点，该肌肉在此发挥旋前的力量。

第三类则是桡骨远端 1/3 的骨折，在这个区域，旋前方肌会对骨折片施加旋前的力量。值得注意的是，桡骨干骨折最常见于中远 1/3 的交界处，由于该区域肌肉组织包绕相对较少，因此更容易受到直接暴力的损伤。

（一）损伤机制

桡骨干最常遭遇的机械损伤类型是直接的暴力打击。

（二）查体

当在纵向施加压力或触摸骨折部位时，会引发疼痛。如果这种触痛感延伸超过下桡尺关节，可能意味着存在下桡尺关节的半脱位或脱位，此时急诊医生应考虑是否存在 Galeazzi 骨折的可能性。

（三）影像学检查

通常情况下，拍摄常规的前后位和侧位 X 线片就足以对桡骨干骨折做出明确诊断。然而，值得注意的是，桡骨干骨折往往伴随着肘关节及腕关节的严重损伤，而这些损伤却容易被忽视。

特别强调的是，单纯的桡骨干骨折，即不合并尺骨骨折的情况，是相对罕见的。因此，当急诊医生遇到类似骨折时，必须高度警惕是否存在远端桡尺关节损伤的可能性。桡骨干远端骨折通常合并远端桡尺关节脱位，而这种损伤的 X 线表现主要有以下四种：

（1）尺骨茎突的基底部发生骨折。

（2）在前后位 X 线片上，可以观察到远端桡尺关节的间隙明显增宽。

（3）在侧位 X 线片上，可以看到桡骨远端相对于尺骨发生了脱位。

（4）桡骨远端的关节面尺侧缘相对于尺骨远端的关节面桡侧缘，其位置降低超过 5 mm。

（四）合并损伤

桡骨干远端的骨折往往伴随着远端桡尺关节的脱位，这种情况被称为 Galeazzi 骨折。另外，如果遭受高能量损伤或伴随广泛的软组织损伤，患者可能会并发急性骨筋膜隔室综合征。

（五）治疗

关于桡骨骨折的不同部位及其处理方式：

1. 桡骨近端 1/3 骨折

无移位骨折：此类骨折较为罕见，通常需要急诊科处理。由于旋后肌和肱二头肌的影响，骨折近端会受到旋后的力量。因此，急诊科的首要措施是采用屈肘 90°、前臂旋后位的夹板固定，随后进行 X 线检查，以明确骨折是否存在移位。

移位骨折：对于此类骨折，急诊科会先采用屈肘 90°、前臂旋后位的长臂夹板外固定制动，并紧急安排骨折切开复位内固定手术治疗。值得注意的是，桡骨近端 1/3 骨折的治疗存在争议，因骨折块较小，内固定难度大，多数患者会采用手法复位和夹板固定，固定时需保持前臂旋后位、肘关节屈曲 90°。

2. 桡骨中部 1/3 骨折

无移位骨折：对于此类骨折，应采取屈肘 90°、前臂适度旋后位的夹板固定，并提醒患者注意复查 X 线片。

移位骨折：急诊科会紧急安排骨折切开复位内固定手术治疗，并在术后采用屈肘90°、前臂适度旋后位的夹板固定。

3.桡骨远端1/3骨折

无移位骨折：此类骨折常伴随远端桡尺关节半脱位，因此应采取屈肘90°、前臂旋前位的夹板固定。

移位骨折：此类骨折最为常见，需要选择急诊手术进行骨折切开复位内固定治疗。典型的骨折类型为非粉碎性、横行或斜行骨折，桡骨远端骨折多向背侧成角移位。

Galeazzi骨折：若远端桡尺关节触痛或尺骨远端隆起，应高度怀疑为Galeazzi骨折。此类骨折占全部前臂骨折的3%~7%，需要手术治疗，但并发症发生率较高，应请骨科医生会诊。若骨折在10周内未得到恰当诊治，患者可能会面临前臂旋前和旋后受限、慢性疼痛及活动无力等问题。

(六)并发症

桡骨干骨折可能伴随多种并发症，需密切关注并妥善处理。

(1)对于无移位骨折，尽管已采取固定措施，但受肌肉牵引影响，仍可能发生迟发性移位。因此，必须重视后续的随访工作，定期复查X线片，以确保骨折保持在理想的位置。

(2)若复位或制动不当，可能会导致骨折端愈合不良，形成畸形愈合，甚至可能出现骨不连的情况，严重影响患者的康复进程。

(3)在处理桡骨干骨折时，对于旋转移位需尽早进行纠正，以避免由延误治疗导致的功能障碍。

(4)远端桡尺关节脱位或半脱位是桡骨干骨折的常见并发症之一，需引起高度重视，并及时采取相应的治疗措施。

(5)值得注意的是，虽然桡骨干骨折可能导致神经和血管损伤，这种情况相对不太常见，但仍需保持警惕，以便在必要时及时干预。

二、尺骨干骨折

尺骨干骨折主要可以分为三个类别：首先是未发生移位的骨折；其次是移位超过5 mm的骨折；最后是Monteggia骨折，这是一种特殊类型的骨折，涉及尺骨干近端1/3的骨折并伴有桡骨小头脱位，有时单纯环状韧带断裂也会引起骨小头脱位。Monteggia骨折进一步细分为四种亚型：

(1)最常见的是尺骨干骨折伴随桡骨小头向前脱位，同时尺骨近端骨折部分向前成角，这一类型占Monteggia骨折的60%。

(2)第二种类型是尺骨干骨折合并桡骨小头向后或侧后方脱位，占Monteggia骨折的15%。

(3)第三种类型是尺骨干骺端骨折合并桡骨小头向外侧或前外侧脱位，这一类型在儿童中较为常见，通常由肘内侧直接受到暴力伤害所致，占Monteggia骨折的20%。

(4)最少见的是尺骨和桡骨(两者均为近端1/3)同时骨折并伴随桡骨小头向前脱位，这种骨折罕见，仅占Monteggia骨折的5%。

尺骨中段是这些骨折中最常发生的部位。

(一)损伤机制

尺骨骨折主要由两种损伤机制引发。其中,直接暴力是最普遍的原因,由此造成的骨折通常被称为"夜盗骨折",这一名称源于个体使用前臂抵挡夜盗杖等攻击以保护面部。此类损伤机制还常见于车祸事故或打斗中,此外,前臂过度旋前或旋后的动作同样可能引发尺骨干骨折。

Monteggia 骨折则是一种特殊类型的骨折,发生在尺骨骨折的同时伴有桡骨小头脱位,这种损伤并非总是由巨大外力造成,即便是跌倒这样的轻微外力也有可能导致其发生。

对于桡骨小头前脱位而言,尺骨侧后方受到直接暴力是最主要的诱因。此外,在跌倒过程中,如果前臂出现强烈的旋前或外旋动作,也可能导致这种骨折脱位的发生。至于桡骨小头后脱位,其发生机制与肘关节后脱位相似,通常是由尺肱韧带的强度超过骨骼所能承受的极限导致骨折并伴有桡骨小头脱位。

(二)查体

骨折部位会显著表现出肿胀和压痛的症状,当对尺骨进行叩击时,会诱发骨折部位的疼痛感。由骨折造成的成角,前臂在旋前和旋后的动作中会感到疼痛并受到限制。特别是 Monteggia 骨折往往导致前臂出现短缩现象,当桡骨小头发生前方脱位时,可以在肘窝处触及到。肘关节在进行屈伸活动以及前臂旋前、旋后的动作时,会引发或加剧疼痛感。与其他类型的尺骨骨折相比,Monteggia 骨折的一个显著区别是通过观察前臂旋前、旋后时疼痛的剧烈程度来进行辨别。

(三)影像学检查

X 线片,包括前后位和侧位,通常是确定骨折状况的有效手段。若骨折伴有显著移位,则需额外拍摄肘关节和腕关节的 X 线片,以排除可能存在的关节损伤、半脱位或完全脱位的情况。

对于任何尺骨骨折,特别是尺骨近端的骨折,急诊医生在查看侧位 X 线片时,应仔细分析桡骨小头与肱骨之间的关系。理论上,一条经过桡骨干中线并延伸至桡骨小头的直线应当恰好穿过肱骨小头的中心。如果这条直线未能穿过肱骨小头的中心,这可能意味着近侧的桡尺关节已经受损。

(四)合并损伤

尺骨干近端 1/3 的骨折通常较少伴随其他损伤。在处理此类骨折时,重要的是评估骨小头周围韧带的受损情况,因为这些韧带的损伤可能会加剧骨折的移位。

通常情况下,移位的尺骨骨折容易并发桡骨骨折或桡骨小头脱位。

此外,尽管较为少见,但某些合并损伤如桡神经深支麻痹也可能发生。幸运的是,通过适当的治疗,这些神经功能通常能够恢复。需注意的是,在遭遇高能量创伤或伴有广泛软组织损伤的情况下,可能会并发急性骨筋膜隔室综合征。

(五)治疗

1. 无移位骨折

对于无移位或仅有轻微移位(小于 5 mm)的尺骨干骨折,长臂夹板固定是一种常用的治疗方法,同时建议寻求骨科专家的进一步治疗。尽管具体的最佳治疗方案尚存争议,但对于尺骨远端 2/3 区域的无移位骨折,简单的固定制动治疗通常已足够。传统上,推荐使用屈肘90°、前臂中立位的石膏管型进行外部固定,但现在观念认为不应过度限制活动。有学者建议,在应用夹板或石膏管型固定 1 周后,可更换为预制的功能性支具进行保护。与长臂石膏管型相比,功能性支具能让患者更早地重返工作岗位,并促进腕关节功能的恢复。

对于尺骨近端 1/3 的骨折,由于其周围有丰富的软组织包绕,使用管型石膏进行固定会受到一定限制。此外,这类骨折可能并发隐蔽且难以诊断的桡骨小头周围支持韧带损伤。因此,对于尺骨近端 1/3 的骨折,推荐采用切开复位内固定治疗。

2. 移位骨折(>5 mm)

面对移位骨折,初步的治疗措施通常是应用长臂夹板进行外部固定。然而,多数骨科专家更倾向于采用切开复位内固定术来处理这类骨折,尤其是由高能量创伤引起的骨折。对于老年人由低能量损伤导致的骨折,功能性支具治疗则被视为一种可行的选择。

据尸体解剖研究揭示,当尺骨骨折的移位程度超过其宽度的 50% 时,就可能导致骨间膜撕裂。此外,尺骨近端 1/3 区域的骨折若发生移位,更容易对桡骨小头周围的韧带结构造成损伤。

3. Monteggia 骨折

成人骨折的初步处理通常涉及使用后方长臂夹板进行固定,并立即请骨科医生进行紧急病情评估。Monteggia 骨折这一特定类型通常被视为需要手术矫治的指征,而内固定手术中,最常采用的方法是钢板螺丝钉固定。

在处理儿童骨折时,急诊措施同样包括使用后方长臂夹板固定,并及时转诊。儿童 Monteggia 骨折的闭合复位,通常是在全身麻醉下进行的。首先闭合复位尺骨骨折,随后通过前臂旋后直接按压的方式复位桡骨小头。如果嵌入的环状韧带妨碍了桡骨小头的复位,那么就需要通过手术进行切开复位。

(六)并发症

由于 Monteggia 骨折伴随的并发症较多,因此通常需要转诊进行进一步治疗。这些并发症主要包括:

(1)桡神经深支麻痹,这通常是神经受到挫伤后的继发性症状,但幸运的是,它往往具有自愈的能力。

(2)如果复位不准确或制动措施不当,可能导致骨折部位无法有效连接,即发生骨不连。

(3)在闭合复位后,如果撕裂的环状韧带没有得到适当修复,桡骨小头很容易再次发生脱位或半脱位。

三、桡骨和尺骨联合骨折

此类骨折在儿童中尤为常见,占儿童骨折的 45%,而在成人中虽也可见桡骨和尺骨联合骨折，但治疗方法与儿童大相径庭。成人中无移位的前臂联合骨折罕见，因为导致骨折的暴力通常足以引发移位。桡骨和尺骨联合骨折根据骨折的移位和成角情况进行分类，不完全骨折则未累及双侧骨皮质，如隆起和青枝骨折也属于此类。

（一）损伤机制

前臂联合骨折主要由两种机制导致：一是交通事故中前臂遭受直接暴力撞击；二是儿童在跌倒时前臂处于伸直位受伤。

（二）查体

伤处肿胀、压痛以及手和前臂活动受限是最常见的表现。同时，应对肘关节和腕关节进行检查，以明确是否合并近端和远端韧带的损伤，这一点至关重要。前臂畸形是骨折的一个显著体征，虽然骨折合并神经损伤的情况不常见，但仍需通过仔细检查和记录来排除。

（三）影像学检查

前后位及侧位 X 线片通常足以明确骨折情况，同时拍摄腕关节和肘关节的 X 线片有助于进一步评估骨折、脱位和半脱位的情况。隐匿的远端桡尺关节半脱位需要通过 CT 检查来证实。此外，经过桡骨干中线及桡骨小头的直线应通过肱骨小头的中心（即桡骨肱骨小头线），若不通过，则应怀疑近侧桡尺关节有损伤。

（四）并发症

桡骨和尺骨联合骨折常合并近侧及远侧桡尺关节损伤。虽然在前臂的闭合损伤中，血管、神经损伤较少见，但对神经功能的记录仍是处理前臂骨折的必要环节。高能量撞击伤或伴有广泛软组织损伤的情况可能并发急性骨筋膜隔室综合征。

（五）治疗

1. 无移位骨折

无移位骨折较为少见，因为导致桡骨和尺骨联合骨折的暴力通常很大，足以引发移位。对于无移位和成角的骨折，首先采用屈肘 90°前臂中立位前后夹板外固定，然后采用可靠的长臂石膏管型外固定。需注意复查 X 线片以排除骨折移位，所有患者都应进行早期骨科随访。

2. 移位骨折

成人移位骨折的急诊科处理包括外固定和急诊手术复位，固定尽可能在 24~48 小时内进行。成人采用闭合复位往往失败，复位时需恢复其力线和旋转功能。开放性骨折需要立即手术干预。儿童移位的前臂骨折可采取闭合复位，因为骨折愈合后桡骨和尺骨可以重新塑形。只要骨骺未闭合，85%的患者通过重新塑形能恢复正常功能，无须手术干预。闭合复位应由骨科会诊医生执行，以确保骨折获得足够的矫正，可以在急诊室或手术室通过程序性镇静进行。

3. 青枝骨折

青枝骨折或隆起骨折最初可采用长臂夹板固定，肿胀消退后采用长臂石膏管型固定 4~

6周。复位及固定可在急诊科进行，当骨折成角大于15°时，需到骨科进行复位。

4. 桡骨和尺骨近1/3段联合骨折

此类骨折是Monteggia骨折的一种变异，需要手术切开复位内固定治疗。常合并桡骨小头半脱位。

(六)其他并发症

桡骨和尺骨干联合骨折存在多种并发症：

(1)感染是开放性骨折最常见的并发症。

(2)神经损伤在闭合性骨折中不常见，但在开放性骨折中较常发生，桡神经、正中神经和尺神经损伤的发生率相同。

(3)由于动脉网的存在，血管损伤的表现并不常见。

(4)复位不佳或制动不良会导致骨不连和畸形愈合。

(5)前臂联合骨折可能并发骨筋膜隔室综合征，其识别要点是，尽管筋膜隔室高压，但脉搏仍存在，毛细血管充盈时间逐渐延长。一旦发生，需要急诊行筋膜切开术。

(6)桡骨和尺骨骨性融合可能并发于桡骨和尺骨干联合骨折治疗后。

(7)骨折处理不当会导致前臂旋前和旋后受限。

第八节　股骨干骨折

股骨干骨折作为临床常见的骨折类型，约占全身骨折的6%，男性患者多于女性，比例约为2.8∶1。该骨折主要发生在20~40岁的青壮年，其次是10岁以下的儿童。股骨作为体内最长、最大的骨骼，是下肢的主要负重骨，若治疗不当，可能导致长期的功能障碍甚至严重残疾。

在治疗股骨干骨折时，首要原则是恢复肢体的力线和长度，确保无旋转，并尽量保护骨折部位的局部血运以促进愈合。采用生物学固定方法及早期康复也是治疗的关键。目前存在多种治疗股骨干骨折的方法，骨科医生需充分了解每种方法的优缺点及适应证，以便为患者选择最合适的治疗方案。

骨折的部位、类型、粉碎程度，以及患者的年龄、社会和经济要求等因素，均可影响治疗方法的选择。股骨干骨折通常包括小转子下5 cm的转子下骨折、骨干骨折及股骨髁上骨折，这三个部分的解剖及生物力学特点各不相同，因此在诊断和治疗前，应充分考虑各部位的解剖特点。

股骨是人体中最长的管状骨，骨干由骨皮质构成，表面光滑，后方有一条股骨粗线，这是骨折切开复位对位的标志。股骨呈现轻度向前外侧突的弧形弯曲，髓腔略呈圆形，上、中1/3的内径大致相同，以中上1/3交界处最窄。

股骨干被三组肌群包围，其中伸肌群最大，由股神经支配；屈肌群次之，由坐骨神经支配；内收肌群最小，由闭孔神经支配。由于大腿肌肉发达，股骨干直径相对较小，因此除不完全性骨折外，骨折后多伴有错位和重叠。此外，股骨干周围的外展肌群肌力稍弱，附着在大转子上，由于内收肌的作用，骨折远端常有向内收移位的倾向，已对位的骨折则常有向外移位的倾向。这种移位和成角倾向在骨折治疗中应特别注意纠正和防止，否则可能导致内固定器材如内钉、钢板被折弯、折断，或螺丝钉被拔出。

值得注意的是，在股骨上、中 1/3 骨折时，由于肌肉相隔，股动、静脉不易被损伤。然而，在下 1/3 骨折时，由于血管位于骨折的后方，且骨折断端常向后成角，因此易刺伤该处的动脉、静脉。

一、致伤机制

股骨干骨折的发生率虽略低于粗隆部骨折和股骨颈骨折，约占全身骨折的 3%，但其伤情严重，对社会的影响较大，尤其好发于 20~40 岁的青壮年，同时 10 岁以下的儿童及老年人也时有发生。

(一)致伤因素

由于股骨被丰富的大腿肌肉紧紧包裹，健康成人的股骨骨折往往由高强度的直接暴力导致，如机动车辆的直接碾压或撞击、机械挤压、重物打击以及火器伤等。此外，从高处坠落到不平地面所产生的杠杆及扭曲传导暴力，也可能导致股骨干骨折。儿童股骨干骨折则多由直接暴力引起，且多为闭合性损伤，产伤也包括在内。若暴力不大却出现股骨干骨折，除老年骨质疏松外，还应警惕是否存在病理性因素。

(二)骨折移位特点

股骨周围肌群丰富且力量强大，因此股骨干完全骨折时，断端移位距离通常较大，尤其是横行骨折更为明显。骨折后断端移位的方向受多种因素影响，包括肌肉收缩的合力方向、外力的强度与方向，以及骨折线所处的位置。整个股骨干可以看作是一个坚固的弓弦，正常情况下受内收肌群、伸膝肌群及股后肌群的强力牵引固定。股骨干骨折后，这三组肌群的强力牵引使弓弦两端接近，导致骨折端向上、向后移位，形成重叠畸形或成角畸形，其顶端常朝向前方或前外方。

根据骨折的不同部位，其移位规律如下：
1.股骨干上 1/3 骨折
近侧断端因髂腰肌及耻骨肌的收缩而向前屈曲，并受附着于股骨大转子的肌肉(如阔筋膜张肌、臀中肌及臀小肌)的影响而外展外旋。近侧骨折断端越短，移位越明显。远侧断端则因股后肌及内收肌群的收缩而向上移位，并在近侧断端的后侧形成重叠。由于远侧断端将近侧断端推向前，使后者更朝前移位。
2.股骨干中 1/3 骨折
骨折断端移位情况与上部骨折相似，但重叠现象较轻。远侧断端受内收肌及股后肌收缩的作用向上向后内移位，在骨折断端之间形成向外的成角畸形。但如果骨折位于内收肌下方，则成角畸形较轻。此外，成角或移位的方向还取决于暴力的作用方向。这一部位骨折还常由于起自髂部止于小腿的长肌的作用而将股骨远端和小腿一起牵向上方，导致肢体短缩，使奈氏线(Nelaton 线)变形。大粗隆的最高点比股骨颈骨折时更位于髂前上棘与坐骨结节连线的上方。另一个特点是，足的位置由于重力作用而呈外旋位。

3.股骨干下 1/3 骨折

除了纵向短缩移位外,腓肠肌的作用还可使骨折远端向后移位。这种移位可能带来危险,因为锐利的骨折端容易伤及腘后部的血管和神经。

二、临床表现

股骨干骨折通常由强烈的暴力引发,因此在诊断时需全面考虑患者的全身状况及相邻部位的潜在损伤。

(一)全身性影响

股骨干骨折往往源于严重的外伤,其出血量可能为 1000~1500 mL,甚至更多见于开放性或粉碎性骨折。患者可能因此出现血压下降、面色苍白等出血性休克的症状。若合并其他脏器损伤,休克表现可能更为显著。对此类患者,首要任务是监测血压并进行动态观察,同时密切关注末梢血液循环情况。

(二)局部症状

股骨干骨折患者通常会出现一般骨折的典型症状,如疼痛、局部肿胀、成角畸形、异常活动、肢体功能受限以及纵向叩击痛或骨擦音。此外,通过观察肢体的外部畸形,可以初步判断骨折的部位。特别是当下肢远端呈现外旋位时,需与粗隆间骨折等髋部损伤进行鉴别,因为这两种损伤有时可能同时存在。若合并神经血管损伤,患者可能出现足背动脉搏动减弱或消失、伤肢循环异常、浅感觉异常或远端肌肉肌力异常等症状。

(三)X 线检查

X 线正侧位片是诊断股骨干骨折的重要手段,能够清晰显示骨折的类型、特点及移位方向。值得注意的是,当骨折力量并非十分剧烈,而骨折情况却严重时,应警惕是否存在骨质病理改变的 X 线征象。

三、诊断

结合受伤史、临床表现及 X 线片显示,股骨干骨折的诊断通常并不复杂。然而,诊断的首要步骤是评估患者是否存在休克或休克倾向,并随后关注是否伴有其他合并伤。

对于股骨干骨折本身的诊断,需要进行有意义的临床分类。传统的分类方法包括区分骨折为开放性或闭合性,以及稳定性或不稳定性。其中,横行、嵌入型及不全性骨折被归类为稳定性骨折。

为了更精确地描述长管状骨骨折,国际内固定研究协会(AO/ASIF)制定了一套综合分类系统,并以代码形式表示。该系统旨在反映骨骼损伤的严重程度,并为治疗及疗效评价提供基础。AO 代码分类的依据是解剖部位和骨折类型。解剖部位用阿拉伯数字表示,股骨为 3,骨干部为 2,因此股骨干即为 32。

在骨干骨折类型中,AO 分类将其分为"简单"(A 型)和"多段"骨折。多段骨折进一步细分为"楔形"骨折(B型)和"复杂"骨折(C型)。随着英文字母序列数和阿拉伯数字的增大，骨折的复杂性也随之增加，治疗难度也相应提高。

四、治疗

股骨干骨折的治疗方法多种多样，这得益于现代生物医用材料、生物力学以及医疗工程学的飞速发展。在决定最佳治疗方案时，必须全面考虑骨折的类型、部位、粉碎程度，并结合患者的年龄、职业需求、经济状况以及其他相关因素。

保守治疗主要包括闭合复位及人字石膏固定、骨骼持续牵引、股骨石膏支架等方法。这些方法在某些情况下能够取得良好的治疗效果。

近十年来，随着内交锁髓内钉的发展和广泛应用，手术疗法在股骨干骨折治疗中取得了显著进步。总体而言，手术治疗主要包括两大类方法：一是内固定装置系统，如传统髓内钉（进一步分为开放性插钉和闭合性插钉）、内交锁髓内钉以及加压钢板固定等；二是骨外固定装置系统，该系统目前仍在持续改进和完善之中。

接下来，我们将从临床治疗的角度出发，对这两类治疗方法进行详细的分述和探讨。

（一）非手术治疗

以下情况已普遍认同采用非手术治疗：

对于新生儿股骨干骨折，多由产伤引起，可通过将患肢前屈并用绷带固定至腹部的方法进行治疗。此类骨折通常愈合迅速，即便有轻度畸形愈合，也不会导致显著的不良后果。

对于4岁以下的小儿股骨干骨折，不论骨折类型，均可采用双腿悬吊皮牵引法（Bryant悬吊牵引）。牵引重量需使臀部抬高至离床一拳的距离，两腿间距应大于两肩宽，以防止骨折端内收成角畸形。一般而言，3~4周后骨折即可达到骨性连接。

对于5~12岁的患儿，治疗步骤如下：

骨牵引：使用克氏针（Kirshner针）在胫骨结节处进行牵引，配合张力牵引弓，置于儿童专用的布朗（Braun）架或托马斯（Thomas）架上，牵引重量为3~4 kg，持续10~14天。

髋人字石膏固定：在牵引过程中需定期拍摄X线片，当骨折对位满意且有纤维连接后，可在牵引下实施髋人字石膏固定。X线片确认骨折对位满意后，即可拔除克氏针。

复查：石膏固定期间需定期拍摄X线片进行观察，一旦发现成角畸形，应及时通过石膏楔形切开的方法进行纠正。

拆除石膏：通常在4~6周后拆除石膏。若愈合不佳，可改用超髋关节的下肢石膏进行固定。

功能锻炼：拆除石膏后，应积极开展下肢功能训练，以促进肌力及膝关节功能的尽快恢复。

对于13~18岁的青少年及成人，治疗方法与上述儿童相似，但多采用胫骨结节持续骨牵引。初期（1~3天）牵引重量可为体重的1/8~1/7，X线片显示骨折复位后可调整为体重的1/10~1/9。在牵引过程中，患者应每日进行3次引体向上活动，每次不少于50下。牵引维持4~6周后，再换用髋人字石膏固定3个月。X线片确认骨折牢固愈合后，方可下地负重行走。

（二）手术治疗

保守治疗在儿童骨折治疗中展现出了较高的有效性，这得益于儿童股骨周围较厚的骨膜、丰富的血液供应以及强大的肌肉包裹。相比之下，成人股骨干骨折则很难通过手法复位和石膏固定来维持对位。此外，长期卧床进行持续牵引不仅容易导致严重的并发症，还会增加患者的经济负担，因此这种做法已不再被视为实际可行的选择。现代骨科在治疗股骨干骨折时，若不存在禁忌证，通常更倾向于采取积极的手术治疗方案。

1.髓内钉固定术

（1）概述。

Kuntscher首先引入了髓内钉内固定技术来治疗股骨干骨折，并建立了髓内夹板生物力学的理论基础。时至今日，尽管股骨髓内钉的设计和改进种类繁多，但核心关注点主要集中在以下四个方面：一是开放复位与闭合插钉的固定方式选择；二是扩髓与不扩髓的穿钉方法；三是是否应用交锁技术；四是动力型与静力型交锁髓内钉的选用。为了做出明智的决策，我们需要对这几点进行深入探讨。

（2）开放插钉的优势。

与闭合插钉相比，开放插钉具有多重优势。一是，无须特殊设备、手术器械、骨科专用手术床及影像增强透视机，降低了手术门槛。二是，无须早期牵引使断端初步分离对位，简化了手术流程。三是，在直视下进行复位，可以更容易地发现影像上难以察觉的骨折块及无移位的粉碎性骨折，有助于实现解剖复位并提升旋转稳定性。四是，能够更直观地观察和处理陈旧性骨折及潜在的病理因素。

（3）开放插钉的不足。

然而，开放插钉也存在一些不足之处。首先，骨折部位的皮肤表面会留下瘢痕，影响美观。其次，术中失血相对较多，增加了手术风险。再者，对骨折愈合有益的局部血肿会被清除，可能影响骨折的愈合过程。最后，复位时的操作可能破坏血供等骨折愈合条件，增加了感染的风险。

（4）扩髓的利弊。

关于扩髓与否，一般认为扩髓能增加髓内钉与骨的接触点，从而提高骨折固定的稳定性。同时，扩髓后的髓腔增大，便于使用直径更大的髓内钉，进而提升骨折的固定强度。虽然扩髓会破坏髓内血液循环，但由于骨膜未受损，骨痂生长迅速，骨折愈合可能更快。因此，对于股骨干骨折，多数学者主张扩髓。扩髓后的骨碎屑还能诱导新骨形成，有利于骨折愈合。然而，对于开放骨折，由于存在感染风险，应慎用或避免扩髓。此外，有文献报道扩髓及内压力增加可能导致肺栓塞或成人呼吸窘迫综合征，因此多发损伤或肺挫伤的患者不宜采用扩髓。

（5）内交锁髓内钉技术。

内交锁髓内钉技术是通过将交锁螺钉横向穿过髓内钉并固定于两侧皮质，有效预防骨折旋转、短缩及成角畸形。然而，内锁孔作为应力集中区域，其强度相对薄弱，易发生折断。因此，在操作中需选用直径较大的髓内钉，并确保螺钉远离骨折部位，充分填满螺孔，同时适当延迟负重时间，以降低折断风险。

不带锁髓内钉，如弧形髓内针（Ender针）、拉什钉（Rush钉）及膨胀髓内钉等，在临床上也具有一定的应用价值。相比之下，内交锁髓内钉通过锁钉的安置，实现了骨折的静力型固定和动力型固定。静力型固定适用于粉碎性骨折、有短缩倾向及旋转移位的骨折，通过远、近端的锁钉锁定，确保骨折部位的稳定。但需注意，静力型固定后不宜过早负重，以免内固定失效。动力型固定则适用于横行、短斜行骨折及骨折不愈合者，通过一端锁定，另一端允许骨折沿髓内钉纵向移动，产生压力，促进骨折愈合。在术后 6~8 周，当短缩及旋转趋势消除后，可将静力型固定的一端锁钉拔除，转为动力型固定，以进一步促进骨折愈合。

随着影像增强设备、弹性扩髓器等技术的不断进步，内交锁髓内钉的应用范围得到了进一步拓展。在股骨内交锁髓内钉的设计中，Grosse-Kempf 交锁髓内钉、Russell-Taylor 交锁髓内钉及 AO 通用股骨交锁髓内钉等较为常见，它们的基本原理及手术应用方法相似，为股骨骨折的治疗提供了更多选择。

①手术适应证。

a.常规病例：涉及股骨干部位，自小粗隆以下至距离膝关节间隙 9 cm 以上的各类骨折，包括单纯性、粉碎性、多段性以及伴有骨缺损的骨折类型，均适用相关手术方法。但需注意的是，16 岁以下儿童股骨干骨折原则上应避免此手术。

b.同侧复合伤：当同侧肢体发生包含股骨干骨折的多段骨折时，如浮膝损伤(即股骨远端与同侧胫骨近端同时骨折)，需特别关注并妥善处理。

c.多发性骨折：无论是单侧还是双侧股骨干骨折，或合并其他部位的骨折，一旦患者呼吸循环稳定并纠正休克后，应积极准备手术，以减少并发症，便于护理及早期康复。

d.多系统损伤：对于股骨干骨折合并其他脏器损伤的情况，首要任务是治疗危及生命的器官损伤，同时尽早选用创伤小、失血少的髓内钉固定方法，以稳定骨折。

e.开放性骨折：对于一般类型的开放性骨折，髓内钉固定并非首选；而对于粉碎性骨折，可考虑延期使用髓内钉或采用骨外固定方法，视具体情况而定。

f.特殊情形：髓内钉固定术还适用于病理骨折、骨折不愈合、畸形愈合以及股骨延长等特殊情形，为这些复杂病例提供了新的治疗选择。

②术前准备。

a.影像学检查：需拍摄股骨全长正侧位的 X 线片，确保每侧都包含相邻的关节，以全面评估骨折情况。如有必要，还需额外拍摄髋关节及膝关节的 X 线片，确保无遗漏相关部位的信息。

b.病情评估与决策：通过细致分析 X 线片，明确骨折类型，评估骨折片再移位的可能性及复位趋势，预估内钉固定后的稳定性。在此基础上，决定采用静力型还是动力型固定方式。同时，还需了解患侧髋关节及膝关节的活动度，排查是否存在影响手术的骨性关节病变，特别是髋关节的僵硬情况，因为这可能会干扰手术进程。

c.器材准备：根据术前患肢 X 线片的结果，并参考健侧照片(如需要)，预先选择长度和直径适宜的髓内钉及螺钉。通常，中国成年男性患者常用的髓内钉长度为 38~42 cm，直径为 11~13 mm；女性则常用长度为 36~38 cm，直径为 10~12 mm 的髓内钉。此外，还需准备不同规格的髓内钉、锁钉、拔钉器械及髓腔锉等手术器械，并确保手术室配备骨科手术床及 X 线影像增强设备。

d.术前抗生素应用：为预防感染，术前 1 天应开始使用抗生素，并在手术当天再次给予抗生素。

③麻醉选择：手术时，常采用的麻醉方式为连续硬膜外麻醉，但在必要时，也可选择气管插管全身麻醉，以满足不同患者的需求。

④手术体位安排。

一般情况下，患者会采取患侧稍微垫高的仰卧位，或者将患者固定在骨科专用的"铁马"手术床上。选择后者具有诸多优势：

a.为麻醉师提供了一个理想的工作位置，尤其对于严重损伤的患者而言，这种位置也让巡回护士、器械护士以及X线片技术员感到满意。

b.对患者的呼吸及循环系统影响较小，确保了手术过程中的安全性。

c.使复位对线更加容易掌控，特别是在纠正旋转移位及侧方成角畸形方面表现出色。

d.便于导针的插入及髓内钉的打入，尤其适用于股骨中下段骨折的治疗。

然而，仰卧位也存在一定的局限性，尤其是在处理近端股骨骨折时，对于正确进路的获取较为困难，特别是在肥胖患者中更为明显。为了显露大粗隆，此时需要将患肢尽量内收，同时使健侧髋部外展。

相比之下，侧卧位则更容易获取手术进路，因此多用于肥胖患者及股骨近端骨折的治疗。但侧卧位也存在一些不足，如体位放置较为困难，对麻醉师、巡回护士、器械护士及X线片技术员来说都不甚便利；此外，术中骨折对线不易控制，远端锁钉的置入也相对困难。

无论采用哪种体位，都应将患者妥善安置在骨科专用手术床上，并严格防范会阴部损伤及坐骨神经等牵拉伤的发生。

⑤手术操作步骤。

a.手术切口与导针入点定位：首先，于大粗隆顶点近侧制造一个 2 cm 长的切口，并沿此切口向近侧及内侧延伸 8~10 cm。随后，切开大肌筋膜，并沿肌纤维方向进行钝性分离。通过触诊确定大粗隆顶点，其稍偏内后侧即为梨状窝，是导针的理想入点。使用骨锥在此位置穿透骨皮质，为导针插入做准备。

进针点的精确选择至关重要。若过于靠内侧，可能引发医源性股骨颈骨折、股骨头坏死，甚至髋关节感染，同时增加髓内钉打入难度，导致骨折近端外侧皮质受损。相反，若过于靠外侧，则可能阻碍髓内钉的顺利插入，或造成内侧骨皮质粉碎性骨折。

b.骨折复位技巧：骨折的初步复位是手术成功的关键。手术开始前，通过牵引手法进行复位，通常采用轻度过牵，以便于复位和导针插入。根据骨折移位成角的机制，进行闭合复位。在近端骨折仰卧位复位困难时，可插入细钢钉作为杠杆进行复位，然后再插入导针。尽量避免不必要的切开复位，特别是粉碎性骨折，只需通过牵引恢复肢体长度，纠正旋转及成角，采用静力型固定即可实现功能愈合。

c.导针放置与髓腔扩大：通过已确定的进针点插入圆头导针，并持续旋转以进入髓腔，确保其位于髓腔中央。确认导针已到达骨折远端后，使用直径 8 mm 的弹性髓腔锉开始扩髓，每次增加 1 mm，直至扩髓后的髓腔比待插入的髓内钉粗 1 mm。扩髓过程中遇到阻力时，可能是因为遇到髓腔狭窄部，此时可改用小一号髓腔锉，直至顺利完成。需避免过度锉削一侧皮质，以防骨皮质劈裂导致骨折。

d.髓内钉选择与置入：选择髓内钉时，其长度应使近端与大粗隆顶点平齐，远端距股骨髁 2~4 cm，直径应比最终使用的髓腔锉直径小 1 mm。将选定的髓内钉与打入器牢固连接，保持钉的弧度向前，沿导针打入髓腔。当钉尾距大粗隆 5 cm 时，更换导向器继续打入，直至与大粗隆顶平齐。打入过程中避免旋转髓内钉，遇到困难时不能强行，必要时重新扩髓或更换小一号髓内钉。

e.锁钉置入方法：近端锁钉的置入在导向器引导下相对容易，需确保导向器与髓内钉连接牢固。远端锁钉的置入可借助定位器，但实际操作中可能因髓内钉轻微变形而影响准确性。因此，常采用影像增强透视结合徒手技术置入远端锁钉。为减少放射线照射，需熟练掌握操作技巧。

（6）骨髓腔内插钉（Kuntscher钉）：Kuntscher钉作为一种标准的动力髓内钉，其稳定性依赖于骨折的完整性及钉与骨内膜间的摩擦力，但其适用范围有限，主要适用于股骨干中1/3、中上1/3及中下1/3的横断或短斜行骨折。历经半个世纪的临床实践，其有效性和实用性已得到广泛验证。Kuntscher钉不仅具有动力压缩作用，促进骨折愈合，而且操作简便、疗效确切，使患者能够早日下地活动。尽管交锁髓内钉技术需要C形臂X线机透视，但部分医院因设备限制或操作复杂性，仍倾向于选择传统的Kuntscher钉技术。

以下是Kuntscher钉技术的简要介绍：

适应证：该技术主要适用于成年人，特别是骨折线位于股骨干中1/3、中上1/3及中下1/3的横断形闭合性骨折。微斜行、螺旋形骨折也可视为相对适应证。对于开放性骨折，只要能有效控制感染，也可考虑采用此技术。

操作步骤：

术前准备：先行胫骨结节史氏钉骨牵引，持续3~5天，以缓解创伤反应并促进骨折复位。

髓内钉选择：根据术前X线片显示的股骨长度及髓内腔直径，选择长短、粗细相适宜的髓内钉，并用胶布固定于大腿中部，再拍X线片以确认其实际尺寸是否合适。

闭合插钉：在C形臂X线机透视下，于大粗隆顶部做一小切口，将髓内钉由大粗隆内侧凹处直接打入。

开放复位及逆行插钉：对于牵引后复位不理想的患者，可采用大腿外侧切口暴露骨折端，进行开放复位并酌情扩大髓腔。然后，将导针自近折端髓腔逆行插入，直达大粗隆内侧穿出骨皮质、皮下及皮肤。再扩大开口，将所选髓内钉顺着导针尾部引入髓腔并穿过两处断端。

扩大髓腔插钉术：有条件的医院可选用髓腔钻扩大髓腔内径，然后插入直径较粗的髓内钉以实现更稳定的固定。但需注意，此操作可能对骨组织造成较大破坏，拔钉后可能会带来一系列问题，因此选用此法需慎重。

术后处理：术后可采用下肢石膏托保护2~3周，并鼓励患者早期下地负重活动，特别是对于中1/3的横行骨折。但对于中下1/3骨折或斜度较大的骨折，则不宜过早下地活动，以防骨折变位。

近年来，欧美等发达国家在长管状骨骨折的治疗中重新恢复了以髓内钉为主的治疗趋势，其中交锁髓内钉等也日益受到重视。然而，就股骨干骨折而言，仍存在其他可选的手术方法。

2.接骨板螺钉内固定术的应用考量

以往，接骨板螺钉内固定术常被视为手术复位髓内钉固定不适宜患者的替代方案，如股骨上1/3或下1/3骨折的情况。然而，随着传统髓内钉疗效的肯定及闭合性髓内钉手术技术的革新,尤其是交锁髓内钉技术的兴起,接骨板螺钉内固定术的局限性日益凸显。缺乏经验的骨科医生在操作中可能犯下力学错误,如钢板选型不当(过薄或过短)、螺钉穿透皮质层不足、骨片分离等,这些问题在固定失败或感染发生时尤为棘手,且接骨板的强度往往不足以支撑患者早期活动。此外,钢板应力遮挡效应引发的骨质疏松也是拆除内固定后需警惕的问题,患者需逐步增加应力以避免再骨折。基于这些挑战,接骨板螺钉内固定术在股骨干骨折治疗中的应用和推广受到了限制,有学者呼吁应谨慎选择此方案。

3. Ender 钉技术的兴衰

Ender 钉技术曾一度风靡于股骨干骨折的治疗领域,以其操作简便而深受患者青睐。然而,其易引发膝关节功能障碍的弊端逐渐显现,使得髓内钉成为更优选择。因此,近年来Ender 钉技术的使用已显著减少。

4. 外固定支架固定术的优势与注意事项

外固定支架作为一种灵活的骨折固定方法,在国内外有多种设计,适用于股骨干各段及各种类型的骨折,尤其对于开放性骨折和需定期换药的伤口感染患者而言,外固定支架更是首选。它允许患者早期下地活动,有助于关节功能的恢复。然而,使用外固定支架时需注意防范穿针孔感染,并在手术操作中应避免损伤血管和神经。由于大腿部肌肉力量强大,建议选择环形或半环形支架,以确保稳定的对位对线;单侧支架则难以维持,除非患者因其他损伤需卧床休养。

第九节　胫腓骨骨干骨折

胫腓骨作为长管状骨中骨折发生率最高的部位,因其开放性骨折频发且并发症众多而备受关注。据统计,胫腓骨骨折约占全身骨折的 13.7%,其中胫腓骨双骨折最为常见,其次是单纯的胫骨骨折,而单纯腓骨骨折则相对较少。由于胫腓骨所处的位置,它们更容易受到直接暴力打击或压轧,因此开放性骨折的发生率相对较高。

一、致伤机制

(一)直接暴力所致骨折

此类骨折通常由外力直接撞击引起,常见于交通事故、工矿灾害、地震及战争环境中。此类骨折多为开放性或粉碎性,治疗难度较大。暴力往往源自小腿前外侧,导致骨折线呈现横断、短斜或粉碎状。两骨折线常在同一平面上,骨折端可能出现重叠、成角或旋转移位。由于胫骨位置表浅,若暴力强大,可能引发大面积皮肤剥脱,使肌肉和骨折端暴露。特别是在胫骨中下 1/3 处骨折时,因滋养血管受损,血液循环不佳,加之软组织覆盖少,感染风险增加,易导致骨折延迟愈合或不愈合。

(二)间接暴力所致骨折

此类骨折主要由扭曲外力造成,多见于日常生活及运动损伤中,骨折类型多为螺旋形或斜形，且多为闭合性。如高空坠落、强力扭转或滑倒等意外，常导致骨折线呈长斜形或螺旋形。骨折的移位情况取决于外力的大小、方向、肌肉收缩力及伤肢远端重量等多种因素。

二、分类

骨折的分类通常基于其局部稳定性，具体分为以下两类：

（一）稳定性骨折

这一类型骨折包括不伴有胫腓关节脱位的胫骨或腓骨单骨折。在胫腓骨双骨折中，若至少胫骨为横行或微斜行骨折，表明复位后骨折断面相对稳定。此外，还包括胫骨或腓骨横行骨折伴胫腓关节脱位，以及16岁以下儿童的骨折，即使是胫腓骨双骨折，其骨折线呈斜形、螺旋形或粉碎性，或伴有胫腓关节脱位的胫骨非横行骨折。由于儿童肌力较弱，骨膜较厚且多保持联系，复位后不易移位，因此治疗上与成人有所不同。

（二）不稳定性骨折

此类骨折主要指胫腓骨双骨折，骨折线呈斜形、螺旋形或粉碎性，或伴有胫腓关节脱位的胫骨非横行骨折。这类骨折是治疗的难点，不仅因为暴力较重，而且骨折情况复杂，尤其是粉碎性骨折，治疗难度大，易导致延迟愈合、不愈合甚至假关节形成，直接影响预后。

此外，骨折还可根据有无创口分为开放性和闭合性；根据是否伴有神经血管损伤分为单纯型和复合型；根据骨折损伤程度分为轻度、中度和重度。Muler的分类方法为AO内固定等器材的使用提供了重要依据。

三、诊断

对于此类损伤的诊断，虽然通常并不困难，但必须全面考虑多个方面，包括是否存在神经血管并发伤、是否伴有肌间隔综合征、创口的详细状况以及污染程度的评估等。

（一）外伤史调查

胫腓骨骨折多由外伤引发，如撞伤、压伤、扭伤或高处坠落等。我们需要全面了解外伤机制，以确定是否伴有小腿以外的损伤，特别是头颅、胸、腹等重要部位的损伤。同时，还应了解小腿是否受到挤压或重物压砸，这有助于判断小腿肌群的受损情况，对早期发现肌间隔综合征至关重要。

（二）临床表现分析

1. 症状观察

胫骨位置浅表，局部症状显著，如伤肢疼痛、肿胀、压痛、畸形等。在诊断骨折的同时，必须重视软组织的损伤程度，因为胫腓骨骨折引发的局部和全身并发症往往比骨折本身更为严重。特别是要警惕重要血管神经的损伤，如胫骨上端骨折时，需特别关注胫前动脉、胫后动脉及腓总神经的损伤情况。同时，还需注意小腿软组织的肿胀程度和疼痛情况，以判断是否存在小腿筋膜隔室综合征的风险。

2. 体征检查

包括小腿肢体的外形、长度、周径及软组织张力，小腿皮肤的皮温、颜色，足背动脉的搏动，足趾的活动及疼痛情况等。此外，还需注意有无足下垂等异常表现。正常情况下，趾内缘、内踝和髌骨内缘应在同一直线上，与健肢对比可发现胫腓骨骨折的移位情况。

对于小儿骨折，由于胫骨骨膜较厚，骨折后仍能站立，卧位时膝关节也能活动，局部肿胀可能不明显。因此，即使临床体征不典型，但如小腿局部有明显压痛时，仍应常规拍摄正侧位 X 线片以判断是否存在骨折，防止漏诊。

（三）影像学检查

1. 常规检查应用

小腿骨折应常规拍摄小腿的正侧位 X 线片。如发现胫骨下 1/3 有长斜形或螺旋形骨折或胫骨骨折有明显移位时，需特别注意腓骨上端是否也存在骨折。为防止漏诊，应加拍全长的胫腓骨 X 线片。对于单纯的小腿骨折，一般无须进行 CT 或 MRI 检查。

2. 特殊检查应用

怀疑血管损伤时，可进行下肢血管造影或数字减影血管造影（DSA）检查以明确诊断。超声血管诊断仪也是一种简便的无创伤性检查方法，可在临床上逐步普及推广。若怀疑腓总神经损伤，应进行肌电图或其他无损伤性电生理检查。

四、治疗

（一）非手术治疗

对于移位轻微、粉碎程度不高的单发、闭合性低能量骨折，可采用长腿石膏管型进行复位固定，随后逐步开始承重训练。在膝关节屈曲 0°~5° 的位置使用石膏管型固定，并根据患者的承受能力，在拐杖的辅助下尽早开始承重，通常在受伤后的第 2~4 周内逐渐过渡到完全承重。在 3~6 周或更长的时间后，长腿石膏管型可更换为胫骨负重管型或骨折支具。据报道，此类骨折的愈合率高达 97%，但仍有延迟愈合或不愈合的风险，此时需推迟承重。后足僵硬是常见的问题之一。

在骨折复位时，应确保复位在允许的范围内：

内翻或外翻成角应小于 5°。

前或后成角应小于 10°，最好小于 5°。

旋转畸形应小于 10°，且外旋畸形的耐受度通常优于内旋。

骨折短缩应小于 1 cm，分离超过 5 mm 可能导致愈合延迟 8~12 个月。

皮质接触范围应超过 50%。

体表检查时，髂前上棘、髌骨中心和第二近节趾骨基底应保持在同一直线上。

关于愈合时间：

平均愈合时间为 16±4 周，但具体时间因骨折类型和软组织损伤程度而异。

愈合时间超过 20 周被定义为延期愈合。

若临床和 X 线检查显示骨折端硬化带、骨折间隙数周内无变化等愈合潜力丧失的迹象，且骨折超过 9 个月仍未愈合，则被视为不愈合。

对于胫骨应力骨折：

治疗包括停止相关运动。

使用短腿石膏管型固定，行走时可部分承重。

若非手术治疗无效或骨折移位，可考虑手术治疗。

对于腓骨干骨折：

治疗方法基于患者的承受能力进行负重训练。

短期固定旨在缓解疼痛而非确保愈合。

由于腓骨干肌肉附着广泛，不愈合的情况较为罕见。

(二)手术治疗

1. 髓内针固定术

(1)髓内针手术因其能保留骨膜血供并减少软组织损伤，同时具备控制力线、横行移位和旋转的生物力学优势，而被广泛应用于多种骨折的固定。

(2)锁定髓内针能有效控制旋转，防止粉碎性骨折和严重骨丢失骨折的短缩。非锁定髓内针则允许负重时骨折端加压，但旋转控制较差，应用较少。

(3)扩髓髓内针适用于大多数闭合性和开放性骨折，能提供良好的夹板固定作用。非扩髓髓内针则保留髓内血供，适用于骨膜血供已破坏的开放性骨折，但强度较弱，易疲劳断裂，近期研究认为适用于闭合性胫骨骨折。

2. 弹性针固定术

(1)髓内多根弯针固定能在减小髓内血液循环的同时提供弹性力量，对抗成角和旋转。

(2)由于不稳定骨折类型较多且髓内针应用成功，弹性针手术在美国应用较少，建议仅用于骨骺未闭的青少年和儿童骨折患者。

3. 外固定架固定术

(1)主要用于治疗严重开放骨折和伴有间室综合征、合并头颅损伤或烧伤的闭合骨折。

(2)随着扩髓髓内针在开放骨折中的广泛应用，外固定架的应用正在减少。

(3)愈合率高达 90%，平均愈合时间为 36 个月，但针道感染发生率为 10%~15%。

4. 接骨板螺钉固定术

(1)通常用于累及干骺端或骨骺的骨折。

(2)成功率高达 97%，但随着损伤能量的增加，感染、切口破溃等并发症的发生率也随之增加。

5. 胫骨近端骨折

(1)占胫骨干骨折的 7%，使用髓内针固定难度较大，易发生力线异常。

(2)术中可能需要应用特殊技术，如阻挡螺钉、单皮质螺钉接骨板等，以预防力线异常。

(3)经皮插入接骨板治疗逐渐增多。

6. 胫骨远端骨折

(1)使用髓内针同样存在力线异常的风险。

(2)腓骨接骨板固定或使用阻挡螺钉有助于预防力线异常。

(3)经皮插入接骨板治疗逐渐增多。

7. 腓骨完整时的胫骨骨折

(1)无移位的胫骨骨折可采用长腿石膏管型固定，但需严密观察以防内翻。

(2)有学者认为无移位的胫骨骨折也应采用髓内针固定。

(3)存在内翻位畸形愈合的可能性，尤其是在年龄>20岁的患者中。

8. 筋膜切开减张术

当发生间室综合征时，应紧急使用单切口或多切口技术进行筋膜间室切开减张术。骨折固定后，筋膜切开处不缝合。

五、合并症

(1)骨折畸形愈合指的是骨折愈合后，其畸形角度超出了可接受范围，这通常发生在非手术治疗和干骺端骨折中。

(2)不愈合的情况常见于高速损伤、开放骨折(特别是 Gustilo Ⅲ度)、感染、腓骨完整时、固定不充分及原始骨折存在移位等情况下。

(3)感染是开放骨折后常见的并发症。

(4)当开放骨折的伤口延迟覆盖超过 7~10 天时，感染的风险会显著增加。此时，可以使用局部旋转皮瓣或游离皮瓣来覆盖伤口。

(5)非手术治疗后，可能会出现膝关节和(或)踝关节僵硬的情况。

(6)髓内针固定术后，膝关节痛是最常见的合并症。

(7)内固定物断裂的风险取决于髓内针的粗细和所选用的金属类型。使用粗扩髓的髓内针时，锁定螺钉也相应较粗；而使用小直径锁定螺钉的非扩髓髓内针，则更容易出现髓内针和螺钉断裂的情况。

(8)理论上，髓内针手术可能导致胫骨干热坏死。最近的基础研究建议减少止血带的使用以降低这种风险。

(9)反射性交感神经营养不良常见于无法早期负重、管型固定时间过长的骨折患者。其症状包括早期疼痛、肢体萎缩，以及 X 线片显示的足、胫骨远端斑块状去矿化和踝关节马蹄内翻。治疗方法包括穿戴弹性加压袜、负重、交感神经阻断、佩戴足支具，以及积极的物理治疗。

(10)间室综合征中，前间室受累最为常见。在切开或闭合复位时，如果压力过高，可能需要进行筋膜间室切开术。该合并症出现后 6~8 小时内可能会出现肌肉坏死。后深间室综合征可能不累及浅层间室，存在漏诊风险，最终可能导致爪形趾。

(11)神经血管损伤在高速、严重移位、开放性骨折中较为常见，但血管损伤相对较少见。胫前动脉穿过小腿近端骨间膜处是血管损伤的常见部位，可能需要进行大隐静脉移植术。腓总神经容易在骨近端受到直接创伤，其损伤还见于有严重内翻成角的骨折。过度牵引和石膏塑形或衬垫不良也可能导致神经损伤。

(12)脂肪栓塞是另一种可能的并发症。

(13)爪形趾畸形可能是由伸肌腱瘢痕形成或后间室肌肉缺血导致的。

第十节 踝部骨折

一、解剖与功能

踝关节由 3 块骨骼构成：距骨体、具有上关节面及内外侧关节面的滑车，以及胫骨和腓骨的远端关节面（分别称为穹窿与内踝、外踝）。胫骨远端包含穹窿（关节的承重区域）、内踝、前后结节和内侧面，其中穹窿在矢状面上略显凹陷，而在冠状面上则较为平坦或轻微凸起。内踝由前丘和后丘组成，两者间形成丘间沟。胫骨远端的外侧面，位于前结节（Tillaux-Chaput 结节）和后结节（Volkmann 结节）之间，形成一个三角形凹陷，与腓骨远端构成下胫腓韧带联合，并包含骨间膜。

胫骨穹窿与内外踝共同形成踝穴，与距骨体部紧密嵌合。距骨包括头部、颈部和体部，其中距骨头部与舟骨构成关节。从上方观察，距骨体部的滑车关节面呈楔形，前端宽而后端窄。从前方看，滑车略显凹陷；从侧面看，则呈凸起状。内外侧关节面的凹凸程度不同，使滑车整体呈锥形。

踝穴与距骨的形状高度匹配，且在运动过程中始终保持这种匹配关系。据尸体解剖研究，仅在距骨背屈时，外踝会有不超过 2 mm 的旋转或侧向移位，这取决于距骨滑车的楔形特征。80% 的踝关节围绕连接内外踝尖的轴线运动，该轴线存在一定的个体差异。

在踝关节的负重和休息过程中，有 9 组韧带和关节囊协同维持其稳定性。胫骨外侧由胫腓前韧带、骨间韧带、骨间膜、胫腓后韧带和下横韧带构成下胫腓韧带联合。内侧则由强大的三角韧带提供支撑，该韧带分为浅层和深层两部分，共同维持距骨在踝穴内的位置。外侧副韧带位于踝关节外侧，包括前后距腓韧带和前后跟腓韧带，它们跨越踝关节和距下关节，维护外侧稳定性。

足筋膜包绕穿过踝关节的肌腱，并由 4 组韧带加强，发挥滑车作用。这些韧带通过肌腱固定于骨骼上，间接稳定踝关节。穿过踝关节前方的肌腱依次为胫骨前肌腱、趾长伸肌腱和第三腓骨肌腱；外侧肌腱包括腓骨长肌和腓骨短肌；后方肌腱则包括趾长屈肌腱、胫骨后肌腱等。

足踝的血供来源于足背动脉、胫后动脉和腓动脉及其伴行静脉。隐静脉位于踝关节前内侧。神经方面，穿过踝关节前方的有腓神经的深支和浅支；后内侧为胫神经；后外侧为腓肠神经。

二、踝关节损伤的病理机制

目前，多数学者认为踝关节间接骨折脱位的发生，是单一或多种异常作用力作用于正常解剖结构，特别是对距骨的影响所致。这些异常作用力要使距骨产生病理性活动，必须先将足锁定在特定位置，通过距下关节的锁定作用，促使距骨向某一方向过度运动。这些病理性运动会导致相关韧带及胫腓骨受损，而在正常踝关节负重过程中则不会出现。

在体重传递至踝足的过程中，距骨所受压力会增加。为了锁定距骨，足部会进行旋前或旋后运动，这种运动特征可在特定损伤描述中予以体现。

我们可以观察到以下几种病理运动：

外展，即距骨无内倾现象，此时需通过三角韧带的紧张来维持距骨位置。

内收，某些个体中距骨内倾为 20°～30°，外侧副韧带拉紧距骨，从而引起继发性损伤。若外侧副韧带松弛，距骨会内倾并撞击内踝，导致典型的垂直骨折。

外旋，仅在踝关节完全背屈时可出现 1°～2° 的外旋，超出此范围的外旋均为病理性。

内旋，在正常踝关节中并不存在这种运动。

这些病理运动构成了踝关节损伤功能分型(Lauge-Hansen 分型)的结构基础。

三、踝关节间接骨折的分型

关于踝关节间接骨折脱位的分型系统众多，它们的主要差异在于实用性的考量。其中，骨创伤学会(OTA)的 AO 解剖分型系统和 Lauge-Hansen 提出的功能分型系统最为常用，但两者均因复杂性较高而不便于临床广泛推广。

OTA/AO 分型系统依据外侧骨韧带复合体的损伤程度及腓骨受累情况，将踝关节间接骨折脱位分为 A、B、C 三大类型，并进一步细化为亚型及亚亚型，共九个细分层次。虽然这种分型系统稍显烦琐，但因其遵循一定的逻辑体系，便于理解和应用。

Lauge-Hansen 分型系统则侧重于损伤机制，将踝关节间接骨折脱位分为旋后-外旋型(SE)、旋前-外旋型(PE)、旋后-内收型(SA)及旋前-外展型(PA)四大类，每类包含不同的损伤阶段和特征。该分型系统在临床实践中具有较高的指导意义。

在采用任何分型系统时，都需要了解各类型中可能出现的典型病变。韧带复合体是踝关节的基本结构，包括韧带本身及其两端的附着点。当韧带复合体受损时，病变可能发生在韧带体部的部分或完全撕裂、韧带附着点的撕脱及韧带与其附着骨的一并撕脱等五个部位。其中，特殊的撕脱骨折包括 Tillaux-Chaput 骨折(下胫腓前韧带撕脱导致的胫骨前结节撕脱骨折)、Wagstaffe 骨折或 Le Fort 骨折(下胫腓前韧带撕脱导致的腓骨前结节撕脱骨折)、Volkmann 骨折(下胫腓后韧带撕脱导致的胫骨后结节撕脱骨折)。

此外，后踝骨折也是一种需要特别关注的病变。该骨折块通常较大，占据胫骨穹窿的后1/3 部分，由踝关节跖屈时距骨承受的垂直剪切力造成。后踝骨折易导致踝关节不稳定，进而发生向后半脱位或踝关节脱位。因此，在治疗时必须将后踝复位并固定于解剖位置。

四、诊断及初步治疗

(一)病史采集与体格检查

尽管创伤病史对确定损伤外力方向的作用有限，但体格检查在踝关节损伤评估中至关重要。患者踝关节前内侧、后内侧以及整个腓骨区域可能出现淤血、肿胀和压痛。皮肤状况同样需要仔细检查，因为常伴有挫伤甚至裂伤。通过轻柔的手法检查，医生可以初步评估踝关节的稳定性。

（二）Ottawa 规则的应用

在急诊室，踝关节损伤的患者数量众多，但仅 15%～20% 的患者合并骨折。Ottawa 规则旨在通过体格检查排除骨折表现，从而减少不必要的影像学检查。该规则强调，仅有踝关节疼痛明确且满足特定条件（如外踝后缘或表面压痛、内踝后缘压痛、患肢无法负重）的患者才需接受影像学检查。尽管遵循 Ottawa 规则后，影像学检查阴性率有所降低，但仍保持在较高水平。然而，该规则在降低影像学检查阴性数量方面效果显著，且可信度较高。尽管如此，由于不确定性、检查者偏好及法律风险等因素，Ottawa 规则尚未得到广泛应用。

（三）影像学检查的重要性

标准的 X 线检查包括前后位、侧位及踝穴像，其中踝穴像需在踝关节内旋 20°时拍摄。阅片时应关注内踝及外踝的骨折情况、骨折类型及部位，以及三角韧带的状态。若存在内踝韧带复合体损伤而无外踝骨折，应拍摄腓骨全长像以排除高位腓骨骨折。同时，还需识别其他相关损伤，如后踝骨折、胫骨前后结节骨折等。此外，还需检查距骨穹窿是否存在骨软骨骨折。若怀疑三角韧带撕裂，应拍摄外旋应力位像以进行进一步评估。

（四）其他检查方法的作用

断层像、CT、MRI 及关节造影在踝关节间接骨折脱位的评估中作用有限，但可用于评估软组织损伤、骨性连接及隐匿性骨折。

（五）初步治疗策略

对于踝关节半脱位及脱位患者，应进行手法复位，并使用夹板制动、抬高患肢及冷敷等方法以改善淤血、肿胀及张力性水疱。伤后 4～7 天可考虑手术治疗。对于稳定的无移位骨折，可采用夹板治疗并允许患者离开急诊室。对于严重损伤的患者，应在夹板制动后收入院准备手术。

五、最终治疗

手术方法的选择需基于对各损伤特性的综合评估。骨折的稳定性至关重要。需留意的是，部分无移位骨折本质上仍不稳定，如下胫腓联合以上的 PE 型腓骨骨折，虽在 X 线片上看似单纯且无明显移位，实则可能伴有三角韧带撕裂和下胫腓联合不稳定，导致距骨最终移位，此时管型石膏固定效果不佳。相反，若内侧及下胫腓复合体后方结构完整，则下胫腓联合以上的 E 型腓骨骨折可能稳定。应力像检查有助于识别不稳定情况，管型制动适用于内侧结构稳定的情况。双踝骨折、三角韧带撕裂等常见病变多不稳定，需手术复位固定。

对于大多数有移位的腓骨骨折，尤其是伴有短缩的病例，即使内侧结构完整，也应考虑手术切开复位内固定。腓骨骨折短缩提示远端外踝关节面失去一致性，而远端骨块的前后移位同样影响关节一致性。内踝骨折无论是否移位，均存在管型内移位的风险，因此需进行固定。在腓骨切开复位内固定后，应同时固定无移位的内踝骨折，以避免数周后内踝移位需二次手术。闭合复位对有移位的内踝骨折并不可取，因其再移位和不愈合的发生率较高，这与骨折块间嵌入骨膜及踝关节滑膜液的抑制作用有关。无移位的孤立前丘骨折有时可不予固定，但考虑到其也是内踝关节面的一部分，任何继发移位均应固定。内踝的垂直骨折极度不稳定，均需内固定。后丘骨折罕见且多无移位，受后踝沟内屈肌腱限制，多表现为大的无移位骨折块，小的 Tilluax-Chaput 或 Volkmann 骨折块极少需要固定，而大的后内侧或后外侧骨折块则需解剖复位内固定。

Wagtaffe-Le Fort 骨折通常是外踝粉碎骨折的一部分，应与主要骨折一并复位固定。在下胫腓联合水平以上的骨折及部分下胫腓联合以下的旋后-外旋型骨折（外踝为斜行骨折）中，均存在下胫腓联合损伤。在某些合并内踝骨折并损伤下胫腓后韧带的骨折中，下胫腓前韧带可能保持完整，此时孤立的移位骨折较为罕见。下胫腓联合不稳定也可见于某些严重的踝关节韧带损伤病例，此时三角韧带、下胫腓联合及骨间膜均受损。下胫腓联合不稳定是完全损伤的一部分，需在术中识别。目前认为，腓骨持续不稳定是骨间韧带、众多骨间前后纤维以及腓骨骨折或更高水平骨间膜完全撕裂的结果。在固定全部骨折块后，才可考虑修复撕裂的韧带。可通过术中器械测试或拍摄应力像来判断下胫腓联合不稳定。下胫腓联合不稳定时需采用 3.5 mm（体格健壮者用 4.5 mm）骨皮质螺钉贯穿固定腓骨并抓住胫骨内侧皮质。经胫骨贯穿固定时，应保持踝关节最大背屈，以防腓骨相对胫骨过度上移。腓骨高位骨折（Maisonnerve 损伤）未行内固定时，应尽量使用 2 枚 4.5 mm 骨皮质螺钉。

三角韧带断裂大多能愈合且很少遗留显著不稳定，因此极少需要修复。若需修复，常将其固定于距骨或内踝，通过相应骨上钻孔并部分去除附着点的骨皮质来实现。

六、手术技术

（一）切开复位手术指南

在进行切开复位手术时，使用止血带是明智的选择。手术步骤概述如下：

切口与显露：首先，在腓骨外侧做一个切口，并根据需要向远端或前方延伸，以便显露下胫腓联合。若腓骨骨折位置较高，则可在下胫腓联合水平处做一个小的辅助切口。内侧切口以踝穴前内角为中心做弧形切开，或以内踝为中心做直切口。在操作过程中，需特别注意保护皮肤，避免额外损伤。然后，剥离十字筋膜至腓骨止点，并允许其自然回缩。有时，为了复位被十字韧带拉向前方的骨折，还需松解肿胀的肌腱和肌肉。最后，应仔细检查十字韧带、胫腓前韧带及距腓韧带复合体，以及关节内是否有游离的骨软骨块，并将其清除。此外，不应忽视关节面的缺损，特别是距骨关节面的缺损，需进行清理或钻孔以促进修复和软骨再生。

腓骨骨折的固定：标准方法是采用骨折块间螺钉进行固定。若腓骨骨折过于粉碎，则可根据需要使用环扎钢丝或克氏针进行临时固定，以复位骨折块并将其固定在一起。随后在腓骨后外侧放置 1/3 管型支持接骨板以提供稳定性。更偏后方的 1/3 管型板则可发挥防滑作用。

下胫腓螺钉的应用：关于下胫腓螺钉的放置位置，AO 组织建议在踝关节水平间隙上方 2~3 cm 处，但也有学者建议在胫骨的腓骨切边顶端，即踝关节水平间隙上方 3~4 cm 处。螺钉的放置方向应平行于胫距关节面且向前倾斜 25°~30°。使用下胫腓螺钉的目的是维持下胫腓联合的正常位置，因此不应对其进行加压。关于穿透皮质的层数，一般为穿透3层皮质（腓骨2层，胫骨1层），螺钉顶端位于胫骨髓腔内。但也有学者认为穿透4层皮质可提供更好的稳定性。

内踝骨折的固定：内踝复位后，使用点式复位钳进行临时固定，并插入导针，随后拧入4.0 mm的空心螺钉进行固定。若内踝骨折块不粉碎，则很少需要2枚螺钉进行固定。在术前影像评估时，不应忽视前丘骨折。术中操作时需细致以避免该骨折块碎裂。插入导针后，拧入1枚4.0 mm的空心螺钉即可，避免尝试拧入2枚螺钉，以防止骨折块粉碎，妨碍骨折的复位和固定。对于较小的骨折块，最好使用克氏针张力带进行固定。

三角韧带的修复：若存在修复指征，则需将三角韧带固定于距骨或内踝。这通常需要在相应骨上钻孔，并将附着点周围的部分骨皮质去除。

后踝骨折的固定：较大的后内侧或外侧骨折块需要进行解剖复位内固定。根据骨折块的大小，可在复位后采用由前向后的拉力螺钉进行固定。在许多病例中，也可直接显露、复位并固定。最后，需检查胫腓联合处腓骨的稳定性，并参照前面的方法进行固定。

植骨：对于内踝或外侧平台的压缩性骨折，可能需要进行植骨。植骨材料可选择同侧股骨或胫骨远端的自体骨、异体骨或市售的骨替代物。在植骨前，应仔细评估复位效果，以确保关节面的完整性，从而预防创伤后关节炎的发生。

术后治疗：术后，患者需使用短腿夹板进行制动，并在出院时更换为管形石膏。术后2周，去除管形石膏并拆去缝线，然后更换为市售的可拆卸管形支具，并开始进行活动范围锻炼。若骨折非粉碎性且三角韧带完整，则可在此时停止制动。术后6周，患者可完全负重。

(二)闭合复位与制动策略

由于再移位发生率较高且预后不确定，因此闭合复位很少用于移位骨折。闭合复位的指征主要是局部条件不适合进行切开复位，如存在局部感染性蜂窝织炎或深层组织挫伤。

闭合复位最好在全麻或局麻下进行。复位方法包括牵引足部以恢复踝关节长度，然后通过旋后来复位内踝或使距骨回到踝穴内，也可通过推挤外侧韧带使腓骨复位至下胫腓联合。需要注意的是，腓骨骨折的少许移位通常难以避免。复位应在透视下进行，并在术后及石膏制动后复查X线片以确认复位效果。若发现复位丢失，可尝试重复复位。若仍未能复位，则可在数日后或肿胀消退后进行手术复位。

闭合复位后，患者需使用长腿管形石膏进行制动，并根据需要更换或调整石膏。石膏制动时间通常为8~10周，直至骨折愈合后方可完全负重。

对于无移位或移位很少的单纯腓骨骨折，若确认下胫腓联合及三角韧带稳定，则可采用石膏制动。也可在当时或数周后更换为市售的管形支具继续制动。在局部疼痛消退后(通常为2~3周)，患者可开始进行活动范围锻炼及负重锻炼。观察到骨膜骨痂形成后(通常为4~6周)，即可停止制动。

七、并发症

踝关节间接骨折可能引发的并发症包括创伤后关节炎、感染和骨折不愈合。

创伤后关节炎在踝关节间接骨折后较为常见，其诱因包括未能及时诊断并妥善治疗胫骨穿窿骨折、创伤同时波及踝关节的关节软骨，以及关节面的粉碎性骨折（即便这些骨折已接受解剖复位）。然而，随着对切开复位内固定技术所具备的解剖复位优势的深入认识，骨折复位不充分便愈合的情况已变得罕见。

术后感染虽然不多见，但一旦发生，多以外侧感染为主，表现为外侧接骨板表层皮肤破溃。此时，应使用抗生素并进行局部伤口处理，以有效控制感染。即便伤口开放，腓骨骨折仍有望愈合。待骨折愈合后，取出接骨板，伤口通常会迅速痊愈。而慢性骨髓炎的情况则罕见。

腓骨骨折不愈合的情况极为少见，且局部植骨治疗效果显著。至于切开复位内固定术后内踝不愈合的现象，更是鲜有发生。

踝关节骨折的治疗目标与其他关节骨折相同，即追求骨折在解剖位置的愈合，并确保关节的稳定性。患者需了解，虽然手术能够实现良好的复位固定、减少并发症，并促进早期活动，但残留的疼痛及关节僵硬仍可能对最终的治疗效果产生不利影响。

第十一节　跟骨骨折

跟骨骨折是一种极为普遍的骨折类型，在全身骨折中占比约为2%，而在跗骨骨折中更是高达60%。其中，跟骨关节内骨折占跟骨骨折的75%。跟骨骨折常与其他骨折并存，特别是脊柱及下肢近端的骨折，构成多发骨折的一部分。除了骨折本身造成的健康损害外，其对社会经济也产生了显著的负面影响，因为患者需要长时间离职，并难以进行日常活动。

长期以来，跟骨骨折的预后并不理想。但近年来，得益于影像学技术和手术技术的不断进步，跟骨骨折的预后有了一定程度的改善。然而，我们仍需对跟骨骨折进行更为深入的研究，以期进一步提升其治疗效果。

一、解剖与功能

跟骨，作为人体中最大的一块跗骨，扮演着足纵弓后侧支撑的关键角色，它稳固且富有弹性地承载着体重，并为小腿肌肉提供强有力的杠杆作用。跟骨的远端结构可用于支撑由距骨传来的身体重量。除了跟骨结节，跟骨的外侧壁骨皮质相对较薄，其整体形态类似一个不规则的长方体，拥有六个面和四个关节面，其中三个关节面与距骨形成关节，一个关节面与骰骨相连。

跟骨的上表面分布着三个关节面——前、中、后关节面，它们各自倾斜并形成一定的角度。后关节面是最大的一个，呈向外凸出的椭圆形，其纵轴与矢状面大约呈45°角，并拥有独立的关节腔，用于承载距骨体。中关节面位于载距突之上，略显内凹；而前关节面同样轻度内凹，虽然在侧位X线片上难以观察，但由于其位于跟骨前突之上，因此在临床上对于跟骨前突骨折的评估具有重要意义。前、中关节面往往融合为一个整体。

在中、后关节面之间，存在一个被称为跟骨沟的骨间沟，它的外侧开口较大，并与距骨沟共同构成了跗骨窦。跟骨的这三个关节面与距骨的关节面共同组成了复杂的距下关节，它们都位于跟骨的前半部分。跟骨的后半部分则以跟骨结节结束，跟腱附着在其下2/3处。从跖侧面观察，可以看到两个突起，即内侧突和外侧突，它们分别是跖筋膜和足底小肌肉的附着点。

跟骨的外侧面有一条浅沟，腓骨肌腱在此处穿行。内侧表面则向内凹陷，结构坚固，可以清晰地看到一个较大的突起——载距突。在跟骨的轴位片上，载距突的上表面呈现为中关节面，下表面则是宽阔的拇长屈肌腱沟。由于载距突骨质坚硬，且在骨折时经常作为内侧骨块的一部分，因此在复位过程中常作为复位的重要标志，并能提供稳固的固定。跟骨的前部是一个马鞍形的关节面，与骰骨形成关节。

跟骨周围环绕着众多重要的软组织结构。外侧面的腓骨长肌腱和腓骨短肌腱分别位于腓骨的后下方和前上方，分别止于第一和第五跖骨基底部。两个肌腱走行于同一腱鞘内，深层是跟腓韧带，它与距腓前韧带相交呈 70°～140° 的角度。腓肠神经则位于腓骨肌腱的后方，固定在外踝尖上 10 cm 的跟腱外缘深筋膜浅层，并在第五跖骨基底部分为两个终末支。

跟骨的内侧面被致密的筋膜脂肪层、拇收肌和跖方肌内侧头所覆盖。浅筋膜与支持带共同覆盖了跟腱内缘与胫后肌之间的间隙，构成了跗骨管的顶部。跗骨管的前方是胫骨与内踝，底部则是跟骨内侧壁。胫后神经的跟骨支分出两个分支，负责足及足跟内侧的感觉，在进行跟骨内侧手术时很容易损伤这些分支。在神经血管束的后方是拇长屈肌腱，前方则是趾长屈肌腱和胫后肌腱。三角韧带则位于这些肌腱和神经血管束的深层。

跟骨的血液供应相当丰富，其中 10% 来自跗骨窦动脉，45% 分别来自跟骨内侧动脉和跟骨外侧动脉。跟骨内部的骨小梁排列反映了其所承受的压力和张力，张力骨小梁从下方骨皮质放射而出，而压力骨小梁则汇聚在一起支撑前后关节面。Soeur 和 Remy 将后关节面下方的骨小梁密集区域称为跟骨丘部。在跟骨的侧位 X 线片上，可以观察到两个重要的角，即结节关节角（Bohler 角）和交叉角（Gissane 角）。

二、损伤机制

扭转暴力通常是造成跟骨关节外多处骨折的主要原因，特别是跟骨前突、载距突和内侧突的骨折。相比之下，跟骨结节骨折则更多是由于肌肉强烈牵拉所致，撕脱的骨块大小不一。另一方面，直接暴力也能引发跟骨任何部位的骨折。

轴向应力是导致跟骨关节内骨折的主要因素。跟骨具备出色的外形设计，以应对日常的应力挑战。其重量与宽度使其能够承受极高的张力、弯曲应力及压应力，而不易疲劳。然而，突如其来的高负荷，如从高处坠落，常常会引发跟骨骨折。跟骨与距骨之间的特殊关联，为常见骨折的发生奠定了基础。剪切力与压缩应力会产生两条不同的骨折线，它们在骨折初期就会出现，甚至在微小移位的骨折中也可能单独发生。

多数情况下，跟骨骨折会导致跟骨内翻加剧、长度缩短，同时跟骨关节面发生塌陷，使得跟骨高度减小。由于后关节面嵌入跟骨体中，还会引发跟骨外侧壁骨折及跟骨宽度增加，进而使跟腓间距缩短，这为跟腓撞击综合征中腓骨肌腱的卡压提供了病理基础。值得注意的是，载距突骨折有时会导致拇长屈肌腱嵌入骨折端，从而增加了骨折复位的难度。

三、分类

从广义角度来看，跟骨骨折可被划分为两大类：一类是涉及距下关节面的关节内骨折，另一类是不涉及该关节面的关节外骨折。关节外骨折相对简单，主要包括跟骨前突、内侧突、跟骨体以及跟骨结节(呈现鸟嘴样或撕脱性)的骨折，这类骨折占所有跟骨骨折的25%~30%。而关节内骨折则更为复杂，占70%~75%，其表现形式多样，骨折移位也各不相同，因此难以进行满意的分型。尽管普遍认为，关节内骨折的预后主要取决于受伤时关节面的受损程度，但由于放射学资料的局限性以及缺乏一个有效的分类系统，我们难以全面评估、理解和比较不同类型的跟骨骨折。

Malgaigne 首次描述了两种类型的跟骨骨折，而 Bohler 则首次引入了这一分类法，并对不同骨折类型的预后进行了深入分析。Essex-Lopresti 在 1952 年提出了一个被广泛应用的分类法，将跟骨骨折分为舌型和关节塌陷型。尽管这一分类法简单易行，但关节塌陷型包含了过多的骨折类型，使得评估不同骨折类型与临床预后变得困难。为了改进这一分类法，一些作者在原有基础上加入了损伤机制、基础骨折线和骨块大小等指标。

随着 CT 技术的发明和应用，特别是跟骨距下关节后关节面的垂直位和水平位扫描的使用，跟骨关节内骨折的分型和治疗进入了一个新的阶段。Crosby 和 Fitzgibbons 基于 CT 对跟骨骨折进行了分类，将关节内骨折分为三种类型，并将此分类与长期的临床预后相结合。Soeur 和 Remmy 则提出了后关节面的三柱理论，而 Sanders 在这一理论的基础上创建了新的分类法，根据初级与继发骨折线的位置将跟骨关节内骨折分为若干亚型。

此外，还有其他基于 CT 的分型方法，如 Eastwood 等人提出的基于三个主骨块破坏的分型，Carr 提出的将跟骨分为内外侧柱并同时考虑跟骨后关节面及跟骰关节的分型，以及 Levin 和 Nunley 以软组织情况为基础建立的六个不同分型组。Zwipp 等人则将跟骨划分为五个主骨块及三个关节，这一分型方法考虑了损坏骨块及关节的数量以及软组织损伤的程度。

一个好的分型系统应该是简单的、能够指导治疗、能预见结果，并可以作为比较不同治疗方法的基础。然而，上述分型方法中没有一种能完全满足这些要求。在临床应用中，Essex-Lopresti 的分型方法虽然简单，但无法很好地指导治疗和预见结果。相比之下，Sanders 等人的分型方法较为全面且简单，能够对不同的骨折类型提供治疗及预后指导。而 Zwipp 等人的分型方法则是描述复杂跟骨骨折的最佳选择。

四、诊断

跟骨骨折的准确诊断依赖于详尽的病史询问、全面的物理检查以及必要的影像学检查，应避免主观臆断或过度依赖辅助检查。患者通常有明确的外伤史，如高处坠落、交通事故或爆炸伤。

1. 物理检查

患者常表现出足跟部肿胀、压痛或叩痛，踝关节或距下关节活动受限，无法着地，足跟增宽并可能出现内外翻畸形，足弓塌陷等症状。检查时应警惕是否合并足筋膜隔室综合征，如有必要，需立即进行手术减压。

2.影像学检查

X 线片在跟骨骨折诊断中至关重要,而 CT 的引入则为诊断和治疗带来了显著改进,特别是对于跟骨关节内骨折的分型、治疗计划及预后评估具有重要意义。

跟骨骨折的全面评估需包括双跟骨侧位片、轴位片、患侧踝正位片、患侧足正位片,以及患侧跟骨距下关节后关节面的垂直位和水平位 CT。

(1)X 线检查。

跟骨侧位片:广泛用于发现大多数跟骨骨折,如关节外的跟骨结节、跟骨体、前突及内侧突骨折。关节内骨折常伴跟骨高度丢失,后关节面与载距突分离时,侧位片上可见 Bohler 角减小和 Gissane 角增大。外侧半关节面塌陷时,Bohler 角可能正常,但跟骨后关节面下方骨质密度增高,可见旋转的关节面骨块。足正位片有助于发现跟骰关节受累和跟骨外侧壁膨出。轴位片虽能显示跟骨增宽、后关节面骨折、载距突骨折及结节骨块成角畸形,但因急诊时疼痛,往往质量不佳,现已被冠状位 CT 取代。踝关节正位片可排除合并的踝关节骨折,并显示跟腓间距变小。

跟骨轴位片:能清晰显示跟骨内外侧突和载距突骨折。X 线与跟骨后关节面前 1/3 相切,后 2/3 需拍摄不同角度的 Broden 位片。拍片时,患者平卧,小腿内旋 30°~40°,射线对准外踝,拍摄不同角度的 X 线片。

(2)CT 检查。

跟骨 CT 能准确判断骨折部位及移位程度,对骨折分型和手术治疗具有指导意义。检查时,患者平卧,屈髋屈膝,足底置于台上,调整扫描平面与后关节面垂直或平行,每 3 mm 间距扫描。冠状位 CT 显示后关节面、载距突、足跟外形及肌腱位置;水平位 CT 观察跟骰关节、外侧壁、载距突及后关节面前下部,但无法清晰分析后关节面。

五、治疗

跟骨关节外骨折的治疗策略主要基于骨折的严重程度。在多数情况下,关节外骨折可通过保守治疗有效管理,这包括加压包扎和 6~8 周的免负重措施。然而,对于存在明显移位的跟骨结节骨折,则需采取切开复位内固定手术以确保骨折正确对位。另外,若关节外骨折导致 Bohler 角小于 10°,并伴有跟骨显著增宽,则需结合穿针牵引和手法复位技术。总体而言,跟骨关节外骨折的预后通常较为乐观。

相比之下,跟骨关节内骨折的治疗方法更为多样,包括保守治疗与手术治疗两大类别。保守治疗的选择有原位石膏固定、手法整复后加石膏固定,以及近年来日益受到推崇的功能疗法,该方法强调在不使用石膏的情况下促进功能恢复。手术治疗则包括多种技术,如撬拨复位后石膏固定、撬拨复位配合多根针固定、有限切开复位内固定,以及更为复杂的切开复位内固定。切开复位内固定术又可进一步分为使用螺钉和克氏针的有限内固定,以及采用跟骨钢板进行固定的方法。这些方法的选择旨在根据骨折的具体情况,为患者提供最合适的治疗方案。

(一)保守治疗(非手术治疗)

1.保守治疗的指征

保守治疗主要适用于以下情况：一是大多数跟骨关节外骨折(但需排除有移位的跟骨结节骨折)；二是后关节面骨折移位小于 2 mm 的患者；三是因心血管疾病、严重糖尿病等身体状况不佳，无法承受麻醉和手术的患者，如不能行走的老年人、半身不遂者；四是无法与医生有效配合的患者，如吸毒者；五是面临生命危险的多发创伤患者，以及无法进行有限切开手术的患者。以上情况均可考虑采用保守治疗。

2.保守治疗的方法

以往，传统的保守治疗方法是采用短腿石膏前后托或管型固定患足，固定时间通常为伤后 4~6 周。然而，随着医疗技术的进步和理念的更新，这种方法已经逐渐被淘汰。在去除石膏后，患者需要进行踝关节及距下关节的功能锻炼，并在伤后 3 个月左右实现完全负重。现代治疗更倾向于采用更为先进和个性化的康复方案，以确保患者的最佳恢复。

(二)手术治疗

1.手术治疗的指征

根据 Sanders 分类，对于Ⅱ型和Ⅲ型骨折，若移位大于 2 mm，且预计软组织条件不会增加并发症风险，同时患者能够配合术后康复治疗，则视为手术治疗的指征。手术前，必须获取全面的影像学资料，包括患足的侧位、轴位片，条件允许时还应拍摄 Broden 位片、跟骨距下关节后关节面的垂直位和水平位 CT 片，以及健足的侧位片，以便比较复位情况。

2.手术时机及方法

由于骨折后足跟部常出现明显肿胀，因此不宜立即进行急诊手术。通常，患者在伤后早期需严格卧床，抬高患肢，并进行足部冰敷及加压包扎。待 5~6 天后肿胀消退，再行手术，此时出现软组织问题的概率会显著降低。手术方法主要包括：

闭合复位多根针内固定(撬拨复位)：适用于舌型骨折，关键在于恢复距下关节的对合关系、Bohler 角以及跟骨的宽度。手术时需选择好跟骨结节处的入针点，在透视下监视打入斯氏针的方向及深度，然后进行撬拨复位。复位后以多根直径 1.5 mm 的克氏针固定，术后 6 周拔除，无须石膏固定。

有限切开复位内固定术(Semi-open)：适用于关节塌陷型骨折、Sanders Ⅱ型骨折，以及多发创伤、软组织条件差、开放骨折、足筋膜隔室综合征或骨折移位较小的患者。手术时先用 Schanz 针或斯氏针牵引复位，然后在跟骨外侧切一小口，掀开外侧壁，将后关节面外侧半顶起并用螺钉固定。若跟骨前突移位明显，则需复位并用克氏针固定。此方法的优点是在不具备切开复位内固定术条件的情况下，最大限度地恢复后关节面的对合关系，同时降低手术并发症的风险。

切开复位内固定术(ORIF)：适用于 Sanders Ⅱ、Ⅲ型骨折，且软组织条件好、预计不会出现软组织并发症的患者。手术通常采用外侧"L"形入路，结合牢固的内固定。该入路便于显露跟骨，有利于骨折解剖复位，并避免应用内侧入路。复位后根据情况选择有限内固定或钢板固定。对于严重粉碎性骨折或不能配合的患者，可能需要石膏固定。

对于 Sanders Ⅳ型骨折，由于其暴力大、关节面粉碎且移位明显，若不手术则预后很差。

目前对于其治疗方法仍有争议，但多数学者认为应采取积极的手术方法治疗，无论是切开复位还是距下关节融合。

3. 术后处理

术后第 2 天去除敷料，开始冰敷治疗。对于已进行钢板牢固固定的患者，从术后第 3 天或第 4 天起可拄拐下地，患足部分负重 15 kg 直至第 6 周。到第 10~12 周时，逐渐增加负重，直至患者能够承受完全负重。患者更愿意使用拥有软垫和高帮的鞋进行负重。康复练习包括等长收缩练习、协同练习、神经肌肉及筋膜组织练习和步态控制。对于经距下关节和跟骰关节克氏针固定的患者，术后第 6 周去除克氏针，并加强负重练习直至术后 3 个月允许完全负重。手法治疗相邻关节对于增加总的活动度也很重要。对于有大植骨块的患者，部分负重应延长至 3 个月。

六、并发症

（一）保守治疗的并发症

尽管保守治疗能够避免手术可能带来的各种不利影响，但同样可能引发一系列并发症。这些并发症包括但不限于足跟宽度的增加、腓骨长短肌腱的卡压综合征、距下关节及跟骰关节的创伤性关节炎、腓肠神经的炎症、创伤后平足的出现、创伤后足部的内翻畸形、创伤后肢体的长度缩短，以及跟腱短缩等问题。

（二）手术并发症

1. 感染处理

若发生感染，需反复进行清创处理。对于浅表感染，可保留钢板及螺钉，清洗创面后采用游离组织移植覆盖，并持续静脉抗感染治疗 6 周。若感染发展为骨髓炎，则需移除感染及坏死骨组织，以及钢板和螺钉。经过多次清创和 6 周的细菌培养及药敏试验后，根据残存跟骨情况，决定进行保留、融合或截肢处理。

2. 腓骨肌腱撞击综合征

手术患者同样可能出现腓骨肌腱撞击综合征，这通常是由于手术未能恢复跟骨的长度、高度及对线，导致跟骨外侧壁增宽，与外踝和腓骨肌腱发生撞击及卡压。通过向腓骨肌腱鞘内注入麻醉药可明确诊断，而腓骨肌腱造影则能显示肌腱撞击及卡压的具体情况。

3. 腓肠神经炎预防

应用外侧入路时，由于腓肠神经伴随腓骨肌腱走行，常受到牵拉、碾挫甚至切断。为避免此情况，建议使用外侧 "L" 形入路。若已发生有症状的神经瘤，应采取近端切除的方法。采用广泛外侧入路后，腓肠神经炎或神经瘤的发病率显著降低。

4. 距下关节炎治疗

距下关节炎多发生于关节复位不佳或受伤时软骨已坏死的情况下。对于此类患者，应首先采取保守治疗，如调整活动、使用特殊鞋子、抗感染治疗等。若无效，可通过距下关节内注射缓解疼痛。若注射成功，可避免进行距下关节或三关节融合术。

5.软组织问题应对

影响跟骨术后伤口愈合的因素包括 BMI 指数、创伤至手术的时间、全层缝合、术前吸烟、骨折严重程度等。此外，患者年龄、植骨种类、制动种类、全身疾患（如糖尿病）及是否应用引流也会影响伤口愈合。若手术时伤口无法闭合，可采取延迟一期闭合措施。如果此区域单纯植皮效果不佳，应使用游离组织移植。伤口裂开最迟可发生在术后 4 周，常见于切口拐角处。此时需换药治疗，若不成功，应尽快采用游离组织移植覆盖以避免骨髓炎。跟骨骨折切开复位后，切口拐角处皮缘坏死较为常见，但大多数情况下可通过换药愈合。

6.跟骨缺血性坏死

跟骨缺血性坏死虽不常见，但文献中已有相关报道。

第二章
骨关节疾病

第一节　肩关节疾病

一、肩关节周围炎

肩关节周围炎是一种综合性疾病，涉及肩峰下滑囊、冈上肌腱、肱二头肌长头腱及其腱鞘，以及盂肱关节囊等多个部位的炎症。此病症在临床上多见于约50岁的中老年人群体，因此也被称为"五十肩"。此外，由于其急性期会导致肩关节周围剧烈疼痛并伴有肌肉痉挛，限制了肩部的活动，因此又有"冻结肩"之称。在中医领域，肩关节周围炎则被传统地称为"凝肩"或"漏风肩"。

（一）大体解剖

1. 第一肩关节（肩肱关节）

肩肱关节，亦称第一肩关节，由肩盂与肱骨头构成，属于臼关节类型。肱骨头关节面宽广且呈圆形，而肩盂则相对较小且浅，形状近似卵圆形，其面积仅为肱骨头关节面的1/3。肩盂的浅小以及关节囊的松弛和弹性，赋予了肱骨头极大的活动范围，但同时也使得肩肱关节成为人体大关节中稳定性最差的一个。

肩肱关节的滑膜关节囊在腋部形成大面积的皱襞，这对于肩肱关节的充分外展和上举至关重要。然而，在"冻结肩"发生时，滑膜腔粘连、皱襞消失、关节容量显著减少以及关节僵硬，都会严重限制关节的活动范围。

正常情况下，肩肱关节的滑膜腔与肱二头肌长头腱腱鞘相通，并通过Weitbrecht孔与肩胛下肌下滑囊相连。在"冻结肩"中，这些通道可能因粘连而闭锁，导致关节腔容量下降、腱鞘充盈不良或闭锁，以及肩胛下肌下滑囊在造影时不显影。这些都是"冻结肩"的典型病理特征，也是诊断的重要依据。

2. 第二肩关节（肩峰下结构）

有学者提出，鉴于肩峰下的解剖结构具有近似典型滑膜关节的构造，并参与肩部运动，因此应将其命名为"第二肩关节"。其构成包括：

（1）喙突与肩喙韧带组成的穹窿状结构，类似关节的臼盖部分。

（2）肱骨大结节，类似杵臼关节的髁突部分，在肩关节活动中在肩峰下方的弓状结构下呈弧形轨迹运动。

（3）肩峰下滑液囊，位于肩峰下及冈上肌腱的表面，具有缓冲和润滑作用。

（4）冈上肌腱和肱二头肌长头腱，分别通过肩峰与大结节之间和关节囊内移动。

第二肩关节的临床意义在于其参与肩部运动，因此肩峰下结构易发生损伤、退变和炎症。肩峰撞击综合征和肩峰下滑囊炎是肩关节周围炎的重要病变类型。

撞击综合征多见于老年人，由肩峰外侧端退变增生和肱骨大结节硬化骨赘形成引起，导致肌腱和滑囊损伤炎症及退行性变。

肩峰下滑囊炎则表现为滑囊内积水、粘连和钙盐沉着，影响冈上肌的滑动。

3. 肱二头肌长头腱的滑动结构

肱二头肌长头腱起始于肩盂上方的粗隆部，当上肢处于自然下垂位时，该腱在肱骨头的外侧以直角走向大、小结节间沟。该沟构成了肌腱的内、外、后侧壁，而前壁则由坚韧的横韧带覆盖。肌腱在骨纤维鞘管中滑动，其滑动结构对于上肢的外展、上举和下垂至关重要。

肱二头肌长头腱炎或腱鞘炎是肩关节周围炎中常见的病变类型，约占肩关节周围炎的15%。该肌腱易发生劳损、变性，甚至部分或完全断裂。当肌腱和腱鞘发生粘连或鞘管狭窄时，会丧失滑动功能，导致肩的外展、上举和旋转功能受限。

肩关节周围炎的病变部位、发病特点与解剖结构密切相关。对肩关节解剖及功能的深入了解有助于更深入地探讨其发病规律、临床特点及防治方法。

（二）各型肩关节周围炎

为了更清晰地说明问题，我们将根据不同肩关节周围炎的病理解剖特征和临床诊断，将其分类并分别进行详细阐述。在此基础上，我们还将为每个分类提出相应的治疗方案，以便读者能够更好地理解和应用。

（三）冻结肩

1. 基本概念

冻结肩，亦被称为五十肩，通常在50岁左右的中年人群中突发，表现为肩关节疼痛及活动范围受限。其病变广泛涉及冈上肌腱、肱二头肌长头腱及其腱鞘、肩峰下滑囊、肩喙韧带以及肩肱上韧带等多个部位，严重时亦可累及肩肱关节腔。该病是一种涉及多个滑囊及部位的复杂病变。

在急性期，即冻结进行期，患者会感到剧烈疼痛并伴有肌肉痉挛，尤其在夜间更为严重。关节镜检查下，可见滑膜充血、绒毛肥厚增殖，并充满关节间隙，导致关节腔狭窄和容量减少，肌腱关节内段表面被血管壁覆盖。

经过2~4周的进展，病情进入慢性期，此时疼痛有所减轻，但关节囊增厚并纤维化，滑膜粘连，皱襞间隙闭锁，关节容量明显减少，导致关节挛缩和运动障碍日益加重。患者肩关节各方向的活动度明显受限，如梳头、穿衣、举臂及后伸系带解带等动作均感困难。压痛范围广泛，涉及喙突、肩峰下、结节间沟及四边孔等部位，同时三角肌、冈上肌和冈下肌出现萎缩。关节镜检查下，可发现关节内有小碎片漂浮。

X 线检查可显示肩峰和大结节骨质稀疏及囊样变，而关节造影则显示肩胛下滑囊消失、盂下滑膜皱襞闭锁及长头腱鞘充盈不全，关节腔内压力增高，但容量降低至正常值的 1/3 左右。

本病需与根型或混合型颈椎病相鉴别，临床上有 1/4～1/3 的肩关节周围炎病例是由 C3～4、C4～5 脊神经根受压所致。

2. 治疗

（1）非手术疗法。

非手术疗法的核心目标是缓解疼痛和恢复功能。

急性期：患肢需休息并制动，可采用局部封闭、理疗、针灸及药物治疗等方法来缓解症状。

慢性期：以促进功能恢复为主，可采用按摩、针灸、体疗或在麻醉下行粘连松解术等方法，这些均有助于肩关节功能的恢复。

自愈：冻结肩具有自愈倾向，自然病程可长达 6 个月至 3 年。合理的治疗可加速肩关节功能的康复。

（2）手术疗法。

手术疗法主要采用第二肩关节松解术。

手术病例选择：适用于粘连和挛缩严重且经正规保守治疗无效的少数病例。术前需与颈椎病进行鉴别，以避免误诊。

术式：多在关节镜下行粘连松解术，操作时需仔细切断束带样组织，并用冰盐水反复冲洗，以减少和避免出血与渗血。

（四）肱二头肌长头腱炎或腱鞘炎

1. 基本概念

肱二头肌长头腱炎与腱鞘炎在临床上常相伴出现，且难以明确区分。这两种病症颇为常见，主要表现为肩前方的疼痛及结节间沟的压痛，特别是在肩关节外展 90°或外旋时会明显加剧。进行 Yergason 试验时，即屈肘 90°并使前臂进行屈曲抗阻力收缩，同时肩关节被动外旋，会因长头腱的收缩及在外旋位受到的牵拉而在结节间沟出现疼痛，此试验阳性对诊断具有重要意义。另外，用力向后做摆臂运动时，肩前方的结节间沟部位也会出现疼痛，这是肱二头肌长头腱及腱鞘炎的典型症状。

X 线检查有时能观察到结节间沟的钙化影，而通过拍摄结节间沟的切线位片，可以进一步了解沟的深度以及是否存在骨赘形成。关节造影技术则能够显示腱鞘的充盈情况，有助于确诊。

2. 治疗

（1）非手术疗法。

对于处于急性期的病例，主要采取休息和制动的治疗方式，同时鞘内封闭和物理疗法等也可以有效减轻或缓解症状。对于慢性期的患者，则可以进行按摩和体疗，以促进功能的早期恢复。

（2）手术疗法。

手术疗法包括肱二头肌长头腱结节间沟内固定术或将肌腱移植到喙突的术式。然而，关于这种手术的疗效和必要性，目前仍存在一些争议。

（五）冈上肌腱炎

1.基本概念

冈上肌在驱动上臂外展和上举动作中扮演着关键角色，同时也有助于肩肱关节的稳定性。然而，由于冈上肌腱的力臂相对较短，当上肢进行外展和上举动作时，冈上肌需以肱骨头为中心进行旋转，并需施加极大的力量，这导致冈上肌腱容易发生劳损、变性及损伤。

当手臂上举时，冈上肌会被夹在肱骨大结节和肩峰之间，这种反复的挤压和冲撞容易使已经变性的肌腱发生破裂。此外，冈上肌腱炎往往与其表面的肩峰下滑囊炎并存。肩峰下滑囊在急性炎症期会出现肿胀、渗出和积液，若伴有钙盐沉积，则可能形成钙化性冈上肌腱炎或钙化性肩峰下滑囊炎。退变的冈上肌腱与肩峰间的反复碰撞还可能导致肌腱的完全或不完全破裂。

临床上，患者可能会出现肩痛、冈上肌萎缩、大结节内侧压痛等症状。被动伸展运动时可在肩峰下区触及摩擦感，上举和外展动作受限，特别是在上举 60°～120°时会出现疼痛（即疼痛弧综合征），臂坠落试验呈阳性。

肩肱关节或肩峰下滑囊造影可以帮助发现冈上肌腱的破裂。除了依据临床特点进行诊断外，关节镜观察也有助于确认冈上肌腱的病变。此外，B 超和 CT 等无创性检查方法也被用于本病的诊断。在诊断过程中，需要排除肩峰下撞击征的可能性。

2.治疗

（1）非手术疗法。

对于单纯性冈上肌腱炎，可以采取休息、制动、理疗、局部封闭以及口服消炎镇痛剂等方法来缓解症状。对于急性期的滑囊炎，还可以进行穿刺抽吸或冲洗疗法以缓解疼痛。对于可疑的冈上肌腱破裂，可以采取"零度位"皮肤牵引或肩人字石膏固定进行治疗。

（2）手术疗法。

对于保守治疗无效或冈上肌腱出现广泛撕裂的患者，应考虑进行手术修补术。常用的手术方法为 Melaughlin 修复法。对于小型撕裂，也可以采用关节镜内缝合法进行治疗。对于钙化性肌腱炎，还可以通过手术摘除钙化斑块。

（六）肩锁关节病变

1.基本概念

肩锁关节在受到剪切应力作用时，其关节软骨面最容易受到损伤。由于职业性反复劳损或运动损伤，喙锁韧带可能会变得松弛或撕裂，进而导致肩锁关节出现松动和不稳定状态，也被称为半脱位。肩锁关节炎的病因包括微小累积性损伤、职业体位性劳损、运动损伤以及退变性骨性病变。

在疾病的早期阶段，关节的不稳定会导致关节软骨面受损并发生退变。随着软骨面的损伤和软骨下组织的硬化，肩锁关节的上方或前方边缘会逐渐形成骨赘。这种病变既可以累及锁骨端，也可以累及肩峰侧，但锁骨端的表现通常更为明显。患者会感到疼痛局限于肩锁关节顶部的两侧，并且不会放射到其他部位，能够明确指出疼痛的具体位置。此外，肩锁关节可能会出现肿胀和局部压痛，当上举达到120°及以上时，疼痛会加剧。当上肢高举超过150°时，出现的肩上方疼痛被称为肩锁关节疼痛弧。肩关节在被动极度内收时，也会使疼痛加重。

根据上述症状和体征，医生可以做出初步诊断。为了进一步明确病变情况，需要进行X线检查。摄片时应以肩锁关节为中心，将球管从直位向尾端旋转20°~25°，采用由下往上的投照方式。X线片可以显示关节面的不规整、边缘的骨质增生和硬化、关节面下的骨吸收或囊性变，以及半脱位等病变特征。

2. 治疗

（1）非手术疗法。

对于肩锁关节炎的治疗，非手术疗法主要包括减轻患肢的负荷和活动频度，以及采用肩峰关节封闭、超声波和短波透热等方法来减轻或缓解症状。

（2）手术疗法。

对于肩锁关节不稳定和顽固性疼痛且经保守治疗无效的患者，可以考虑手术疗法。一种常用的手术方法是切除锁骨外侧端。对于半脱位的患者，还可以使用人造韧带或阔筋膜张肌筋膜进行"8"字缝合术。这种方法在多个病例中取得了良好的效果。

（七）喙突炎

1. 基本概念

喙突是肩部的一个重要结构，是多种肌腱和韧带的附着点，包括喙锁韧带、肩喙韧带、喙肱韧带、肱二头肌短头、喙肱肌以及胸小肌等。这些软组织结构均与喙突紧密相连，共同维持肩部的稳定性和功能。在喙突与肌腱之间存在滑液囊组织，起润滑和减少摩擦的作用。

当附着在喙突上的肌腱、韧带或滑囊发生损伤、炎症或退变时，往往累及喙突本身，导致喙突炎的发生。喙突炎的常见原因包括肱二头肌短头肌腱炎、喙突部滑囊炎和喙肱韧带炎等。这些病症除了会引起局部疼痛和压痛外，还可能会限制肩部的外旋功能，但通常不会影响上举和内旋功能。

2. 治疗

喙突炎的治疗首先应减少患侧手臂的活动，以减轻对喙突及其周围软组织的进一步损伤。局部封闭疗法在治疗喙突炎方面通常具有显著的效果，可以通过注射药物减轻炎症和疼痛。此外，针灸、理疗和按摩等保守治疗方法也有助于缓解喙突炎的症状。

一般来说，喙突炎的预后是良好的，只要患者能够积极配合治疗并遵循医嘱进行康复锻炼，大多数患者都能够恢复正常的肩部功能。

二、肩袖损伤

（一）肩袖的解剖与功能

1. 肩袖的解剖学结构

肩袖是由冈上肌、冈下肌、肩胛下肌以及小圆肌的肌腱在肱骨头的前方、上方和后方交织而成的一种袖套状结构，因其位于肩部，故称为"肩袖"。这些肌腱在近肱骨大结节的止点处相互融合，形成喙肱韧带，进一步加强了肩袖在冈上肌与冈下肌之间的联结。

冈上肌起源于肩胛骨的冈上窝，跨越盂肱关节的上方，最终止于肱骨大结节的近侧部分，由肩胛上神经支配。它的主要功能是使上臂外展，并固定肱骨头于肩盂上，从而确保盂肱关节的稳定性。此外，冈上肌还能有效防止三角肌收缩时肱骨头的向上移位。

冈下肌则起自肩胛骨的冈下窝，经过盂肱关节的后方，止于肱骨大结节的外侧中部，同样由肩胛上神经支配。其功能是在上臂下垂时使上臂外旋。

肩胛下肌起源于肩胛下窝，经过盂肱关节的前方，止于肱骨小结节的前内侧部分，受肩胛下神经支配。在上臂下垂时，它具有内旋肩关节的功能。

小圆肌起自肩胛骨外侧缘的后面，经过盂肱关节的后方，止于肱骨大结节的后下方，由腋神经支配。它的功能是使上臂外旋。

2. 肩袖的功能作用

肩袖的主要功能是在运动或静止状态下保持肱骨头与肩盂之间的稳定性，从而使盂肱关节成为运动的轴心和支点，维持上臂的各种姿势并完成各种运动功能。其中，冈上肌和肩胛下肌的肌腱位于第二肩关节（即肩峰下关节）的喙肩穹下，掌控肩关节的内收、外展、上举及后伸等活动。这两组肌肉在喙肩穹下往复移动，因此容易受到夹挤和撞击而受损。此外，冈上肌和冈下肌的肌腱在止点近侧的末段 $1 \sim 1.5$ cm 处存在一个无血管区（又称危险区），是肌腱退化变性和断裂的好发部位。

(二)病因学

关于肩袖损伤的病因与发生机制，目前学界尚存在争议，但主要形成了以下四种理论：

1. 创伤理论

创伤被广泛认为是肩袖损伤的重要因素，这包括劳动中的劳损性伤害、运动损伤、日常生活中的意外伤害以及交通事故等，都是肩袖创伤的常见原因。临床实践中，若盂肱关节前脱位复位后患肩仍无法外展，几乎可以确定存在肩袖损伤，且约7%的患者可能伴有神经损伤。在老年人中，即使没有骨折或脱位，外伤也可能导致肩袖撕裂。任何大结节骨折的移位都暗示肩袖撕脱骨折的存在。更为常见的是反复的微小创伤，如日常生活和运动中肌腱内肌纤维的微断裂，若未能及时修复，将逐渐演变为大部或全层肌腱撕裂，这在投掷运动员和军人中尤为多见。

急性损伤的常见暴力形式包括：上臂的直接牵拉导致冈上肌腱受损；上臂的突然极度内收使冈上肌腱过度牵拉；关节盂下方受到自下而上的对冲性损伤，导致冈上肌腱在喙肩穹下受损；肩部外上方的直接暴力使肩袖受到牵拉性损伤；以及较为罕见的锐器或火器伤。

2. 退变理论

鉴于肩袖损伤多发生在中年以后，退变被视为另一主要原因。病变的肌腱组织会出现细胞变形、坏死、钙盐沉积、纤维蛋白样增厚、玻璃样变性、部分肌纤维断裂以及小动脉增生和肌腱内软骨样细胞。肩袖止点处的退化尤为明显，局部原有的四层结构可能变得不规则或消失，甚至可能出现肉芽样变，且随着年龄的增长逐渐加重。肌腱的退化、变性以及部分或完全断裂在老年患者中尤为常见。

3.血运理论

有学者发现冈上肌腱远端 1 cm 内存在一个无血管的"危险区"，这是肩袖撕裂最常发生的部位。尸体标本研究也证实了这一"危险区"的存在，即滑囊面的血供优于关节面侧，这与关节面撕裂发生率高于滑囊面侧的现象相一致。此外，冈下肌腱远端 1.5 cm 内也存在乏血管区。然而，冈上肌的撕裂发生率远高于冈下肌腱，这表明除了血供因素外，还有其他因素在起作用。

4.撞击理论

有学者提出了肩撞击征的概念，认为肩袖损伤是肩峰下发生撞击所致。这种撞击主要发生在肩峰前 1/3 部位和肩锁关节下方的喙肩穹下方。根据撞击征发生的解剖部位，可分为冈上肌腱出口撞击征和非出口部撞击征。有学者认为 95% 的肩袖断裂是由撞击征引起的。然而，临床研究表明，并非所有肩袖撕裂的病例都与肩峰下撞击有关，部分病例单纯由损伤或肌腱退化引起。此外，存在肩峰下撞击解剖异常的病例中也并非都会发生肩袖破裂。因此，撞击征是肩袖损伤的一个重要病因，但并非唯一因素。

(三)病理改变、临床特点及体征

1.病理变化

肩袖损伤根据受损程度，通常可分为局部挫伤、不全性断裂及完全断裂三种类型。当外力迅猛且强度极大时，会导致肩袖发生完全断裂；若外力稍小，则可能引起浅层或深层断裂，以及肌纤维的撕裂。

2.临床表现

(1)一般症状。

外伤史：患者通常有急性损伤或重复性、累积性损伤史，这对疾病的诊断具有重要参考价值。

疼痛与压痛：疼痛常见于肩部三角肌的前方及外侧区域，尤其在急性期更为明显，多表现为持续性疼痛；而在慢性期，则可能表现为钝痛。肩部活动或负荷增加后，疼痛可能加剧；肩关节的被动外旋或过度内收同样会加重疼痛。夜间疼痛加重是此类损伤的一个特殊表现。压痛通常出现在肱骨大结节近侧或肩峰下方的间隙处。

(2)活动受限、肌肉萎缩及关节挛缩：肩袖断裂的患者在肩上举及外展功能方面均会受到限制，活动范围通常小于 45°。若病程持续 3 周以上，肩周肌肉可能会出现不同程度的萎缩，特别是三角肌、冈上肌及冈下肌。病程超过 3 个月的患者，肩关节的活动范围可能会进一步受限，并继发关节挛缩征，其中以外展、外旋及上举功能受限最为显著。

3.特殊体征

(1)疼痛弧征：约 80% 的患者呈现阳性体征，即在患臂上举至 60°~120° 时，肩前方或肩峰下区域会出现疼痛。这一体征对肩袖挫伤和部分撕裂的诊断具有重要意义。

(2)盂肱关节内摩擦音：在肩关节进行主动或被动活动时，盂肱关节内可能会发出摩擦声或砾轧音，这通常是由肩袖断端的瘢痕组织引起的。

(3)撞击试验：当向下压迫肩峰并被动上举患臂时，如果肩峰下间隙出现疼痛或上举不能，则为阳性体征。

(4)肩坠落试验：将患臂被动上举至 90°~120° 范围后撤除支撑，如果患臂不能自主支撑而发生坠落并伴随疼痛,即为阳性体征。由于该检查可能引起患者痛苦,因此对于诊断明确的患者,通常无须进行此检查。

(四)影像学检查

1. X 线检查

(1)常规 X 线平片:尽管对于肩袖损伤的直接诊断并无特异性,但常规 X 线平片在鉴别和排除肩关节骨折、脱位及其他骨、关节疾病方面具有重要价值。平片上可能观察到的异常包括肩峰下间隙狭窄、大结节部皮质骨硬化、表面不规则或骨疣形成,以及松质骨的骨质萎缩和疏松。此外,肩峰位置过低、钩状肩峰、肩峰下关节面硬化及不规则等 X 线表现,均提示存在肩峰下撞击的可能。

(2)特殊体位摄片:在 1.5 m 距离水平投照时,肩峰与肱骨头顶部间距若小于 10 mm,通常提示大型肩袖撕裂的存在。通过三角肌牵引促使肱骨头上移,并在患臂上举运动的动态观察中,可以进一步分析大结节与肩峰的相对关系,从而确认是否存在肩峰下撞击征。

2. 关节造影与其他影像学技术

关节造影:对于肩袖完全断裂的诊断,盂肱关节腔的造影是一种非常可靠的方法。由于肩胛下肌下滑囊与肱二头肌长头腱腱鞘相通,但与肩峰下滑囊或三角肌下滑囊不相通,因此肩袖破裂会导致造影剂从盂肱关节腔内溢出,进入肩峰下滑囊或三角肌下滑囊。然而,对于肩袖部分断裂,由于隔断结构仍存在,关节造影无法做出确诊。在进行盂肱关节造影前,应进行碘过敏试验。

(1)CT 及 CTM:单独使用 CT 扫描对肩袖病变的诊断意义有限。目前,多采用 CTM(CT 脊髓造影)或 CT 与关节造影合并使用,以更准确地诊断肩胛肌及冈下肌的破裂,并发现可能并存的病理变化。

(2)磁共振成像(MRI):MRI 是诊断肩袖损伤的另一种有效方法。其优点在于非侵入性、可重复性高,且对软组织损伤具有高敏感性(为 95% 以上)。MRI 能够显示受损肌腱在水肿、充血、断裂及钙盐沉积等方面的不同信号,从而反映肌腱组织的病理变化。然而,MRI 的假阳性率较高,因此需要进一步提高诊断的特异性。

(3)超声检查:超声检查作为一种非侵入性诊断方法,具有简便、可靠且可重复检查的特点。高分辨率的探头能够清晰显示肩袖水肿、增厚等改变,对于完全性断裂能准确显示断端和肌腱缺损范围,对部分断裂的诊断也优于关节造影。超声检查在肩袖部分断裂时,能显示肩袖缺损、萎缩或变薄等病理变化。

(五)关节镜诊断

这种微创检查手段,主要应用于那些疑似存在肩袖损伤、盂唇病变、肱二头肌长头腱止点撕裂(即 SLAP 病变)以及盂肱关节不稳定的患者中。

(六)肩袖损伤的非手术疗法

根据肩袖损伤的类型及病程的不同,治疗方法存在显著差异。除了手术适应证明确的患者外,对于一般的肩袖挫伤和部分断裂患者,通常采用非手术治疗方式。

非手术治疗主要包括休息、三角巾悬吊制动(持续 2~3 周)、中药外敷以及局部物理疗法等，旨在消除肿胀和缓解疼痛。对于局部疼痛剧烈的患者，可采用1%利多卡因联合皮质激素进行肩峰下滑囊或盂肱关节腔内注射，或采用痛点封闭治疗。待疼痛缓解后，再进行肩关节功能康复训练。

在肩袖断裂的急性期，多采取卧位上肢零度位牵引治疗。具体方法为：患者平卧，上肢外展约160°，肩下垫软枕使肩部呈前屈30°~45°状态，进行皮肤牵引，持续时间约3周。在牵引期间，同时进行床旁物理治疗，2周后，每日可间断解除牵引2~3次，进行肩、肘部功能练习，以防止关节僵硬。此外，也可在卧床牵引1周后改用零位肩人字石膏或支具固定，以便患者下地活动。零位牵引有助于肩袖肌腱在低张力状态下修复和愈合，同时在去除牵引后，可利用肢体重力促进盂肱关节功能的恢复。

(七)肩袖损伤的手术疗法

1.手术适应证

肩袖自行愈合的主要障碍包括断端分离、缺损、残端缺血、关节液渗漏以及肩峰下撞击等因素。因此，具有这些病理解剖特征的患者应考虑手术治疗。具体适应证包括：

(1)肩袖大范围撕裂：这类撕裂通常对非手术治疗无效，特别是合并肩峰下撞击征的病例。

(2)非手术治疗无效：经过正规非手术治疗3~4周后，若肩袖的急性炎症和水肿已消退，但未愈合的肌腱残端已形成瘢痕组织，此时需进行肌腱修复和终点重建。

2.手术方式

肩袖修复手术有多种方式，需根据具体情况选择。

(1)Mclaughlin术式：这是常用的手术方式，通过在肩袖原止点部位的大结节近侧凿一骨槽，将肩袖近侧断端植入该骨槽内。该术式适应证广泛，尤其适用于大型、广泛型的肩袖撕裂。为防止术后肩峰下间隙粘连和撞击，应切断喙肩韧带，并进行肩峰前外侧部分切除成形术。

(2)肩峰成形术：主要用于治疗肩峰下撞击征，手术方式与一般关节成形术相似，以清除多余组织为主，减少渗血。

(3)肩胛下肌肌瓣上移术：对于冈上肌腱和冈下肌腱广泛撕裂导致的肩袖缺损，可将肩胛下肌上2/3自小结节附着部位游离，并固定于冈上肌腱和冈下肌腱的联合缺损部位。

(4)冈上肌推移修复法：适用于冈上肌腱巨大缺损的患者。通过游离冈上肌，保留肩胛上神经冈上肌支及伴行血管束，使整块冈上肌向外侧推移，覆盖肌腱缺损部位，并重新固定在冈上窝内。这种手术方式较为合理。

(5)合成织物移植修复术：主要用于大型肩袖缺损的患者。术后配合物理疗法和康复训练，可使肩关节功能大部分恢复，缓解疼痛，日常生活接近正常。

总之，正确诊断、及早治疗及术后良好的康复治疗是取得满意疗效的关键。如果不进行修复，任由病情发展，最终可能导致肩袖性关节病，进而因关节不稳定或继发关节挛缩症而引发肩关节病变。

(八)肩袖间隙分裂

肩袖间隙是位于喙突外侧、肩胛下肌与冈上肌之间的肌肉间隙，内有疏松结缔组织连接两肌，并由前方的肱韧带加固。在正常人中，约9%的肩袖间隙呈开口状，而在复发性肩关节半脱位患者中，这一比例高达50%，显示两者之间存在关联。该病症多发于青壮年，肩袖间隙是肩袖结构的薄弱区域。一旦肩袖间隙发生分裂，冈上肌与肩胛下肌的合力作用会减弱，导致肱骨头在肩盂上的固定力下降，进而可能引发盂肱关节的松弛与滑脱，甚至导致肩峰下滑囊的炎症、粘连及关节挛缩。

1. 病因

肩袖间隙分裂多由劳动或运动损伤引起，特别是当上肢由外旋、外展状态迅速转变为内收、内旋状态时，会导致肌间隙的疏松结缔组织破裂，冈上肌腱与肩胛下肌腱分裂。有时，盂肱关节囊前壁也会从该间隙疝出或同时撕裂。

2. 临床表现

肩前方持续性钝痛，运动后症状加重，喙突外侧肩袖间隙部位有压痛。

肩关节不稳、乏力，有松弛感。

关节内可能出现弹响。

3. 影像学表现

X线摄片可能显示患臂最大上举位时盂肱间的滑脱现象。

盂肱关节造影可见肩袖间隙部位造影剂溢出，形成不规则影。

关节镜检查可观察到肩袖间隙部位的充血和渗出。

4. 诊断

基于肩部外伤史、肩前痛及肩部乏力、有疲劳感、喙突外侧局限性压痛、盂肱关节不稳定，以及X线片和关节造影的异常表现进行诊断。

5. 治疗

非手术治疗：新鲜损伤首选非手术治疗，包括制动、口服消炎镇痛剂、物理疗法及卧床休息和臂零位牵引。零位牵引时，肩胛冈和肱骨在同一轴线和平面上，有利于肩袖在松弛状态下重新愈合。固定期内可进行物理治疗，去除固定后开始关节功能康复训练。

手术治疗：对于非手术治疗无效、盂肱关节明显不稳定或已有关节挛缩的陈旧性肩袖间隙分裂患者，以及存在肩峰下撞击因素的患者，需进行手术治疗。手术采用经肩峰前方入路，分裂三角肌，切开肩峰下滑囊，显露并修补肩袖间隙。术后一般能获得较满意的疗效。

三、肩峰下撞击征

有学者提出了"肩撞击征"的概念，并根据撞击发生的解剖位置，将其细分为"出口撞击征"和"非出口部位撞击综合征"。肩撞击征是指在肩的上举、外展过程中，由于肩峰下关节的解剖结构或动力学因素，肩峰下组织发生撞击，从而产生一系列临床症状。

从病因学角度来看，肩撞击征可以进一步分为"解剖学"和"动力学"两类。解剖学因素导致的撞击征，主要是冈上肌出口部骨或软组织结构异常，造成出口狭窄，这种情况被称为"结构性撞击征"。而动力学因素导致的撞击征，则是由于肩关节的稳定结构被破坏或动力装置失衡，肩峰下发生撞击，这种情况被称为"功能性撞击征"。

(一) 肩部肩峰下解剖

肩峰下的结构近似于典型的滑膜关节，其关键解剖特征包括：

由喙突、喙肩韧带和肩峰共同构成了一个穹窿状的结构，这一结构类似于关节的臼窝部分，并起到了关节的作用。

肱骨的大结节则形成了类似杵臼关节中的髁状突部分。在肩关节进行前举、后伸、内收和外展的运动时，大结节会在喙肩穹下沿着矢状面或冠状面做弧形轨迹的运动。

肩峰下滑囊位于肩峰和喙肩韧带的下方，其下壁紧贴着冈上肌腱的表面。这一滑囊缓冲了大结节对肩峰的压力，并减少了冈上肌腱在肩峰下的摩擦，其功能类似于关节的滑囊。

冈上肌腱穿行于肩峰与大结节之间，而肱二头肌的长头腱则位于冈上肌的深面，越过肱骨头的上方，最终止于盂唇的顶部或肩盂上的粗隆。在肩关节运动过程中，这两个肌腱都会在喙肩穹下进行移动。

(二)临床表现

撞击征可发生于从学龄期儿童到老年期的各个年龄段。部分患者有肩部外伤史，但更多患者的症状与长期过度使用肩关节有关。肩袖和滑膜受到反复损伤，可导致组织水肿、出血、变性甚至肌腱断裂等症状。早期肩袖出血、水肿与肩袖撕裂的临床表现相似，因此诊断时容易混淆。为了准确诊断和治疗，需要将撞击征与其他原因引起的肩痛进行鉴别，并确定撞击征的具体分期。

各期撞击征的共同症状包括：

1. 一般症状

肩部前方钝痛：尤为常见，特别是在上举或外展时疼痛加重。

撞击试验阳性：检查者一手压迫患侧肩胛骨，另一手使患臂上举，当肱骨大结节与肩峰撞击时则出现疼痛。此检查对鉴别撞击征具有重要价值，但操作时需注意手法轻柔。

肌力减弱：肩袖撕裂早期疼痛可能导致肩外展和外旋力量减弱；若肌力明显减弱，则可能与肩袖广泛性撕裂的晚期撞击征相关。

2. 疼痛弧征

部分患者在患臂上举 60°～120° 范围内出现疼痛或症状加重。然而，这种疼痛弧征也可见于其他伤病，不一定与撞击征直接相关。

3. 砾轧音

检查者一手握持肩峰前、后缘，另一手使上臂做内、外旋转及前屈、后伸运动，若扪及砾轧声(使用听诊器听诊更清晰)则为阳性。此征多见于撞击征期，尤其是伴有完全性肩袖断裂者。

4. 注射试验

在肩峰下方注入 0.5%～1% 利多卡因 10～20 mL 至肩峰下滑囊。若注射后肩痛症状暂时消失，则可确立撞击征。若注射后疼痛仅部分缓解且仍有关节功能障碍，则冻结肩的可能性较大。此方法可用于鉴别非撞击征引起的肩痛症。

(三)病理学

1. 第一期：水肿、渗出及出血期

此阶段可见于任何年龄段，常见于从事手臂上举过头劳作的人群，如体操、游泳、网球、棒球投手等运动员，以及从事板壁油漆、绘壁画、装饰工作等职业的人员。肩关节的过度使

用和累积性劳损是引发此期病变的主要原因。此外，一次性单纯的肩部损伤，如躯体遭遇剧烈撞击或严重摔伤，也可能导致冈上肌腱、肱二头肌长头腱和肩峰下滑囊出现水肿、渗出与出血。

2. 第二期：慢性肌腱炎及滑囊纤维变性期

此阶段多见于壮年患者，由于肩峰下反复撞击，滑囊逐渐纤维化，囊壁增厚。同时，肌腱因反复损伤而出现慢性肌腱炎。由于损伤持续存在，水肿与纤维化往往并存，形成慢性病变。

3. 第三期：肌腱断裂期

此阶段为冈上肌腱、肱二头肌长头腱在反复损伤和退变的基础上，发生部分性或完全性断裂。肩袖出口部撞击征并发肩袖断裂的好发年龄多在 50 岁以后，其中完全性断裂者的平均年龄为 59 岁。这表明，随着年龄的增长，肌腱的韧性和强度逐渐减弱，更易受到损伤和出现断裂。

（四）影像学表现

1. 常规 X 线检查

进行常规 X 线摄片时，应涵盖上臂的中立位、内旋位、外旋位的前后（正）位及轴位投照，以全面显示肩峰、肱骨头、肩盂及肩锁关节的结构。这些 X 线平片能够显示肩峰下的钙盐沉积、肱骨大结节的硬化、盂肱关节炎、肩锁关节炎、肩峰骨骺发育异常及其他骨关节病变。

2. 造影术检查

目前造影术仍是诊断完全性肩袖断裂的一种实用且简便的方法。其适用指征包括：

（1）年龄超过 40 岁，临床表现疑似撞击征并伴有肩袖损伤的患者。

（2）肩峰下遭受冲撞性损伤，伴有突发性外展、外旋功能不全或完全丧失的患者。

（3）慢性持续性肩前痛，且可能存在肱二头肌长头腱断裂的患者。

（4）顽固性肩痛伴有盂肱关节失稳，经非手术治疗 3 个月以上无效，且碘过敏试验阴性的患者。

肩关节造影过程中，若发现造影剂从盂肱关节溢出至肩峰下滑囊或三角肌下滑囊，即可确诊为肩袖完全性破裂。同时，通过观察肱二头肌长头腱的形态及腱鞘的充盈度，可以判断长头肌腱是否断裂。然而，对于轻型的肩袖断裂及不完全性肩袖断裂，造影术可能难以准确显示和判定。肩峰下滑囊造影虽也有助于诊断完全性肩袖撕裂，但其形态变异可能导致显影重叠，影响诊断的真实性。

3. CT 检查及 MRI 检查

CT 检查及 MRI 检查目前已广泛应用于肩袖损伤的检查中，它们能够补充 X 线检查的不足，尤其是对软组织病变，包括关节囊病变的判定具有重要价值。

（五）关节镜检查

这是一种直接且清晰的诊断手段，不仅能准确识别肌腱断裂，还能详细展现其受损的范围、大小及具体形态。同时，该方法对于诊断冈上肌腱关节面侧的部分断裂及肱二头肌长头腱的病变同样具有重要价值。此外，通过观察肩峰下滑囊，可以进一步了解滑囊的病变情况和冈上肌腱滑囊面的断裂状态。

值得一提的是，该方法在确诊的同时，还可以实施相应的治疗，如肩峰下间隙的刨削减压、病灶清除、前肩峰骨赘切除，以及前肩峰成形术等。

然而，关节镜检查作为一种损伤性检查方法，需要在麻醉条件下进行，且对操作者的经验和技术设备有一定要求，因此在开展上受到一定的限制。

(六)超声诊断法

这种非损伤性的检查方法具备可重复操作的特性，对于诊断肩袖的水肿、出血、腱内部分断裂乃至完全性断裂具有一定的参考价值。此外，它还能够用于治疗前后的对比观察，有助于评估治疗效果。因此，这种检查方法或许会成为未来肩袖损伤诊断的一个重要发展方向。

(七)分期

根据病理学的表现，撞击征主要发生在肩峰的前1/3区域，具体位于喙肩韧带和肩锁关节的前下部。结合病理学及临床特征，撞击征被分为以下三个阶段：

Ⅰ期：这一阶段局部主要表现为水肿、渗出及出血等症状，因此也被称为水肿、出血期。

Ⅱ期：进入慢性阶段，主要表现为肌腱炎及滑囊的变性。

Ⅲ期：这是撞击征发展的最终阶段，即肌腱断裂期。

(八)非手术治疗

对于处于Ⅰ期或Ⅱ期且病情较轻的患者，非手术治疗是一种有效的选择。这种治疗方法包括口服非甾体类消炎药、使用三角巾或吊带进行制动，以及肩峰下封闭疗法等。这些措施有助于促进水肿的消退，并有效缓解疼痛。同时，患者还可以接受针灸和理疗作为辅助治疗手段。

在治疗开始后的2周，患者可以开始进行功能锻炼，主要以钟摆运动为主。3周后，逐渐增加抬举上肢的练习。经过6~8周的康复，患者可以逐渐恢复到正常的体力活动水平。

(九)手术治疗

1.手术适应证

对于非手术治疗无效的晚Ⅱ期和Ⅲ期肩峰下撞击征患者，可以考虑手术治疗。

2.手术方式

手术主要包括肩峰下减压和肩袖修复两部分，旨在同时对肩部上下两个方向进行减压。

肩峰下减压术：

(1)喙肩韧带切断或切除术：此术方法简单，适用于保守治疗无效的Ⅱ期病变。通常与其他手术同时进行，因为此术减压可能不够充分。

(2)肩峰切除术：虽然能充分减压三个间隙，但会破坏肩锁关节，影响三角肌和斜方肌的肩峰附着处，可能导致肱二头肌肌力减退和肱骨头向上半脱位。现已较少使用。

(3)外侧肩峰成形术：切除肩峰外侧2/3和喙肩韧带，可使肩峰下间隙前部得到充分减压。但术后会丧失三角肌部分止点，并造成肩部外观缺陷。

(4)前肩峰成形术：针对肩部撞击征病变主要在肩峰前 1/3 及肩锁关节前下部的特点，此手术既消除了撞击因素，又保留了三角肌肩峰附着部。手术创伤小，功能恢复快，是目前较为理想的治疗方法。

①前肩峰成形术的手术适应证：40 岁以上肩部撞击征患者，经半年以上保守治疗症状不减轻且日益加重；肩关节造影显示肩袖完全撕裂，需同时行肩袖修复术；因肩部撞击征造成肱二头肌长头腱病理性断裂者；40 岁以下肩部撞击征 II 期患者，发现肩峰前缘及其下表面前部有明显增生病变；伴有喙肱韧带挛缩的冻结肩患者，经半年以上锻炼功能无效时。

②手术方法：

麻醉：选用高位臂丛麻醉或全身麻醉。

体位：患者取平卧位，术侧肩部垫高。

切口：患侧上肢消毒后用无菌巾包裹，皮肤切口自肩峰后侧绕过肩峰至喙突呈"S"形。

部分切断三角肌，探查局部活动上肢，切除肩峰前下部，并检查肩峰下间隙内组织。

伴有慢性肩峰下滑囊炎者需切除肿大、增厚的滑囊；肩袖撕裂者需做相应修复；肱二头肌长头腱鞘炎或病理性断裂者需将长头腱固定或移至喙突；冈上肌有钙盐沉积者需清除。

(5)肩锁关节切除术：

①手术病例选择：术前 X 线片证实肩锁关节有明显退行性变性并有临床症状者；术中探查见肩锁关节下表面有骨赘磨损冈上肌腱者；需要更大范围显露冈上肌腱以修补广泛撕裂的肩袖者。

②术式：切除锁骨外端或其下表面骨刺，扩大肩峰下间隙。

③术后处理：用三角巾悬吊上肢，每天被动活动肩关节，3 周后开始主动功能练习。

(6)肩峰下滑囊切除术：适用于因肩峰下滑囊炎而造成的肩部撞击征。手术切除病变的滑液囊可减少肩峰下间隙的内容物，相对增加肩峰下间隙。

(7)肩胛盂缘切骨下移术：

通过使盂肱关节下移来增大肩峰下间隙。手术方法为沿肩胛冈做后切口，暴露肩关节后面并切断肩胛颈。术后不用外固定，可早期活动锻炼。

四、肩关节不稳定及复发性肩关节脱位

肩关节是人体中活动范围最为广泛但同时也相对不稳定的关节，其脱位情况占据了全部关节脱位约半数。肩关节的稳定性并非源自其内部的肱骨头与关节盂之间的结构，而是依赖于周围的韧带组织、关节囊以及肌肉群的协同作用。多种因素可能导致肩关节的稳定性受损，包括因发育不良或损伤造成的骨结构缺陷、盂唇的病理变化、关节囊及韧带的松弛，以及肩周围神经或肌肉的麻痹等。这些因素使得肩关节在遭遇轻微外伤或进行日常活动时，都有可能发生脱位。

(一)诊断步骤

1.病史采集

(1)相关背景：询问患者是否有过外伤经历，包括外力的性质和大小，以及是否曾有类似的病史记录。

（2）症状特征：了解患者是否感受到肩部疼痛或麻木，明确疼痛的具体部位和范围，探讨疼痛与肩关节活动之间的关联，同时询问是否存在弹响或疲劳感。

2. 体格检查

在检查过程中，确保肩部充分暴露，并进行双侧对比，以观察是否存在畸形或肌肉萎缩。特别注意肩峰下区域是否显得空虚，检查压痛的位置，评估肩关节的活动范围和肌力。此外，还需留意活动时是否有弹响或震动感，以及是否存在关节过度松弛的迹象，同时检查其他关节是否也有松弛的表现。

3. 辅助诊断

X 线检查：用于观察肩关节的外形，通过前后位和穿胸位可以检测脱位情况。患臂上举位和悬臂向下牵引位则有助于评估关节是否存在松弛。盂肱关节轴位片能够揭示肩盂发育不全或后下缘缺损的问题。

CT 检查：能够清晰显示肱骨头是否存在骨缺损，测量后倾角的大小，以及肩盂的斜角，并有助于诊断肩袖断裂。

MRI 检查：对软组织损伤具有较高的敏感性，能够准确诊断肩袖损伤和关节囊松弛。

关节镜检查：可直接观察关节内部的不稳定因素，为诊断提供直观依据。

肌电图检查：对于因神经或肌肉原因导致的肩关节不稳定，应进行肌电图检查以明确病因。

（二）诊断对策

1. 诊断关键

对于急性脱位病例，其症状与体征通常较为典型，结合 X 线片检查，诊断相对容易。然而，对于尚未脱位但存在不稳倾向或慢性脱位的患者，则需综合考量症状、体征、病史及多种辅助检查来进行诊断。

（1）病史与症状特征：此病在青年中较为常见，特别是 25 岁以下人群，男女比例为（4~5）：1，且右侧发病多于左侧。双侧同时发病者约占 10%，部分患者脱位可反复发作，少数甚至能自行复位。平时，患者多以肩部钝痛为主，运动或负重时疼痛加剧，部分还可能伴有肩部疲劳感和周围麻木。

（2）体征表现：急性脱位患者常表现出肩峰下空虚、Dugas 征阳性等典型体征。而未脱位时，肩关节的主、被动活动范围可能不受限制，但部分患者在活动时会有弹响感。肩前方、前下方或喙突外侧等处可能有压痛，压痛部位往往能揭示病变所在。通过向前后方向推肱骨头或向下牵拉上臂，若肱骨头出现明显移动，则可诊断为肩关节不稳，并据此判断不稳的方向。

（3）辅助检查手段：X 线片可显示急性脱位患者肱骨头脱位情况。对于未脱位者，通过特定角度的 X 线检查，如肩的前后位 X 线片（肱骨头略内旋）、患臂上举位前后位片及患臂下垂、向下牵拉位前后位片，可帮助发现肱骨头外后上方的缺损、盂肱关节的滑脱现象及肩关节下方不稳定等问题。盂肱关节轴位 X 线片有助于评估肩盂的发育情况及肱骨头与肩盂的解剖关系。关节造影可显示关节囊前后壁的松弛和膨胀情况。CT 能显示肱骨头的后倾角、肩盂倾斜角及骨性结构的异常，并评估肩袖的完整性。MRI 对肩袖断裂及关节囊松弛的显示效果较好，而 B 超也能用于检测肩袖断裂。关节镜则能直观观察关节内不稳定因素，如肩袖损伤、盂唇撕脱、Bankart 损伤及肩肱韧带松弛等，还能发现继发性关节不稳的相关病理改变。

2.临床分类

根据病因及病理特点，肩关节不稳定可分为先天性或发育性、外伤性、麻痹性、特发性肩关节松弛症及随意性肩关节脱位等类型；根据脱位的程度，可分为半脱位及完全性脱位；根据脱位与外伤的关系，可分为外伤性脱位及非外伤性脱位；而根据肱骨头脱出的方向，则可分为前后方向、上下方向、内外方向以及轴向旋转不稳定。

(三)治疗对策

1.治疗方针

恢复关节正常位置，消除相关症状，针对根本原因进行治疗，并重建关节的稳定性。

2.非手术疗法

对非外伤性关节脱位或病程较短的创伤性关节脱位，可采用复位后用三角巾悬吊固定三周的方法，随后进行肩关节周围肌肉的锻炼。然而，对习惯性脱位、多方向脱位或存在精神因素的情况，应视为手术禁忌，推荐采用非手术治疗。

3.手术介入

对脱位频繁发作、严重影响日常生活或工作且保守治疗无效的患者，可考虑手术治疗。手术方法主要包括：一是关节囊的修复与缝合；二是关节囊及肩胛下肌的重叠紧缩；三是骨挡手术；四是恢复肌肉力量的平衡；五是纠正发育上的畸形。手术方案的选择应依据关节不稳定的具体原因及病理状况，单独或结合使用上述方法。

第二节　髋关节疾病

一、弹响髋

弹响髋是指在髋关节主动屈伸或行走时，髋后外侧的纤维条索状物会在股骨大转子上滑动，产生可闻或可感的弹响或弹跳。其核心发病机理是阔筋膜张肌移行至髂胫束的部分发生变性增厚，在髋关节活动时，这些增厚的组织会滑过大转子并产生弹响。此外，股骨大转子的骨质增生或骨软骨瘤的形成也是可能的致病因素。

(一)诊断流程

1.病史收集

患者多为青壮年，女性较为常见。

多数患者无其他不适，仅有轻度局部酸胀感，主要症状为髋部活动时出现弹响。

若伴有疼痛，可能是并发了大转子滑囊炎。

2.体格检查

全身状况良好。

局部检查可见髋关节主动屈曲、内收或内旋时，股骨大转子部位有增厚腱性组织的弹跳感，有时可触及隆起的骨软骨瘤。

并发滑囊炎时，局部会有触痛。

长期患病者可能有肌萎缩，但肌力不受影响。

3. 辅助检查

实验室检查结果一般正常。

影像学检查主要是骨盆 X 线检查，用于排除髋关节本身的病变，很少需要进行 CT 或 MRI 检查。

(二)诊断要点

主要依据患者的病史、临床症状和体征进行诊断。

既往有活动时髋部弹响的病史。

体格检查中，关节主动屈曲、内收或内旋时，触诊股骨大转子部位有增厚腱性组织的弹响，并观察到索状物在大转子上滑动即可确诊。

(三)临床分型与鉴别诊断

目前尚未见相关分型或评分系统的报道。

需要与臀肌筋膜挛缩症和髋关节骨关节疾病进行鉴别，骨盆 X 线检查有助于排除其他髋关节内病变。

(四)治疗方案

以保守治疗为主，部分严重病例可考虑手术治疗。

无症状或仅有轻微弹响的患者无须治疗。

非手术治疗包括适当休息、热敷理疗、弹力绷带包扎、局部短期制动和限制屈髋运动等。

手术治疗适用于疼痛严重、条索状物增厚明显、保守治疗无效或有大转子其他病变的患者，手术方式包括切除增厚的索状物、切除大转子滑囊、髂胫束延长术等。

(五)出院随访与预后

出院带药无特殊要求。

应对轻症患者定期复查，了解保守治疗效果，并根据病情进展情况决定复查周期。

绝大多数患者预后良好。

二、类风湿髋关节炎

类风湿关节炎是一种慢性自身免疫性疾病，其确切原因尚不清楚，主要影响全身多个关节，尤其是腕、肘、膝和踝等，而髋关节受累相对较少，但仍占一定比例。该病的发病率约为 1%，好发于 30~50 岁的女性，男女患者比例约为 1∶3。此外，类风湿关节炎具有遗传倾向，HLA-DR4 及 HLA-DR1 抗原阳性较为常见，同时环境因素也与其发病有一定关联。

(一)诊断标准

1.临床表现

在关节滑膜炎阶段,患者会感到髋部疼痛,活动受限,内旋受限尤为明显。

随着炎症的发展,关节软骨受损,可能出现屈曲外旋畸形,关节活动进一步受限,严重时甚至完全丧失。

股骨头软骨广泛破坏后,可发生关节半脱位,导致行走困难。

多数患者同时合并腕、肘、膝等其他关节病变,应进行全面检查。

2.影像学检查

X 线片可显示滑膜肿胀、关节积液、关节间隙变窄或消失,以及股骨头和髋臼的骨质侵蚀。

3.实验室检查

红细胞沉降率(ESR)、C-反应蛋白增高,提示炎症反应。

类风湿因子阳性,HLA-DR4 或 HLA-DR1 阳性,有助于诊断。

4.美国风湿病学会标准

符合以下 7 项中的 4 项即可确诊:晨僵至少 1 小时(持续 6 周以上);至少 3 个关节肿胀(持续 6 周以上);腕、掌指及近端指关节肿胀(持续 6 周以上);对称性关节肿胀;类风湿结节;类风湿因子阳性;X 线片显示骨质侵蚀及骨质疏松。

(二)治疗原则

类风湿关节炎是一种全身性多关节病变,其治疗原则如下。

(1)药物治疗:根据病情及病期,选择合适的药物,包括消炎止痛、改善病情、免疫抑制及细胞毒性药物。

(2)康复治疗:通过锻炼帮助关节活动,防止肌肉萎缩和关节畸形。

(3)细胞因子治疗:作为一种新型治疗方法,根据具体情况可考虑使用。

(4)手术治疗:早期可进行滑膜切除(包括切开或关节镜手术),晚期关节僵直或软骨完全破坏者则需行全髋关节置换术。

三、股骨头坏死

股骨头坏死(osteonecrosis of the femoral head,ONFH)是由于股骨头血供受阻,导致骨细胞及骨活性成分死亡,并随后经历修复过程的一种疾病。

(一)诊断标准

1.分类

ONFH 主要分为创伤性和非创伤性两大类。创伤性 ONFH 主要由股骨颈骨折、髋关节脱位、髋臼骨折及髋关节挫伤后关节内血肿等引起。非创伤性 ONFH 则主要由以下因素导致:在中国,肾上腺皮质类固醇(激素)的过量使用是首要原因,特别是当激素总量超过 2000 mg 且使用时间超过 30 天时,风险显著增加;长期酗酒,每周饮酒量超过 400 mL(以 100% 乙醇计)并持续 10 年以上也是一个重要因素；此外，镰状细胞贫血等也易并发 ONFH。

2. 病理及分期

ONFH 的病理过程可分为坏死期、修复期、股骨头塌陷期及骨关节炎期。目前，国际上常用的分期法为国际骨循环学会（ARCO）及 Steinberg 分期。ARCO 分期将 ONFH 分为 0 期至 Ⅳ期，其中 0 期为骨活检阳性但其他非侵入性检查阴性；Ⅰ期至Ⅳ期则根据 MRI、CT 及 X 线片的表现进行细分，反映了股骨头从早期坏死到塌陷、关节炎及关节毁损的整个过程。

3. 临床特点

ONFH 的临床特点随分期而异。Ⅰ期通常无临床症状；Ⅱ期偶有轻度髋关节不适，强力内旋时可能出现腹股沟部疼痛；Ⅲ期则出现中至重度疼痛，特别是负重时，内旋活动受限，伴有跛行；Ⅳ期疼痛可能减轻，但关节活动障碍加重，跛行明显。

4. 影像学检查

ONFH 的影像学检查主要包括 MRI、X 线、CT 及核素骨扫描等。MRI 对诊断具有高特异性和高敏感度，能早期发现 ONFH 的迹象。对于高危患者，如应用激素 3 个月以内、长期酗酒或髋部外伤 6 个月以内者，应尽早行 MRI 检查。X 线和 CT 扫描则能较清楚地显示股骨头的高密度影、囊变或新月征等。核素骨扫描对早期坏死敏感度高，但特异性较差。

（二）治疗原则

ONFH 的治疗应根据病因、年龄、分期等综合考虑，采取个体化综合治疗。非手术治疗包括药物治疗（如促进骨修复、减少破骨、防止血栓、活血化瘀等中西药物）和免负重措施（提倡使用双拐，不推荐使用轮椅）。手术治疗则包括髓心减压、浓集自体骨髓有核细胞移植、病灶清除及带血管或不带血管骨移植、各类截骨术以及人工关节置换术等。其中，人工关节置换术是晚期 ONFH 的首选治疗方法。

四、成人髋关节发育不良

成人髋关节发育不良（developmental dysplasia of the hip，DDH）是儿童时期该病症的延续状态，其特征是髋臼发育存在缺陷，导致髋臼形态变浅变平，无法充分覆盖股骨头。这种结构异常使得髋臼与股骨关节面的匹配度和相互关系变得不正常。在疾病早期，这种不匹配可能引发髋臼盂唇的撕裂，从而产生疼痛症状。随着时间的推移，到了后期，由于关节面的接触应力增高，关节软骨会逐渐发生退变，最终可能引发骨关节炎。值得注意的是，约有 50% 的髋臼发育不良患者在 50 岁之前就会发展到髋关节骨关节炎的晚期阶段。

（一）病理生理机制

髋关节发育不良的解剖结构异常涵盖髋臼、股骨侧及其周边软组织，这些异常的程度直接关联到成人髋关节发育不良的严重性。

在半脱位患者中，髋臼通常呈现浅而卵圆形的开口，前壁变薄而后方骨量相对丰富。相比之下，高位脱位患者的髋臼则显得小而浅，伴随骨质疏松，臼窝内填充着脂肪与纤维组织，且前倾角有所增大。

股骨近端的解剖异常表现为股骨头形态异常，可能小而扁平或不规则，股骨颈缩短，颈干角与前倾角均增大，股骨髓腔变得细而直。随着脱位程度的加剧，股骨前倾角也会相应增大，股骨大转子则出现后旋现象。

此外，还存在继发性解剖异常，主要涉及软组织和肌肉的挛缩。股骨头上移使得髋外展肌呈现水平走向，在全髋关节置换术中易于受损。关节囊常发生沙样变，边缘处呈现膨大、缩窄再膨大的形态，紧密包裹着脱位的股骨头。关节囊与增生的髂腰肌腱共同增生肥厚，限制了股骨头的活动范围，同时坐骨神经相应缩短，术中若肢体延长过度，极易造成损伤。

(二)临床表现

1.症状表现

成人髋臼发育不良在我国女性中更为常见，男女发病比例约为 1：10。部分患者可能并无明显症状，仅在拍摄 X 线片时偶然被发现。多数情况下，该病症在小儿时期并无症状显现，直至青年或成年后，患者才逐渐感受到髋关节的疼痛。根据半脱位的严重程度，学者们观察到患者首次出现疼痛的时间有三个高峰期：严重半脱位者通常在 20 岁左右开始感到疼痛，中度半脱位者则在 30~40 岁之间，而轻度半脱位者可能要到 50 岁以后才会出现疼痛。此病症的临床表现与骨关节炎的严重程度密切相关。早期患者往往在髋关节疼痛出现前，会经历一段时间的髋关节疲劳感，特别是在劳累或长距离行走后更为明显，休息后会有所缓解。疼痛的部位多位于腹股沟区和臀部深处，也有部分患者会感到患侧大腿前方或膝关节的疼痛。对关节半脱位或骨关节炎明显的患者，还可能伴有不同程度的畸形。

2.查体情况

在髋关节疼痛症状出现的早期，髋关节的活动度通常保持正常，甚至可能是髋关节本身的半脱位状态，使得其活动范围比正常人还要大。然而，随着骨关节炎的发生和逐渐发展，髋关节的活动范围会逐渐受到限制。最早出现的是内外旋转受限，随着病情的进一步恶化，髋关节在各个方向的活动都会受到限制，并伴有不同程度的屈髋畸形，这会对患者的步态和日常生活造成严重影响。

(三)相关检查

本病的诊断依赖于髋关节前后位、斜位及外展位 X 线片的拍摄。双髋前后位片能够清晰地揭示髋臼与股骨近端的畸形程度、头臼的匹配关系、股骨头是否存在半脱位、骨关节炎的进展程度以及相关的测量数据；斜位片则有助于观察髋臼前缘的骨缺损状况；而外展位片则能够展示在不同外展角度下，股骨头与髋臼的对合关系，从而确定髋臼的最佳旋转角度。

在髋关节前后位 X 线片中，常见的测量指标包括：

CE 角：通过股骨头中心点至髋臼外上缘的连线与身体纵轴线之间的夹角来衡量。成人 CE 角正常值应大于 25°，若小于 20°则可诊断为髋臼发育不良；对于 13~17 岁的青少年，CE 角小于 15°即为髋臼发育不良。

臼顶倾斜角：即负重区髋臼指数，通过髋臼负重面两端连线与骨盆水平线之间的夹角来评估，大于 10°即为异常。

Sharp 角：通过泪滴下缘和髋臼外上角的连线与骨盆水平线的交角来测量，正常成人 Sharp 角应小于 40°。

髋臼覆盖率：通过股骨头受髋臼覆盖部分的横径与股骨头横径的比值来计算，正常应大于 0.75。

头臼指数(AHI):通过股骨头内缘到髋臼外缘的距离 A 与股骨头横径 B 的比值来表示,其计算公式为 $AHI=A/B\times100\%$,正常值为 $84\%\sim85\%$,表示股骨头大小与髋臼深度之间的匹配关系。

Shenton 线:通过观察耻骨下缘弧形线与股骨颈内侧弧形线是否连续来判断髋关节是否存在半脱位,若此线不连续,则可能表示关节脱位或半脱位。

此外,三维 CT 扫描能够更准确地判断髋臼缺损的位置和程度,对术前准备具有重要意义。而髋关节骨关节炎的 Tonnis X 线分期则能够评估骨关节炎的严重程度,从 0 期无特征到Ⅲ期出现大囊性变、关节间隙严重狭窄及股骨头严重变形。

(四)诊断

成人髋关节发育不良的诊断标准与儿童时期保持一致,然而,成人患者往往会在不同程度上继发骨关节炎,这是与儿童患者的一个显著区别。

(五)临床分型

目前,在成人髋关节发育不良的分型上,国内外广泛采用的是 Crowe 分型和 Hartofilakidis 分型两种方法。

Crowe 分型主要是基于股骨头相对于髋臼的脱位程度来进行划分。对于单侧髋关节发育不良,通过测量股骨头颈交界下缘与两泪滴点下缘连线之间的垂直距离,并与对侧股骨头的垂直直径进行比较,来判断脱位程度。具体分为四型:Ⅰ 型为不全脱位,小于 50%;Ⅱ 型为不全脱位,在 $50\%\sim75\%$ 之间;Ⅲ 型为不全脱位,在 $75\%\sim100\%$ 之间;Ⅳ 型为完全脱位,即不全脱位,超过 100%。对于双侧髋关节发育不良,脱位程度则是通过计算股骨头颈交界处距两侧泪滴点下缘连线的垂直距离与骨盆高度的百分比来确定。

而 Hartofilakidis 分型则更为简洁明了,将髋关节发育不良分为三组:半脱位组,即股骨头虽然半脱位但仍位于真臼内,髋臼窝变浅;低位脱位组,股骨头与假臼相关联,但假臼与真臼仍有部分重叠,股骨近段管腔基本正常;高位脱位组,股骨头常在后上方与骨翼相关联,真假臼完全分离,真臼臼环发育不良甚至未发育,股骨近段管腔明显狭窄。

对比两种分型方法,可以发现 Crowe Ⅰ、Ⅱ 型与 Hartofilakidis 分型的半脱位组相对应,Crowe Ⅲ 型与低位脱位组相对应,Crowe Ⅳ 型与高位脱位组相对应。尽管两种分型方法之间存在轻度的重复性差异,但对手术方案的选择影响不大。因此,为了便于术式选择和临床交流,许多学者认为 Hartofilakidis 分型在临床意义上更具优势。

(六)治疗方法选择

对于半脱位组的患者,其髋关节畸形程度相对较轻,因此在手术方案的选择上具有较大的灵活性且手术难度相对较低。在病变早期,当关节软骨尚未出现明显退变时,截骨矫形术是一个有效的治疗手段。该手术通过矫正髋关节的畸形,改善髋臼软骨的覆盖情况,从而重建髋关节正常的力学关系,达到缓解症状、延缓甚至避免骨关节炎进程的目的。然而,在病变晚期,当患者出现明显的骨关节炎和疼痛时,关节置换术则成为更为合适的选择,且这种手术与常规置换术在操作上并无显著差异。

对于低位脱位组的患者，截骨矫形术的效果往往不够理想。因此，在继发性骨关节炎晚期，关节置换术成为更为常用的治疗手段。手术难度会根据患者的脱位程度，即假臼与真臼之间的距离而有所差异。对于脱位程度较轻的患者，由于假臼与真臼位置相对接近，且骨盆骨量充足，因此在进行人工关节置换时，只需将重建的髋臼旋转中心适度上移或选用 Obong 双球形臼杯即可；而对于脱位程度较重的患者，由于假臼与真臼基本无重叠，且假臼、真臼的发育都较差，因此需要按照高位脱位的原则进行处理。

对于高位脱位组的患者，其假臼与真臼之间的距离较远，且真臼发育差甚至不发育。这类患者通常不伴有继发性骨关节炎，因此不适合进行截骨矫形术。其关节置换术的指征主要是下腰椎退行性变（髋-脊柱综合征）或对侧膝关节骨关节炎。由于高位脱位组患者的臼局部骨量不足，因此臼侧置换的难度非常大。目前，针对这一类型的患者，各种特殊的髋臼再造方法正在被研究和应用。

（七）治疗

治疗成人髋关节发育不良的核心目标是矫正髋臼与股骨近端的结构异常，旨在扩大髋关节的承重面积，确保髋臼透明软骨的充分覆盖，并重建髋关节正常的生物力学机制。一般而言，治疗得越早，所能达到的效果就越理想。然而，多数情况下，成人患者在出现症状并确诊髋关节畸形时，其骨骼的弹性和重塑能力相较于儿童时期已有显著下降，这自然会影响到手术的效果。

尽管如此，对于成人髋关节发育不良的患者，我们仍应给予充分的关注。在髋关节骨关节炎尚未出现或尚未恶化时，若能及时纠正畸形，便能有效延缓或阻止骨关节炎的进展，从而尽可能推迟进行人工关节置换的时间。因此，即便是在骨骼重塑能力受限的成人阶段，对髋关节发育不良的及时干预仍然具有重要意义。

1. 髋关节截骨矫形术

依据成人髋关节发育不良所继发的骨关节炎的不同发展阶段，髋关节截骨矫形术主要分为两大类。

（1）重建性截骨术。

此类手术适用于成人髋关节发育不良且继发早期骨关节炎、关节软骨退变尚未明显的患者。其目的在于通过截骨矫形来优化头臼关系，并扩大髋臼透明软骨的覆盖面积。具体手术方式涵盖骨盆截骨术与髋臼周围截骨术。

骨盆截骨术：包括一联、二联及三联骨盆截骨术，主要通过调整髂骨、坐骨及耻骨等部位来实现髋臼的转向。然而，由于成人骨盆的弹性和重塑能力有所降低，这些方法在成人患者中效果有限，且可能留下骨盆畸形等后遗症，尤其不适用于未生育的女性。

髋臼周围截骨术：分为 Bernese 髋臼周围截骨术和髋臼周围旋转截骨术。Bernese 髋臼周围截骨术具有对髋臼周围血液循环破坏小、骨盆机械完整性佳、内固定可靠且不影响女性骨性产道等优点，但术前关节炎较重等因素可能提示预后不良。髋臼周围旋转截骨术虽然能显著改善前外侧覆盖，但对前倾及髋关节中心外移的矫正作用有限，且手术技术要求较高。

（2）挽救性截骨术。

此类手术适用于成人髋关节发育不良且继发中期骨关节炎的患者。此时，髋臼透明软骨的破坏已较为严重，截骨的目的在于增加髋臼的骨性覆盖，增强关节稳定性，而非改善透明软骨的覆盖。具体手术方式包括 Chiari 骨盆内移截骨术和髋臼造盖术。

Chiari 骨盆内移截骨术：该术式通过臼顶截骨和骨盆内移来增加股骨头的覆盖面积，为后续的人工关节置换提供更好的臼杯覆盖。

髋臼造盖术：这是一种在关节囊上方植骨的关节囊髋臼成形术，不改变头臼关系，常与其他手术(如 Chiari 骨盆内移截骨术)联合应用。槽状髋臼加强术(subtrochanteric acetabular augmentation, SAA)是其中的一种，通过髂骨取骨并在臼顶外侧、后方及前方造槽、植骨，以改善髋臼形态。虽然 SAA 多用于儿童患者，但也有学者将其应用于成人 DDH 患者，并能在术后初期缓解症状。

2. 全髋关节置换术

全髋关节置换术(total hip arthroplasty, THA)是治疗成人髋关节发育不良继发晚期骨关节炎的有效手段，它能迅速减轻患者疼痛并恢复髋关节功能。为确保臼杯的长期稳定，关键在于恢复正常髋关节的旋转中心并提供充分的臼杯覆盖以增强其稳定性。

在髋臼侧处理方面，首先需确定臼杯的安放位置。对于成人 DDH 的骨关节炎患者，在 THA 中，将髋臼假体安放在真臼位，即恢复髋关节的旋转中心，是确保长期疗效的重要因素。这样做能恢复髋臼的正常解剖关系，避免假体在非生理状态下的加速磨损，同时有利于肢体的延长和改善外展肌的功能。此外，由于大部分先天性髋关节脱位患者的假臼位于髂骨翼平面，该平面的骨板较薄，难以满足人工髋臼的深度要求，因此真臼位的安放尤为重要。

在髋臼重建技巧上，实现对臼杯的充分覆盖和增加稳定性是保证 THA 长期疗效的关键。对于 Crowe Ⅰ、Ⅱ型髋关节发育不良，可采用常规 THA，只要宿主骨对臼杯的覆盖率在 70% 以上，就无须刻意加深髋臼。而对于程度较重的髋臼病变，可采用磨削加深髋臼、自体结构骨(如股骨头)植骨术或髋臼加强环/钽金属垫块加强术等方法来增加髋臼覆盖率。这些方法各有优缺点，需根据患者的具体情况进行选择。

在股骨侧重建方面，股骨柄假体的选择至关重要。对于 Hartofilakidis 半脱位和低位脱位的 DDH 患者，通常采用常规小号柄即可。而高位脱位的患者由于髓腔细小、股骨形态不规则等原因，股骨侧重建较为困难，因此，对于这类患者，可选择小号短直柄或组配式股骨柄以适应其特殊的解剖结构。

此外，当患侧肢体延长超过一定范围时，会增加坐骨神经损伤的风险。此时，需要进行股骨短缩截骨以降低这种风险。常用的股骨短缩方法有转子间短缩截骨和转子下短缩截骨。目前，多采用转子下短缩截骨结合组配式假体或非骨水泥假体的方法进行股骨侧重建。

3. 全髋关节表面置换术

全髋关节表面置换术是专为年轻、活跃且股骨头颈发育良好的半脱位及低位脱位患者设计的一种手术方案。与传统的 THA 相比，该术式保留了患者的股骨颈，使得应力能够自然通过股骨头假体与股骨颈传递，从而最大程度地维护了髋关节原有的生物力学特性，有效避免了股骨近端因应力遮挡而可能产生的问题。

在手术过程中，全髋关节表面置换术对骨髓腔的暴露程度极低，这有助于最大限度地保留股骨侧的骨质，为未来可能需要的翻修手术提供了更好的条件。此外，由于该术式保留了股骨颈，患者在术后能够更早地进行负重活动，且活动范围更大，脱位的风险也相对较低。

全髋关节表面置换术以其独特的优势，为年轻且活动量大的髋关节脱位患者提供了一种更为理想的治疗选择。

第三节　膝关节疾病

一、盘状半月板

盘状半月板是一种先天性的发育异常，其特征是半月板形态异常宽大，像盘子一样垫在股骨髁与胫骨平台之间。此病多见于青少年，有时 10 岁左右的儿童也会发病，且多见于外侧半月板。在损伤发生前，患者通常无明显症状，但损伤后会出现弹响、疼痛以及膝关节屈曲和伸直受限等问题。

对于盘状半月板的诊断，我们遵循以下步骤：

首先，进行病史采集，询问患者是否有膝关节损伤史，尤其是儿童在没有明显外伤的情况下出现膝关节疼痛和活动受限时，应首先考虑此病。同时，了解疼痛的具体位置、是否伴有弹响、屈曲和伸直受限等症状。

其次，进行体格检查，包括全身情况评估和局部检查。局部检查主要观察关节是否肿胀、周围肌肉是否萎缩，以及外侧关节间隙有无压痛。此外，还需检查膝关节的最大屈曲和最大伸直情况，观察伸屈过程中有无交锁和弹响，以及屈曲和伸直是否受限。特殊检查如麦氏试验、过伸或过屈试验、侧方应力试验、前后抽屉试验和研磨试验等也有助于诊断。

最后，进行辅助检查，其中 MRI 检查准确率很高。在矢状位成像上，半月板的前后角相连形成"领结"样改变；在冠状位成像上，半月板中央部变厚增宽。部分患者 X 线照片可显示外侧胫股关节间隙较内侧宽。

诊断要点包括膝关节痛、关节交锁和弹响症状、膝关节屈曲和伸直受限、外侧关节间隙有压痛、股四头肌萎缩等。对于无明显外伤史的儿童，若膝关节不能完全伸直或屈曲，即使无弹响和疼痛，也应高度怀疑盘状半月板。影像学检查如 X 线和 MRI 有助于确诊，但最终确诊需靠关节镜检查。

鉴别诊断方面，应与半月板损伤相鉴别。两者症状相似，但盘状半月板的弹响症状更明显，且往往在膝关节疼痛症状出现前已经存在。因此，需要进行 MRI 检查和关节镜检查以明确诊断。

治疗方面，对怀疑盘状半月板的患者，需行关节镜检查和治疗。对仅有弹响而无疼痛和膝关节活动受限的小儿患者，可考虑暂不手术治疗。随着关节镜技术的发展和对半月板作用的研究深入，现在多建议行关节镜下盘状半月板成形术，以保留边缘稳定部分，减少膝关节退行性变的发生。

二、半月板囊肿

半月板囊肿是一种囊性病变，主要影响半月板，尤其是外侧半月板的前角。其确切原因尚不清楚，可能与外伤、退行性改变或先天性因素相关。

（一）诊断流程

1. 病史询问

患者多为 20~30 岁的年轻人，可能伴有或无膝关节损伤史。

询问膝关节周围是否出现小肿物，是否伴有疼痛、关节活动受限，以及症状是否因剧烈运动而加重。

2. 体格检查

全身状况通常良好。

局部检查关注侧副韧带与髌韧带之间是否有隆起，隆起处是否有压痛，以及膝关节的最大屈曲和伸直情况，伸屈过程中是否出现交锁和弹响，关节活动是否受限。

进行特殊检查，如麦氏试验、过伸过屈试验、侧方应力试验、前后抽屉试验和研磨试验。

3. 辅助检查

MRI 检查在诊断中具有高准确性。

（二）诊断要点

1. 患者特征

患者年龄在 20~30 岁之间，膝关节周围出现小肿物，可能伴有胀痛感，剧烈运动后疼痛加剧。若合并半月板损伤，可能出现关节交锁和弹响。

2. 局部体征

在侧副韧带前方或后方、髌韧带两旁、关节间隙水平可触及囊性小肿物，可能伴有或无压痛，界限不清。若合并半月板损伤，麦氏试验可能呈阳性，并可诱发弹响。

3. 影像学检查

MRI 检查在 T 加权成像上，半月板周围的囊肿呈高信号，外侧半月板囊肿多位于前角。

（三）鉴别诊断

腘窝囊肿：内侧半月板囊肿位于内侧关节囊和内侧副韧带的后方时，可能误诊为腘窝囊肿。MRI 检查有助于明确囊肿位置，从而进行鉴别。

腱鞘囊肿：膝关节周围的腱鞘囊肿与半月板囊肿表现相似，临床检查难以区分时，应行 MRI 检查以鉴别。

（四）治疗方案

半月板囊肿的治疗需通过关节镜进行。

对较大的囊肿和不稳定的半月板组织，应切除囊肿和受损的半月板。

对较小的囊肿，仅累及小部分半月板时，可刮除囊肿并缝合半月板与关节囊的分离部分。

术后使用支具进行保护。

对于前角的小囊肿，也可采用射频消融和皱缩技术切除囊肿，同时保留半月板。

三、膝内外翻畸形

正常人的股骨与胫骨轴线之间存在一个 5°～15°的自然外翻角度，这一角度若超出 15°，则被称为膝外翻；相反，若角度小于 5°，甚至胫骨远端呈现向内倾斜，则称为膝内翻。这两种膝部畸形均会导致下肢力线异常，加速膝关节的退行性变化，因此需要及时进行矫正。

膝内外翻畸形的成因多种多样。在小儿中，这种畸形往往与缺钙或佝偻病有关，同时，小儿麻痹症导致的肌肉瘫痪和肌力不平衡也可能引发膝内外翻。对于中老年人来说，膝内外翻则更多地与关节退行性变、骨关节炎等疾病相关。此外，膝关节周围的外伤骨折若处理不当，或者股骨内外髁发育不平衡，同样可能导致膝内外翻畸形的发生。

(一)诊断步骤

1.病史询问

(1)了解患者是否有小儿麻痹、佝偻病或外伤的历史。

(2)询问畸形出现的时间点及其发展速度是快是慢。

(3)探究畸形是否对患者的行走造成了影响，是否存在膝关节疼痛，以及膝关节的伸屈活动是否正常。

(4)询问患者是否有膝关节不稳定的感觉。

2.体格检查

(1)评估患者的全身状况是否良好。

(2)进行局部检查：

观察膝关节内、外翻的畸形程度，以及关节周围的肌肉是否出现萎缩。

检查膝关节周围是否存在压痛，内外侧副韧带的张力是否正常，膝关节周围肌肉的肌力是否达标。

评估关节的活动度是否正常，以及关节的稳定性如何。

若发现站立位时畸形程度相较于卧位时加重，这可能提示侧副韧带松弛。

3.辅助检查

主要依赖 X 线平片检查，极少数情况下需要行 CT 或 MRI 检查。

下肢全长的 X 线正侧位片可以清晰地显示下肢的力线，膝内外翻的畸形程度和部位，以及膝关节间隙和骨质是否存在异常。

在条件允许的情况下，拍摄站立位的下肢全长 X 线片可以更加准确地了解下肢在负重状态下膝关节的畸形情况。

(二)诊断

基于患者的病史、膝关节的外观以及 X 线检查结果，诊断并不困难。以下是几种常见的膝关节内外翻畸形的诊断依据：

1.小儿佝偻病性膝关节内外翻畸形

多见于 5 岁左右儿童，可能伴随囟门迟闭、漏斗胸等佝偻病体征。

患儿行走、跑跳功能正常，无膝关节疼痛。

局部检查可见膝关节内翻或外翻，形成"O"型或"X"型腿。

X 线片显示膝关节内翻或外翻畸形，但无其他骨骼疾病迹象。

2. 小儿麻痹后遗膝关节内外翻畸形

患者幼时有高热病史，随后出现行走无力，逐渐发展为膝关节内外翻畸形。

除膝关节内翻或外翻畸形外，局部检查还发现膝关节周围某些肌肉肌力下降，尤其是股四头肌和胫前肌，但感觉功能正常。

X 线片显示膝关节内翻或外翻畸形，股骨侧为主要畸形部位，股骨髁发育不良，股骨外踝或内踝低平。

3. 外伤性膝关节内外翻畸形

患者有膝关节周围外伤史，后遗留膝关节内翻或外翻畸形。

多由胫骨平台塌陷性骨折或股骨内外髁骨折处理不当、复位不良所致。

患者常有膝关节疼痛，活动受限。

局部检查除畸形外，还有膝关节压痛，活动范围受限。

X 线片显示膝关节内翻或外翻畸形，内侧或外侧膝关节间隙变窄，关节面不平整，以及原骨折的后遗症表现。

(三) 治疗

针对小儿及外伤性膝关节内外翻畸形的治疗方法如下：

1. 小儿佝偻病性膝关节内外翻畸形

对 5 岁以下、畸形程度较轻的患儿，首选保守治疗。每日进行手法矫正，通过固定患肢的远近端，并在凸侧施加适当压力，持之以恒，畸形可逐渐得到纠正。夜间可辅助使用夹板，将夹板置于肢体畸形的凹侧并固定，再用宽布带将凸侧拉向夹板，以增强矫正效果。

若保守治疗一年后畸形未见改善且畸形明显，可考虑采用凸侧骨骺阻滞术，利用"马钉"打入股骨和胫骨凸侧骨骺以减缓生长，从而矫正畸形。

对畸形严重者，如内翻畸形膝间距超过 5 cm 或外翻畸形踝间距超过 5 cm 时，需在畸形最明显处实施楔形截骨术以矫正。

2. 小儿麻痹后遗膝关节内外翻畸形

此类畸形多由股骨侧异常发育所致，因此多采用股骨髁上楔形截骨术进行矫正。

3. 外伤性膝关节内外翻畸形

此类畸形通常由关节内骨折引起，且多伴有创伤性关节炎，治疗时需综合考虑。若膝关节间隙尚存且活动度良好，可尝试用胫骨或股骨楔形截骨术进行矫正。

若膝关节间隙明显变窄且活动度受限，单纯矫正畸形无法改善膝关节功能，此时可考虑膝关节表面置换术，并在置换过程中纠正畸形。然而，年轻患者，选择人工关节置换时需格外谨慎。

四、髌骨软骨软化症

髌骨软骨软化症是髌骨软骨面老化和退变的疾病，被视为膝骨关节炎的早期阶段，特征为软骨软化、龟裂，严重时甚至出现软骨粗糙、变薄的现象，股骨滑车软骨也可能经历相同的病理变化。此病症在青壮年中较为常见，尤其是女性。其主要诱因包括膝关节过度使用，如体重过重、体力劳动、过度体育锻炼(特别是爬山、打太极拳、跳舞等)，以及膝关节的先天发育异常，如髌骨外侧倾斜、高位髌骨、股四头肌力量不足等。

(一)诊断标准

1.临床表现

主要症状为膝前疼痛，尤其在上下楼和蹲起时疼痛加剧，而在走平路时疼痛不明显。疼痛位置不局限于膝关节的内侧或外侧，而是围绕髌骨四周。

2.体格检查

按压髌骨时会产生疼痛(压髌试验阳性)，单腿下蹲时也会感到疼痛(单足半蹲试验阳性)，外侧膝眼处常有压痛，但这些体征并不具有特异性。

3.影像学检查

MRI 检查有助于早期诊断和鉴别诊断。X 线检查需拍摄髌骨轴位片，可能发现髌骨外侧倾斜或半脱位、高位髌骨，严重时髌骨关节面的上下极可见小骨赘。

(二)鉴别诊断

需与跳跃膝、胫骨结节骨骺炎、内侧髌股关节滑膜嵌入、膝关节外侧疼痛综合征、疼痛性二分髌骨、脂肪垫肿物、半月板损伤等疾病相鉴别。其中，半月板损伤的疼痛通常位于膝关节的内侧或外侧。

(三)治疗原则

1.非手术治疗

非手术治疗为首选治疗方案。肥胖者应减轻体重，避免负重下的膝关节伸屈和扭转活动，如上下台阶、蹲起等。改变运动方式，加强股四头肌肌肉力量的练习，如仰卧位直抬腿或静蹲练习。症状严重时，可口服非甾体类抗炎药。理论上，口服硫酸氨基葡萄糖有助于软骨修复。

2.手术治疗

由于手术治疗效果并不理想，因此不推荐作为首选治疗方法。

五、髌骨不稳定

(一)临床表现与诊断

髌骨不稳定的临床表现主要体现为髌股关节骨性关节炎的症状，这些症状与膝关节其他骨关节病的表现高度相似，且其独特的、客观的体征相对较少。因此，在诊断过程中，需要全面考虑患者的病史和体检结果，同时依赖影像学及各项辅助检查来作出准确判断。

1.症状

(1)疼痛：作为最常见的主要症状，疼痛通常呈现出不恒定的性质，但其位置始终位于膝前区，尤以膝前内侧为多见。活动过多往往加剧疼痛，特别是在进行上下楼、登高或长时间的屈伸活动时，疼痛更为明显。

（2）"打软腿"现象：在走路或负重时，膝关节可能会出现瞬间的软弱无力感，伴随着不稳定感，有时甚至会导致摔倒。这种现象通常是股四头肌无力或髌骨半脱位并滑出髁间沟所导致的。

（3）假性嵌顿：假性嵌顿是指在伸膝过程中出现的瞬间非自主性的关节活动限制。当负重的膝关节由屈曲状态转变为伸直状态时，半脱位的髌骨会滑入滑车沟，此时常会出现假性嵌顿。在临床上，这一现象需要与由半月板撕裂或移位引起的绞锁，或由游离体导致的真性嵌顿进行鉴别。

2. 体征

（1）股四头肌萎缩：作为膝关节疾病的共同体征，股四头肌萎缩在伸膝装置功能障碍时尤为显著，其中股内侧肌受影响最大。

（2）肿胀：髌骨不稳定可能导致股四头肌无力，进而引发滑膜炎，表现为关节肿胀、浮髌试验呈阳性。

（3）髌骨"斜视"：存在膝外翻、髌骨高位、股骨前倾角增大、胫骨外旋过大等膝部畸形和力线不正时，为了维持正常步态，髌骨可能向内侧倾斜，这是髌骨不稳定的一个常见因素。

（4）轨迹试验：患者坐于床边，双小腿下垂，膝关节屈曲90°，然后慢慢伸直，观察髌骨运动轨迹是否呈一直线。若髌骨向外滑动，则为阳性，是髌骨不稳定的特异性体征。

（5）压痛：压痛点多分布在髌骨内缘及内侧支持带处。检查者手掌压迫患者髌骨并进行伸屈试验时，可诱发髌下疼痛。值得注意的是，临床上的压痛点有时与患者主诉的疼痛部位并不一致。

（6）压轧音：在膝关节伸直位时，压迫髌骨并使其上下左右移动，可感到或听到髌骨下面有压轧音，并伴有酸痛。主动伸屈活动时亦可有此感觉或声音。

（7）恐惧征：膝轻度屈曲时，检查者向外推移髌骨诱发半脱位或脱位，患者会感到恐惧不安和疼痛，膝屈曲时疼痛加剧。恐惧征也是髌骨不稳定的特异性体征。有研究显示，将髌骨向外诱发5 mm脱位时，患者的依从性和实验的敏感性最高。

（8）髌骨外移度增加或关节松弛：正常人膝关节在伸直位时，髌骨被动外移范围不超过其自身宽度的1/2，屈膝30°时外移范围更小。若关节松弛，可根据髌骨向外侧移动的程度分为三度即Ⅰ度、Ⅱ度和Ⅲ度，分别对应髌骨中心在下肢轴线的内侧或轴线上、轴线外侧、内缘越过下肢轴线。

（9）Q角异常：Q角是衡量髌骨力线的重要指标。股骨内旋和胫骨外旋可使Q角增大，导致髌骨倾斜。

3. X线检查

髌股关节X线检查是评估髌骨稳定性的常用诊断工具，通常涵盖膝关节正位、侧位及轴位（髌股关节切位）片，其中轴位片在髌股关节疾病的诊断中尤为重要。

（1）正位片：患者仰卧，双足并拢，足尖朝上，股四头肌完全放松。此片主要用于观察以下几点：

髌骨位置：正常时，髌骨中心点应位于下肢轴线上或稍偏内侧。

髌骨高度：正常髌骨下极恰位于两侧股骨髁最低点连线之上，若超出此线且距离大于20 mm，则为高位髌骨。

髌骨及股骨髁的形态：是否存在发育不良或畸形。

（2）侧位片：有助于检测髌骨软骨下骨质硬化和骨关节病的迹象，常用于判断高位髌骨。测量髌骨高度的方法有多种，包括但不限于：Blumensaat 法、Labelle-Laurin 法、Insall-Salvati 法（比值法）、Blackburne-Peel 法，以及专为小儿设计的中点法，这些方法采用不同的屈膝角度和测量标准来界定高位或低位髌骨。

（3）轴位片：对评估髌股关节稳定性至关重要，能揭示髌股关系是否适宜，髌骨外侧面骨小梁方向的改变，以及判断是否存在外侧过度压力综合征。拍摄时，患者仰卧，膝关节屈曲30°，股四头肌放松，X线光束平行于髌骨长轴，与胶片呈90°角。检测项目及方法如下：

沟角：反映股骨髁间沟的深浅及滑车发育情况。

适合角：代表髌骨与股骨的相对位置关系，正常为负角。

外侧髌股角：正常开口向外，若开口向内或两线平行，表示髌骨外侧倾斜。

髌骨倾斜角：增大表示髌骨倾斜度增加。

髌骨外移度：反映髌骨是否外移。

深度指数：包括髌骨深度指数和滑车深度指数，用于评估髌骨和股骨髁间沟的解剖结构。

通过对正常髌股关节的测量，发现适合角和外侧髌股角在诊断髌骨不稳定性中尤为实用，因为它们不仅标记清楚，而且重复性好，能同时反映髌骨的偏移、滑车沟的深浅及沟角对髌骨的适合性。这些指标共同构成了评估髌股关节稳定性的重要依据。

4.关节造影检查

膝关节双重造影技术是一项全面的检查手段，它不仅能够清晰地观察到髌骨软骨的细微变化，还具备对比检查髌骨两侧支持韧带的功能，并能辅助诊断滑膜皱襞综合征。此外，在排除关节其他病变方面，这项技术与造影和CT检查相辅相成。然而，对于不稳定髌骨的诊断，通常需要结合其他检查方法以获得更为精确的结果。

5.关节镜检查

关节镜检查是一种侵入性的诊断手段，它允许检查者直接在镜下观察髌骨与股骨之间的位置关系及其运动轨迹，同时评估髌骨与股骨关节软骨损伤的范围、程度和具体部位。这一检查对于选择适当的手术方式、预测手术成功率具有重要意义。更为重要的是，它还能帮助判断是否存在其他合并的关节内病变，例如半月板撕裂、滑膜皱襞、滑膜炎、剥脱性骨软骨炎以及游离体等。在明确病变的同时，关节镜检查还可进行相应的治疗处理。Jackson 根据关节镜下观察到的关节软骨改变程度，将其分为以下三型：

Ⅰ型表现为髌骨软骨面存在局限性的软化灶。

Ⅱ型显示髌骨软骨面出现龟裂和侵蚀破坏，而股骨髁关节面保持正常。

Ⅲ型除了具备Ⅱ型的特征外，股骨髁关节面也呈现破坏性改变。

6.CT 或 MRI 检查

计算机断层扫描（CT）和磁共振成像（MRI）技术的运用，极大地提升了髌股关节不稳定诊断的精确度，有效规避了普通 X 线影像中可能存在的重叠与失真问题。膝关节在 0°~20° 的伸直位时，髌骨主要位于髁间沟最浅的滑车上凹，此时股四头肌及内、外侧支持韧带处于松弛状态，髌股关节相对不稳定。因此，理论上在膝关节屈曲 20°以内的位置拍摄髌股关节切位相，能够最高效地诊断髌骨不稳定。然而，实际操作中，膝屈曲 20°位的髌股关节切位相拍摄面临技术挑战，影像往往不够清晰，难以进行精确测量。相比之下，CT 或 MRI 检查在膝关节伸直位（0°~20°）时，通过使股四头肌放松，对髌股关节中部进行横断面扫描，能够提供清晰度高、重复性好的图像，便于进行测量与计算，是诊断髌骨不稳定的有效手段。

（二）髌骨不稳定的治疗

对多数轻度髌骨不稳定的患者而言，通过采取保守治疗措施，往往能够获得一定的治疗效果。

1. 非手术治疗

（1）活动限制：为了减轻髌股关节的负担并减少磨损，特别是当某项活动与症状加重密切相关时，应限制患者进行如登高、爬坡等特定活动，从而达到缓解症状的目的。

（2）股四头肌锻炼：对于亚急性或慢性病例，常伴有股四头肌萎缩和肌力减弱，特别是股内侧肌斜头肌力的减弱，这进一步加剧了膝关节的不稳定。加强股四头肌锻炼可以改善股四头肌与腘绳肌的肌力比值。初期可进行等长性训练，即患侧下肢伸直，用力收缩股四头肌使髌骨上提，持续 5 秒后放松 10 秒，重复 30~50 次。2~3 周后，可进行直腿抬高训练，即先收缩股四头肌，再将足跟抬高约 15 cm，持续 10 秒后放下，每日练习 3 回，每回 30 次。随着肌肉恢复，可逐渐增加足部负荷（1~3 千克）以增强锻炼效果。

（3）支具治疗：髌骨支具具有限制和稳定髌骨的作用，适用于急性患者或在参加较多运动时使用。但长期佩戴可能导致股四头肌萎缩和局部不适。

（4）药物治疗：非甾体类抗炎药可减轻髌股关节骨性关节炎症状。有研究表明，关节液中的水杨酸水平可阻止关节软骨纤维束改变和软骨软化。阿司匹林被建议长期用于治疗髌股关节病，但部分学者认为其除能缓解症状外，其他治疗意义有限。

2. 手术治疗

当患者的症状较为严重，且经过上述保守治疗未能获得显著效果时，若多项检查均显示其症状与髌股关节结构异常或髌骨力线不正紧密相关，可考虑手术治疗。针对髌骨不稳定的手术治疗方法众多，且选择应基于患者的年龄、不稳定程度及具体病理因素，可能需要单独或联合应用不同的方法。目前，治疗髌骨不稳定的手术方式已超过上百种，其中大多数都结合了髌旁支持韧带外侧松解、髌旁支持韧带内侧紧缩、胫骨结节截骨移位等基本技术。尽管目前尚未确立治疗髌骨不稳定的"金标准"，但手术的核心目标在于改善髌骨力线、恢复髌股关节的正常适配关系并重建伸膝装置的功能。

（1）当髂胫束及后外侧支持韧带发生挛缩牵拉时，会导致髌骨出现倾斜或伴随外移的现象。在对患者进行检查时，可以观察到其髌骨面向前外侧偏移或骑跨在外侧滑车上。通过髌股关节切位 X 线片，可以观察到外侧髌股角呈现向内开口的状态。倾斜的髌骨外侧关节面承受了增大的压应力，并且在膝关节运动时与外侧滑车发生撞击，这会导致外侧关节软骨受损。与此同时，内侧关节面由于压力减小而处于废用状态，这直接影响到软骨细胞的正常代谢，进而引发软骨细胞营养障碍及细胞变性。释放出的软骨溶解酶会破坏软骨基质，并可能诱发关节滑膜炎及关节液渗出，最终导致关节疼痛。因此，对于髌骨倾斜或外移的情况，应尽早采取积极治疗措施，以减少髌骨软骨发生变性的风险。手术治疗是其中的一种有效方法，具体手术方式可根据患者情况选择。

①外侧松解术旨在解决髌骨力线不正与外侧软组织挛缩或紧张之间的关联问题。在病情

较轻或无须复杂手术干预的情况下，单独松解髌股关节外侧的软组织结构(包括外侧支持韧带和股外侧肌止点)是一种基础而有效的手术策略。该手术通过髌骨外侧的微小弧形纵切口实施，切口自髌韧带外侧向下延伸至胫骨关节，向上则至股骨外侧肌止点及股直肌腱的连接区域。术中需彻底松解并切开支持韧带及关节囊，同时谨慎保护关节滑膜的完整性。术后短期内(2~3天)，患者即可开始关节主动锻炼，而在2~3周后，便能恢复日常活动。针对轻症患者，外侧松解术亦可在关节镜下完成，以减轻手术创伤并减少术后瘢痕的形成。术后还需进行1~2周的加压包扎处理，旨在预防或减轻关节血肿的风险。

②外侧松解结合内侧紧缩术是一种基本方法，用于矫正髌骨力线不正。在广泛松解外侧软组织的同时，还需充分切开内侧支持韧带及关节囊，范围从髌韧带向上至股内侧肌止点与股中间肌交界处。之后，将切开的关节囊及支持韧带两边重叠并缩紧缝合。此外，股内侧肌前置术也是一种常用方法，它涉及将股内侧肌止点部分离，切断并重建于髌骨前外侧，但更常见的做法是在外侧松解、内侧紧缩的同时进行股内侧肌斜头前置术。

(2)对于单纯髌骨半脱位的患者，他们大多有过一过性的髌骨半脱位经历，且膝关节的不稳定感比疼痛更为常见。患者的髌骨被动外移度会增大，髌骨轨迹试验及恐惧征常呈阳性，X线片则显示适合角增大。如果髌骨轨迹不正常或反复发生半脱位且处理不及时，会导致髌股关节骨性关节炎的发生。手术的目的不仅是增强髌骨的稳定性，更重要的是消除导致髌骨不稳定的因素，如矫正膝外翻、减小过大的Q角、抬高外侧滑车等。

根据目前的文献，单纯外侧松解术对于治疗髌骨不稳定是无效的，因为单纯的外侧松解并不能使髌骨内移。因此，如果患者的滑车-胫骨结节间距(TT-TG)在正常范围内(小于20 mm)，且髌股关节内侧关节面无明显退变，那么外侧松解术结合内侧支持韧带紧缩术或内侧髌股韧带重建术是可行的。然而，如果存在骨性畸形(TT-TG大于20 mm)，则还需要进行胫骨结节截骨移位手术。具体的手术方法有多种，需根据患者的具体情况来选择。

以下是几种针对髌骨不稳定问题的手术方法，每种方法都有其独特之处。

①Campbell法：在松解髌骨外侧的同时，从内侧支持韧带及关节囊制作一个宽度超过1 cm的纽带，并将其翻向近端。随后，将内侧切开的关节囊进行紧缩缝合，使纽带的远端从股四头肌腱止点上方的内侧穿过至外侧，再将其反折并缝回内侧。这一步骤旨在调整股四头肌的拉力方向，以恢复正常的髌股适合性。

②上崎法：在松解髌骨外侧和紧缩内侧的同时，将半腱肌从其止点处切断，并向近端游离。接着，从髌骨的内上方至外下方制作一条隧道，将半腱肌肌腱的断端从这个隧道由上至下穿出，然后将其反折并缝回原位。这一步骤的目的是改变和加强股四头肌内侧的拉力，从而恢复或改善髌股关节的适合性。

③Backer法：在松解髌骨外侧和紧缩内侧的基础上，将半腱肌在距离其止点10~15 cm处切断。然后，从髌骨的内下方向外上方制作一条隧道，将半腱肌的远端断头从这个隧道穿过，并将其拉紧。接着，将腱的断端反折并缝回髌骨的边缘，以矫正髌骨的力线并减小Q角。

④Roux-Goldthwait法：该方法通过改变髌骨远端的力线来减小Q角，并增加髌骨的稳定性，从而治疗髌骨半脱位和膝前痛。具体操作是将髌韧带外侧的一半从其止点处切断，并翻向内侧，然后将止点重新缝于内侧缝匠肌的止点鹅足部。

⑤Hauser法：该方法涉及将髌韧带在胫骨结节的止点，连同其附着的皮质骨一起向内侧及远端移行和固定。这种方法对于骨骺已闭合且存在髌骨脱位、半脱位或不稳定的患者有较

好的效果。然而，术后晚期髌股关节骨性关节炎的发生率较高，可能与髌韧带止点过多地向远侧移位导致髌股关节内压增高有关。因此，单纯的 Hauser 法目前较少应用。

⑥内侧髌股韧带(medial patellofemoral ligament, MPFL)重建：MPFL 是内侧结构中对抗髌骨外移的最主要结构，其作用占 60%。近年来，MPFL 的重要性逐渐被认识。如果因外伤如髌骨脱位导致 MPFL 损伤，则容易导致髌骨慢性不稳定，出现反复脱位、髌前痛及髌股关节炎。MPFL 的重建方法有很多，但必须遵循等长重建的原则，即在 MPFL 的解剖止点进行重建。否则，会导致髌股关节在屈伸运动中出现应力异常。MPFL 在髌骨起于内侧缘上、中1/3 交界处，向后走行，止于股骨内上髁内收肌结节下方、内侧副韧带止点稍上方。

(3) 针对髌股关节骨性关节炎，成人的髌骨不稳定往往伴随着髌骨软骨软化或关节炎，因此手术的目标不仅在于矫正髌骨力线不正，还需同时治疗关节炎。以下是几种常用的手术方法：

①Maquet 手术：这一手术涉及将髌韧带止点、胫骨结节以及部分胫骨嵴整体掀起，同时尽可能保持远侧胫骨嵴皮质骨的连续性。在手术过程中，会小心地将胫骨结节抬高 0.8~1 cm，以避免远侧皮质骨骨折。随后，在胫骨结节底面进行植骨，并用螺钉进行固定。通过这种髌韧带前置的方式，可以有效地降低髌股关节病灶区域的接触压应力，从而缓解髌骨软骨软化或关节炎的症状。

②胫骨结节内移/前置术：对于滑车-胫骨结节间距(TT-TG)异常，但髌骨位置正常的病例，如果需要进行外侧松解和内侧紧缩术(或 MPFL 重建术)，那么通常会同时进行标准的胫骨结节内移术。如果髌骨位置较高，还可以同时进行胫骨结节下移术。对于髌骨下方或外侧关节面存在软骨病变的病例，胫骨结节内移/前置术可以有效地避免髌骨下极与股骨滑车接触，从而在改善髌骨稳定性的同时，消除由髌骨下方和外侧软骨损伤所产生的疼痛。但需要注意的是，从生物力学的角度来看，胫骨结节内移的距离不宜超过 15 mm，否则可能会增加内侧髌股关节的压力。

③人工髌股关节置换术：有些学者主张对单纯重度髌股关节骨性关节炎进行人工髌股关节置换术。然而，尽管这种手术在短期内可能取得一定的效果，但长期来看，问题较多，往往需要再次手术。因此，人工髌股关节置换术通常不适合年轻患者。对于老年患者来说，全膝关节置换术的效果通常比人工髌股关节置换术更好。

第四节 慢性非化脓性关节炎

一、类风湿关节炎

类风湿关节炎(rheumatoid arthritis, RA)是一种慢性的、全身性的自身免疫性疾病，其主要特征是外周关节发生非特异性和对称性的血管炎及滑膜炎。该病症中，关节的滑膜经历慢性炎症和增生过程，进而形成血管翳，这一结构会侵犯关节软骨、软骨下骨、韧带以及肌腱等结构。随着病情的进展，这些侵犯会导致关节软骨、骨以及关节囊的破坏，最终引发关节畸形和功能的丧失。此外，部分患者还会伴随有不同程度的全身性症状表现。

(一)流行病学

RA 在我国的人群中患病率为 0.3%~0.4%，而在美国，这一比例约为 1%，显示出地域间的差异。值得注意的是，该疾病的发病率在女性中显著高于男性，女性患者的数量是男性的 2~4 倍。此外，RA 并非只影响某一年龄段的人群，而是可以影响各年龄段的人群。然而，统计数据显示，25 岁至 50 岁是 RA 常见的发病年龄段。

(二)病因和发病机制

1. 病因学探讨

RA 的确切病因迄今尚未完全明晰，但普遍认为它与多种因素紧密相关，包括细菌、病毒、遗传、性激素以及神经精神状态等。

细菌因素：A 组链球菌及其菌壁肽聚糖被视为 RA 发病的潜在持续刺激源，长期在体内作为抗原存在，激发机体产生抗体，进而可能引发免疫病理损伤。

病毒因素：尽管 EB 病毒感染所致的关节炎与 RA 有所不同，但 RA 患者对 EB 病毒的反应性显著增强。RA 患者血清和滑膜液中持续高水平的抗 EB 病毒-胞膜抗原抗体表明，病毒可能在疾病进程中扮演一定角色。

遗传因素：RA 在某些家族中的高发病率，以及人类白细胞抗原(HLA)-DR 与类风湿因子(RF)阳性患者的关联，提示遗传因素在 RA 发病中占据重要地位。约 70% 的 RA 患者携带 HLA-DR 易感基因。

性激素影响：RA 发病率在男女之间存在显著差异，女性患者数量是男性的 2~4 倍。存在妊娠期病情减轻、服用避孕药的女性发病减少等现象，以及动物模型中的性别差异，均表明性激素在 RA 发病中扮演一定角色。

此外，寒冷、潮湿、疲劳、营养不良、创伤、精神因素等也被视为 RA 的诱发因素，但多数患者发病前无明显诱因。

2. 病理生理机制

由于病因不明，RA 的发病机制尚未完全明确。目前普遍认为，RA 是一种自身免疫性疾病，其滑膜中存在多种由活性淋巴细胞、巨细胞等分泌的细胞炎性因子，如白细胞介素-2(IL-2)、IL-6、粒细胞-巨细胞集落刺激因子(GM-CSF)等。这些因子能进一步刺激滑膜组织的炎症和增生，导致软骨和骨损害及 RA 的全身性表现。RF 在全身病变的发生中起重要作用，其中 IgG-RF 能自身形成双体或多体，并与含有 IgG 的免疫复合物结合，使激活补体的能力变得更强。

3. 病理学特征

RA 的病变组织变化虽因部位而异，但基本特征相同，主要包括：

组织中弥散性或局限性淋巴细胞或浆细胞浸润，甚至形成淋巴滤泡。

血管炎，表现为内膜增生、管腔狭小或阻塞、管壁纤维蛋白样坏死。

类风湿性肉芽肿形成，这是 RA 的特异性病变之一。

RA 的基本病理改变是滑膜炎，表现为滑膜血管增生、炎性细胞浸润以及由此导致的滑膜、软骨乃至软骨下骨组织的破坏。滑膜内层细胞数量显著增加，形成血管翳，进入骨及软骨，破坏组织结构。类风湿结节是 RA 的另一种特异性病变，其病理特征为中央坏死组织周围栅状排列的吞噬细胞、成纤维细胞及纤维组织，外层有散在的淋巴细胞。

(三)临床表现

RA 的起病通常较为隐匿，常在数周至数月内逐渐显现，初期可能伴随疲倦、体重减轻、食欲不振、低热及手足麻木刺痛等前驱症状。疾病往往从 1~2 个关节开始，女性患者多始于掌指或指间小关节，而男性则更多见于膝、踝、髋等大关节。

1. 关节内症状

关节疼痛与肿胀：随着疾病的进展，关节疼痛和肿胀逐渐加重，并可能反复发作。晚期时，这些症状可导致关节附近肌肉的僵硬、萎缩及关节畸形。

晨僵：患者常在早晨起床时感到关节僵硬，持续时间可为 1 小时甚至更久。晨僵的严重程度和持续时间与疾病的活动性密切相关，是评估病变活动性的重要指标。

多关节受累：疾病常呈对称性、多关节受累，其中以掌指关节和指间关节最为常见，其次是膝关节。

关节活动受限或畸形：随着病变的发展，关节的活动范围逐渐受限，最终可能导致关节僵硬和畸形。膝、肘、手指和腕部等关节常固定在屈位，手指在掌指关节处可能向外侧半脱位，形成特征性的尺侧偏向畸形。

2. 关节外症状

RA 作为一种系统性疾病，可累及多个器官和系统。类风湿结节、滑膜炎和血管炎等是其常见的病理改变。

10%~30% 的患者在关节的隆起部位(如上肢的鹰嘴、腕部及下肢的踝部)可出现类风湿结节，质地较硬，如橡皮状。类风湿结节的出现往往提示疾病处于严重活动阶段。

少数患者(约 10%)在疾病活动期可能出现淋巴结和脾肿大。

眼部症状包括巩膜炎和角膜结膜炎。

心脏受累相对较少见，但可影响二尖瓣，导致瓣膜病变。

肺部疾病的表现形式多样，包括胸膜炎、弥漫性肺间质纤维化和类风湿肺尘埃沉着病等。

此外，还可能出现周围神经病变、慢性小腿溃疡和淀粉样变等偶发症状。

(四)相关检查

1. 实验室检查

在 RA 的实验室检查中，我们常观察到以下现象：

贫血与血细胞变化：患者多伴有轻度至中度贫血，若缺铁则表现为小细胞性低色素性贫血。白细胞数通常正常，但在疾病活动期可能略有增高，偶见嗜酸性粒细胞和血小板增多，这两者与疾病活动度相关。

ESR：ESR 的增快是炎症活动的标志，可作为评估疾病活动的指标。若关节炎症状已消失但 ESR 仍高，可能提示 RA 的复发。

RF：RF 在发病初期 6 个月内，有 60% 的患者呈阳性，整个病程中阳性率可达 80%。高滴度 RF 阳性的患者，病情活动性强、进展快、预后较差，且伴有严重的关节外表现。但需注意，RF 阴性并不能排除 RA，而 RF 阳性也可能见于其他自身免疫性疾病或慢性感染，因此需结合临床检查进行鉴别。

瓜氨酸相关自身抗体：包括抗瓜氨酸肽抗体（抗 CCP 抗体）和抗角蛋白抗体（AKA）。抗 CCP 抗体的敏感性和特异性较高，与关节影像学改变密切相关，有助于早期 RA 的诊断和治疗，并能预测疾病的严重性。AKA 对 RA 诊断具有特异性，与 RA 病情严重程度和活动性有关，是早期诊断和判断预后的指标之一。

其他血清学检查：如血清白蛋白降低、球蛋白增高以及免疫蛋白电泳显示 IgG、IgA 及 IgM 增多等。此外，抗核抗体（ANA）在 RA 中的阳性率为 10%~20%，血清补体水平多数正常或轻度升高，重症者及伴关节外病变者可能下降。C 反应蛋白在病变活动期显著增高。

关节液检查：通过关节腔穿刺可获取不透明草黄色渗出液，其中中性粒细胞计数增高，细菌培养阴性。疾病活动期可见类风湿细胞。渗出液中抗体的相对浓度降低，RF 阳性。

2. 影像学检查

在影像学检查方面，早期 X 线检查可能仅显示软组织肿胀和关节腔渗液。随着病情的进展，逐渐出现关节部位骨质疏松、关节间隙变小、骨侵蚀甚至关节面融合等征象，提示关节软骨的破坏。晚期则可能出现半脱位、脱位和骨性强直等严重表现。

（五）诊断

（1）典型的 RA 需满足以下全部七项条件：

①晨僵每天持续至少 1 小时，且持续 6 周以上。

②有 3 个或更多关节肿胀，持续 6 周以上。

③腕、掌指、近侧指关节肿胀，持续 6 周以上。

④关节肿胀呈对称性。

⑤出现皮下结节。

⑥RA 典型的放射学改变，如侵蚀或明确的近关节端骨质疏松。

⑦RF 阳性，滴度超过 1∶20。

肯定的 RA 需满足上述四项条件。

可能的 RA 需满足上述三项条件。

（2）对于可疑的 RA，需满足以下标准中的两项以上，同时不符合上述第七项、第四项或第三项标准的任意两项：

①晨僵现象存在。

②关节压痛或活动时疼痛持续或反复出现，至少 6 周。

③现在或过去曾发生过关节肿大。

④出现皮下结节。

⑤ESR 增快或 C 反应蛋白阳性。

⑥患有虹膜炎。

这样的分类有助于医生更准确地判断患者的病情和制定合适的治疗方案。

（六）鉴别诊断

本病需与下列多种疾病进行鉴别诊断：

1. 骨关节炎

多见于 40 岁以上人群，无全身性疾病表现。关节局部无红肿，常见受损关节为负重的膝关节、脊柱等，伴有肌肉萎缩和关节畸形，边缘呈唇样增生或有骨赘形成。ESR 正常，RF 阴性。

2. 风湿性关节炎

起病急骤，易与 RA 混淆，但其有以下特点：咽痛、发热、白细胞增高；四肢大关节受累多见，为游走性关节肿痛，无永久性损害；可伴心肌炎；血清抗链球菌溶血素"O"、抗链球菌激酶及抗透明质酸酶阳性，RF 阴性；水杨酸制剂疗效显著。

3. 关节结核

当 RA 限于单关节或少数关节时，需与关节结核相鉴别。关节结核可伴其他部位结核病变，如脊椎结核常有椎旁脓肿。X 线检查有助于诊断，关节腔渗液结核菌培养阳性，抗结核治疗有效。

4. 强直性脊柱炎

强直性脊柱炎曾被认为是 RA 的一种类型，但具有以下特点：青年男性多见；主要侵犯骶髂关节及脊柱，以下肢不对称关节受累为主，常有肌腱端炎；HLA-B27 阳性率高；RF 阴性。

5. 晶体性关节炎

尤其是慢性痛风患者，可能符合 RA 的诊断标准。痛风性关节炎多见于中老年男性，好发于单侧第一跖趾关节或跗关节，也可侵犯其他关节。急性发作时血尿酸水平升高，慢性期可出现痛风石。滑液偏振光显微镜检查可观察到尿酸盐结晶。

6. 银屑病关节炎

累及远端指间关节，呈非对称性和毁坏性，骨质疏松不明显，RF 阴性。但缺乏特征性的指甲或皮肤损害时，鉴别诊断困难。

7. 其他结缔组织病（伴多发性关节炎者）

（1）系统性红斑狼疮：与早期 RA 相似，但多发生于青年女性，关节症状不重，无软骨和骨质破坏。全身症状明显，有多脏器损害。面部可出现蝶形或盘状红斑，相关抗体阳性有助于诊断。

（2）硬皮病：好发于 20~50 岁女性，早期水肿阶段易与 RA 混淆。但本病呈自限性，数周后肿胀会突然消失，出现雷诺现象。硬化萎缩期皮肤硬化，呈"苦笑状"面容，有助于鉴别。

（3）混合结缔组织病：临床症状与 RA 相似，但抗核抗体和抗 RNP 抗体阳性，Sm 抗体阴性。

（4）皮肌炎：肌肉疼痛和水肿不限于关节附近，心、肾病变多见，关节病损少见。相关抗体阳性。

以上疾病各具特点，需仔细鉴别诊断，以确保正确治疗。

（七）治疗

RA 目前尚未发现特效治疗方法，其治疗策略主要侧重于对炎症的控制及后遗症的管理，通过采取综合性的治疗措施，大多数患者能够获得一定的治疗效果。当前治疗的核心目标包括：一是预防或减少关节受到的损害，从而保持关节的正常功能；二是有效缓解患者的疼痛症状。

1. 非手术治疗

（1）对于出现发热、关节肿痛并伴有全身症状的患者，应采取一般治疗措施，即卧床休息，直至这些症状基本消退。在病情有所改善后的两周内，患者应逐渐增加活动量，以避免长时间卧床可能引发的关节废用性退化，甚至关节强直的风险。同时，患者的饮食应确保充足的蛋白质和各类维生素，对于贫血症状严重的患者，可以考虑给予小量的输血治疗。

（2）药物治疗。

①非甾体类抗炎药（NSAID）主要用于初发或病情较轻的 RA 患者，尽管它们无法阻止疾病的自然进程。鉴于这些药物在体内具有不同的代谢途径，可能会相互产生影响，因此不推荐联合使用。同时，应根据患者的个体差异，注意用药的个性化调整。

a. 水杨酸制剂具有抗感染、解热和止痛的功效。常规剂量为每日 2~4 克，若效果不佳，可适当增加剂量，有时需达到每日 4~6 克才显成效。为减轻胃肠道刺激，建议饭后服用或与制酸药并用，也可选用肠溶片。

b. 吲哚美辛，作为吲哚醋酸衍生物，同样具备抗感染、解热和镇痛的作用。对于不能耐受阿司匹林的患者，吲哚美辛可作为替代选择。常用剂量为每次 25 mg，每日 2~3 次，但每日总量超过 100 mg 时，可能出现恶心、呕吐、腹泻、胃溃疡、头痛、眩晕和精神抑郁等不良反应。

c. 丙酸衍生物，如布洛芬和萘普生，可作为阿司匹林的替代品。它们的作用和疗效与阿司匹林相似，但消化道不良反应较小。布洛芬的常用剂量为每日 1.2~2.48 g，分 3~4 次服用；萘普生则每次 250 mg，每日 2 次。然而，它们也可能引起恶心、呕吐、腹泻、消化性溃疡、胃肠道出血、头痛以及中枢神经系统紊乱等不良反应。

d. 灭酸类药物，作为邻氨基苯酸衍生物，其作用与阿司匹林相当。甲灭酸的常用剂量为每次 250 mg，每日 3~4 次；氯灭酸则为每次 200~400 mg，每日 3 次。它们可能导致胃肠道反应，如恶心、呕吐、腹泻和食欲缺乏，偶有皮疹、肾功能损害和头痛等不良反应。

e. 选择性环氧合酶（COX）抑制剂特异性地抑制 COX-2，从而阻断炎症部位前列腺素的产生，同时保留 COX-1 的作用，因此胃肠道不良反应较少，镇痛效果显著。常用的 COX-2 抑制剂有塞来昔布和罗非昔布。但需要注意的是，COX-2 抑制剂可能增加心血管风险，因此心血管疾病患者应慎用。

②慢作用抗风湿药（SAARD），亦被称为改变病情抗风湿药物（DMARD），涵盖了多种药物，如抗疟药、金制剂、青霉胺、柳氮磺胺吡啶，以及细胞毒类药物如氨甲蝶呤、环磷酰胺、环孢素、硫唑嘌呤和来氟米特等。这些药物的特点在于起效较为缓慢，但能够部分地抑制病情的进一步发展。目前，它们被视为控制 RA 的主要药物。

a. 氨甲蝶呤（MTX）作为当前治疗 RA 的首选药物，通过抑制二氢叶酸还原酶来影响免疫活性细胞的 DNA 合成，从而达到免疫抑制的效果。该药物通常在 2~3 周内开始发挥作用，2~3 个月后效果达到高峰，并在大约半年后趋于稳定。然而，单独使用时效果有限。其常见的不良反应包括恶心、呕吐、口腔溃疡以及肝功能损害等。

b. 抗疟药，如氯喹和羟氯喹，已用于治疗 RA 四十余年，但其具体作用机制尚不完全明确。大约有一半的患者对这种药物有良好的治疗反应，其作用相对温和。这类药物在体内代谢和排泄缓慢，可能产生蓄积毒性。常见的不良反应包括眼黄斑病和视网膜炎，因此建议用药期间至少每半年检查一次眼底。其他不良反应还包括胃肠道反应、头痛、神经肌肉病变以及心脏毒性等。

c. 柳氮磺胺吡啶(SSZ)用于治疗 RA 的确切机制尚未明确，有观点认为其可能影响叶酸的吸收和代谢，与 MTX 有类似作用。该药物起效慢，抗感染作用有限。常见的不良反应为胃肠道反应，如恶心、呕吐和腹泻，这些反应可能导致治疗中断。其他不良反应还包括抑郁、头痛、皮疹以及血液系统异常等。

d. 金制剂是治疗 RA 的经典药物之一，但其作用机制同样不明确。该药物起效缓慢，通常需要口服 3~4 个月才能显现效果，且长期观察发现其并不能阻止骨侵蚀的进展。金制剂主要通过胃肠道排出，可能导致腹泻，轻度时应减量，严重时需停药。其他不良反应还包括皮疹、口炎、血细胞减少以及肾功能损害等。

e. 青霉胺作为有效的驱铜剂，在治疗铜代谢障碍方面表现出色，同时在治疗 RA 中也取得了一定效果，但其具体作用机制仍不明确。青霉胺起效较慢，一般需要 2 个月才能发挥作用，且其疗效不如金制剂。该药物的不良反应较多，特别是在大剂量使用时更为明显，包括恶心、呕吐、口腔溃疡和味觉丧失等，停药后可自行恢复。此外，还可能出现蛋白尿、血尿、全血细胞减少以及药物性狼疮等严重不良反应，一旦发生应立即停药。

f. 来氟米特是治疗 RA 的一种相对较新的药物，其主要通过抑制 T 细胞的激活和增殖来抑制细胞免疫反应，从而控制病情的发展。近期疗效与 MTX 相当，但远期疗效尚需进一步研究证实。用法为每日口服 20 mg。常见的不良反应包括腹泻、瘙痒、脱发、皮疹以及可逆性肝酶升高等。

③糖皮质激素在治疗关节肿痛、控制炎症及消炎止痛方面表现出迅速的效果，但其作用并不持久，且对疾病的根本原因和发病机制没有实质性影响。停药后，症状往往在短期内复发，同时，它也不能改善 RF、ESR 和贫血状况。长期使用糖皮质激素还可能导致严重的不良反应，因此，它并不作为常规治疗手段。

使用糖皮质激素的适应证包括：为了提升患者的生活质量而采用小剂量治疗；治疗严重血管炎，如肢端坏疽；以及在高热、大量关节腔积液和心包积液的情况下使用。在用药方法上，小剂量使用时，泼尼松龙的每日剂量为 10~15 mg；而在治疗严重血管炎时，可采用大剂量治疗，即每日 1~2 mg/kg，但病情得到控制后，应及时减少剂量，避免长期大量使用。

在联合用药方面，传统的治疗方案是先使用 NSAID，若无效再使用慢作用药物等，但这种方案往往错过最佳治疗时机。近年来，研究者已经认识到，RA 患者在起病后的两年内很可能出现关节骨质破坏，如果不及时治疗，可能会导致关节破坏和畸形。因此，提出了早期诊断和早期应用慢作用药物的治疗策略。

目前，国内外常用的联合治疗方案包括 MTX 与 SSZ、MTX 与羟氯喹、MTX 与金诺芬等两种药物的联合，以及 MTX、SSZ 与羟氯喹三种药物的联合。后者被认为是目前最佳的联合治疗方案，但其远期疗效仍需进一步观察。在临床上，应根据患者的具体情况来选择用药方案和药物剂量，以实现个体化治疗，目的是控制病情发展，减少不良反应的发生。然而，RA 的最佳治疗方法仍需进行长期广泛的研究和探索。

(3)理疗与功能锻炼是康复过程中的重要环节。通过热疗，如使用热水袋、热浴、蜡浴或红外线等方式，可以有效增加局部血液循环，促使肌肉放松，进而实现消炎、消肿及缓解疼痛的目的。与此同时，功能锻炼旨在保持并提升关节的功能状态。

锻炼的核心目标是保持关节的活动度，并强化肌肉的力量与耐力。在疾病的急性期症状得到缓解并消退之后，只要患者的身体状况允许，就应立即开始有规律地进行主动或被动的关节锻炼活动。这样的锻炼计划有助于促进关节功能的恢复，减少因疾病导致的功能丧失。

2.手术治疗

以往观念认为外科手术仅适用于晚期关节畸形的治疗。然而，现在的观点有所改变，对于仅有1~2个关节受到严重损害且水杨酸盐类药物治疗无效的患者，早期滑膜切除术可被考虑作为一种治疗选择。当病变进入后期静止阶段，关节出现明显畸形时，截骨矫形术成为可行的治疗方案。对于关节强直或严重破坏的情况，则可选择关节成形术、人工关节置换术或关节融合术。

（1）滑膜切除术的适应证包括：

患者经药物治疗后急性炎症已得到控制，全身状况稳定。

亚急性滑膜炎反复发作，病程超过1年，且多种非手术治疗效果不佳。

关节内存在大量渗出液，保守治疗无效达3个月，且开始出现骨质破坏和关节活动受限。

关节清理术则多用于慢性期病变，除了处理慢性滑膜炎外，还需切除损坏的软骨全层和清除增生的骨质，术后需辅助被动活动以促进关节锻炼。

截骨术则适用于病变稳定但存在成角畸形的病例，旨在矫正畸形并改变关节的负重力线。手术方案需根据畸形的部位和关节活动情况来确定。

关节融合术则适用于关节严重破坏的青壮年劳动者，以保持肢体的稳定性。

（2）关节成形术和人工关节置换术：

关节成形术特别适用于肘关节强直的病例，能够切除病变骨组织并恢复肘关节的活动。然而，某些方法如股骨颈切除和粗隆下截骨治疗髋关节强直可能导致术后跛行，因此多被人工全髋关节置换所取代。

人工关节置换术则适用于RA患者，当保守治疗效果不佳、疼痛症状明显或关节畸形严重影响日常生活时，可考虑此手术。人工全髋关节或全膝关节置换通常效果较好。

二、神经性关节病

神经性关节病，也被称作Charcot关节，是一种关节病变，其起因是中枢神经或周围神经中的深感觉神经受损。这种神经损害导致神经营养性障碍，进而使得关节经历一种慢性、进行性且通常无痛性的破坏过程。

（一）病因

常见导致神经性关节病的病因包括脊髓痨、脊髓空洞症及糖尿病，此外，外伤性截瘫、周围神经损伤、脊柱裂、脑脊膜膨出、麻风及雅司病等也是其诱因。在这些病因中，由梅毒引发的脊髓痨尤为典型，且近年来其发病率有所回升。以下是对此病的简要概述。

脊髓梅毒的感染途径分为先天性和后天性两种。先天性感染是胎儿在母体内通过胎盘血液循环受到感染；而后天性感染则是一种接触传染。

先天性脊柱梅毒主要影响四肢的长管状骨，而在脊柱上发生相对较少。对于成人而言，虽然四肢长管状骨的梅毒更为常见，但脊柱梅毒也并非罕见，特别是颈椎和腰椎部位。受累的椎体通常会变得致密和硬化，椎间隙呈现不规则狭窄，椎旁出现广泛钙化，并可能形成巨大的骨刺。值得注意的是，由椎管内梅毒性树胶肿引起的马尾受压情况较为少见。

当中枢神经系统的脊髓后角受累时，所引起的神经性关节炎也可能导致椎间盘变性，软骨部分消失，并在软骨缺损处形成大量象牙样硬化骨，周围常伴有骨赘增生，从而呈现类似增生性脊柱炎的外观。

（二）病理解剖

当中枢性或周围性深感觉神经受损时，关节的感觉及营养神经功能会出现障碍。日常生活中的反复创伤进一步加剧了骨、软骨、关节及其周围组织的代谢异常。这导致关节软骨发生退行性变化，随后软骨碎裂，软骨下的骨质也遭到破坏和吸收。不规则的修复过程促使大量新骨形成，并出现明显的象牙样骨质硬化。关节边缘可见大块骨赘增生，关节面变得平坦，轮廓增宽，关节整体增厚肥大，有时伴有大量积液。由于神经支配的丧失，关节囊和韧带变得松弛，关节活动范围增大。机械性损伤使得关节骨端反复发生小块骨折，增加了半脱位或脱位的风险，并加剧了关节的损伤性病变。骨折和软骨损伤产生的坏死碎片可能脱落至关节腔内，形成游离体。

显微镜下观察，早期可见滑膜、关节周围韧带和肌肉充血水肿。到了晚期，则出现玻璃样变、纤维组织增生、血肿机化以及转化性骨形成。滑膜内还可见到软骨化和骨化现象，关节软骨发生退行性变，其周围肉芽组织血管翳向软骨面延伸，将软骨吸收。这些区域中存在许多细微的骨折裂纹和骨坏死区。破骨细胞负责吸收死骨，而其邻近区域则有成骨活动，形成致密的板层骨以替代坏死的松质骨小梁。

（三）症状和体征

本病多发于40~60岁的男性，男女患病比例约为3∶1，受影响的关节可能位于四肢和脊柱。大多数情况下，是单关节受累，占比约三分之二，但偶尔也会有多个关节受到影响。病因不同，受累的关节部位也有所差异：脊髓空洞症患者通常在上肢的大关节发病；脊髓痨患者则多见于下肢大关节和脊椎；而糖尿病患者则更容易在跗骨间关节和跖跗关节出现问题。下肢的膝、足、踝、髋关节，以及上肢的肘和肩关节是常见的受累部位。

本病起病隐匿，特点是无痛或仅有轻微痛感，这与关节内骨的破坏程度并不相符。检查时，可发现关节活动范围超出正常，膝和肘关节常呈现过伸状态。创伤后，关节内可能出现大量积液，关节周围的软组织水肿，局部皮温略有升高。关节液呈黄色黏稠状，易于凝固，细胞计数为500~2000个/mm^3，主要为淋巴细胞。疾病后期，关节肿胀会逐渐消退，但易反复发作，导致关节囊更加松弛，畸形加重。若病变累及下肢和脊椎，患者可能出现行走不稳或跛行。

体检时，可见关节外形肿大，关节囊肥厚，并伴有关节积液，触诊时感觉如同布袋内装满碎石块，这表示关节内存在大量游离体和骨质增生。关节活动范围超出正常，但无明显压痛。

根据原发病变的不同，患者还会表现出一系列临床特征。例如，脊髓受损时，除感觉、位置觉和振动觉消失外，膝、踝等反射也会减弱或消失，并可能出现 Argyll Robertson 瞳孔（对光反应消失而调节反应存在）、共济失调、闪电样疼痛、内脏危象等症状，康-华反应呈阳性。

若病因是脊髓空洞症，则会出现浅感觉分离现象（即痛觉和温度觉消失而触觉保留），上肢可能出现无力和萎缩，腱反射减弱或消失，皮肤变得粗糙增厚等神经营养性变化。

（四）影像学检查

在疾病的早期阶段，由于关节内部积液的积聚，X 线片呈现软组织肿胀的征象，具体表现为关节间隙的增宽以及软组织密度的增加。尽管如此，关节面的轮廓依然保持清晰，偶尔也能观察到骨质疏松的现象。

进入晚期后，关节面的完整性遭到破坏，关节间隙随之变窄，同时在关节边缘形成了骨赘。关节内部存在游离体，关节内外区域可见钙质沉积，伴随着骨质破坏的发生，关节的整体轮廓呈现扩大和变形的状态。这一系列变化导致了关节结构的极度紊乱，在 X 线片上可以观察到骨质密度增高与降低的区域并存，有时还能发现关节的半脱位或脱位现象。对于脊柱的病变，X 线片会显示脊柱的滑脱、后凸或侧凸畸形，椎旁软组织内出现散在的钙化阴影，椎体同时存在着破坏与增生的现象，整体结构显得极为紊乱。此外，CT 及 MRI 检查也会呈现与上述晚期病变相应的改变。

（五）诊断

本病的临床表现和 X 线征象均相当典型，因此诊断起来并不困难。为了更精确地明确诊断并探究其病因，我们需要系统地寻找原发病变，这包括全面地进行神经系统的检查以及血清学的检测。

（六）治疗

由于受累关节缺乏必要的营养神经支配，因此其愈合过程相对困难。基于这一特点，我们应尽量避免采用手术治疗，而可以选择使用支具、足托、矫形鞋等非手术方式进行治疗。在疾病的急性期，应采取局部制动和休息的措施，以防止关节受到反复的创伤。对于关节病变较为严重的情况，可以考虑实施关节融合术作为治疗手段。

三、血色病性骨关节病

（一）概述及病因

本病是一种由铁代谢异常导致的体内铁含量过高，进而在各内脏和器官中沉积并引发多种症状的疾病。临床上，它分为自发性和继发性两类。自发性血色病源于遗传性铁代谢失调，特征为铁吸收过量，导致病理性铁沉着，最终影响多个器官的功能，特别是肝、胰、心和垂体。其典型症状包括肝肿大、糖尿病、皮肤色素沉着和性功能减退，部分患者还可能出现全身无力、体重减轻、腹痛、呼吸困难和水肿等症状。继发性血色病则多因长期、反复、大量输血（如治疗再生障碍性贫血时输血次数可能超过百次）或曾使用铁剂治疗，也可见于溶血性疾病、营养不良、维生素 A 缺乏及长期腹泻等情况。正常情况下，人体总含铁量为 $3 \sim 5$ g，而铁代谢障碍时，体内铁含量可能积累至 25 g 以上。每次输血（每升全血）带入 500 mg 的铁，当输入的铁超过 20 g 时，可能引发继发性血色病。

关于原发性血色病中铁质在体内积蓄的机制，目前尚不完全清楚，但存在以下三种学说：一是肝内缺乏黄嘌呤氧化酶；二是组织蛋白质发生变异，对铁产生异常亲和性；三是肠道蛋白质的分泌可能促进或阻碍铁的吸收。

血色病在我国罕见，仅有少数个案报道。然而，在欧美国家，因饮酒过度导致的肝硬化合并铁过度沉积的情况较为常见，其发病率相对较高。

(二)病理

主要表现为滑膜细胞内存在大量的含铁血黄素沉积现象，同时，部分关节软骨出现钙化情况，且在关节液中检测到了焦磷酸钙结晶的存在。

(三)症状和体征

本病多见于中老年人，特别是50岁以上的，且男性患者多于女性，这可能与女性月经期间能定期排出铁质有关，因此女性在绝经前较少患病，但绝经后发病率会有所上升。

在临床上，本病表现为一种进展缓慢的多关节病变。早期阶段，患者可能无明显症状，或仅表现出与骨关节病相似的疼痛和肿胀，以及活动范围受限等体征。这些症状和体征通常首先出现在掌指关节和近侧指间关节，但也可能累及髋、膝、踝、足、腕、肩等大关节，甚至个别患者的脊椎也会受到影响。值得注意的是，本病的关节病变分布与患者的工作性质和外伤史无关。

疾病发展过程中，患者可能会出现急性疼痛发作，导致关节功能障碍，这种情况在髋关节中尤为常见，持续时间可为2~3周甚至更长。随后，疼痛逐渐转变为持续性的，并可能逐渐加重。其他关节，如踝、膝和手部关节，也可能相继出现急性疼痛，并逐渐转变为持续性疼痛和晨僵。

在检查时，医生可发现患者关节肿胀，特别是掌指关节有明显的骨性肿大、运动受限和疼痛。腕掌、指间和跖趾关节也可能出现类似变化，但程度较轻。此外，患者的多处关节活动范围受限，膝关节在活动时可能发出咿呀声。然而，并未观察到滑膜增厚、积液或肌腱病变的现象。对于脊椎的检查，可能发现正常生理弧度消失、活动受限和疼痛。在严重型患者中，所有症状与体征均可能出现；而在轻型患者中，可能仅有个别症状，甚至不出现关节症状。

(四)实验室与影像学改变

1.实验室检查结果

患者的血红蛋白、白细胞、血小板计数及ESR等指标均处于正常范围，RF检测结果为阴性。在周围血中，可观察到含有铁颗粒的巨噬细胞。肝功能检查未见异常，但部分患者表现出轻度的磺溴酞钠排泄能力下降。血清钙、磷含量维持在正常水平，而尿糖检测和葡萄糖耐量试验则可能出现异常结果。此外，患者的血清铁含量高于正常值[正常范围：$(0.8 \sim 1.5) \times 10^{-6}$ g/L]；同时血清转铁蛋白饱和度也有所增高(正常值为30%)，有时可为70%甚至100%。

2.影像学改变特点

在常规X线检查中，掌指关节和近侧指间关节下方可见囊肿形成，并伴有骨侵蚀、关节间隙狭窄和骨赘的形成。腕骨及下尺桡关节同样存在囊肿和侵蚀现象，少数远侧指间关节也发生相应变化。关节下囊肿通常最早出现，位于关节近侧，特别是掌骨头部的关节下区，可见直径 1~3 mm 的圆形或卵圆形小囊肿，周边伴有清晰的硬化区。随后，关节间隙逐渐狭窄，并伴有骨赘的形成。关节间隙的狭窄程度并不均匀，在受侵蚀处最为显著。然而，关节间隙狭窄与囊肿形成并不总是同步出现，有时可见多个关节下囊肿而无明显关节间隙狭窄，反之亦然。骨赘的形成通常是关节严重受累的标志，但不一定伴随明显的关节间隙狭窄。腕骨内可出现边界清晰的囊肿，直径为 5~6 mm，且常为多发性，同一骨内可能同时存在 2~3 个囊肿，常见于头状骨、钩骨、舟状骨和月骨。

部分患者的远端尺桡关节和尺骨远端也可能发生病变。在尺骨远端和茎突处，可见多个囊肿和骨侵蚀。少数病例中，该关节的桡侧出现囊肿，甚至在三角韧带处显示混浊阴影。对于膝关节半月板以及膝、髋等较大关节，X 线表现主要为软骨混浊，这可能是软骨钙化或铁质沉积所致。

（五）诊断与鉴别诊断

血色病的诊断主要依据发病年龄、典型症状与体征(特别是肝肿大、糖尿病、性功能减退及皮肤色素沉着)、血清铁水平升高(尤其是转铁蛋白饱和度显著增高)以及在周围血中发现含铁颗粒的巨噬细胞。对于疑似病例或临床表现不典型的患者，可通过肝活组织检查来进一步明确诊断。

在临床上，血色病有时易与 RA 相混淆，因此需要进行仔细鉴别。此外，由于关节液中可能含有焦磷酸盐结晶，还需与软骨钙质沉着(即假性痛风)进行区分。然而，由于血色病性骨关节病具有特定的病变分布特征和影像学表现，因此通过细致的影像学检查和临床评估，通常能够准确鉴别这两种疾病。

（六）治疗

本病的主要治疗手段是放血疗法，旨在逐步降低血液中的铁含量。然而，放血疗法并不能预防骨关节病的发病，也无法阻止其病情进展。为了缓解关节症状，可以采用肠溶性阿司匹林或其他水杨酸制剂进行治疗。对于症状严重的髋关节病变，截骨术是一种有效的治疗方法，通常能取得较好的疗效。在充分保障凝血因子替代治疗的前提下，人工关节置换术已成为一种改善关节疼痛、恢复关节功能的重要手段。

第五节　骨与关节的化脓性感染

一、化脓性骨髓炎

化脓性骨髓炎是由化脓性细菌侵入骨膜、骨质及骨髓所引发的炎症反应，此病在儿童中较为常见，且男性发病率高于女性。该病症可累及骨组织的各个部分，但主要感染部位为骨髓腔。致病菌种以金黄色葡萄球菌最为多见，其次是溶血性链球菌，还包括大肠埃希菌、肺炎双球菌等其他菌种。细菌主要通过三种途径侵入：血源性感染、创伤性感染和蔓延性感染，其中血源性感染占据主导地位。

根据临床表现，化脓性骨髓炎可分为急性和慢性两种类型。慢性化脓性骨髓炎大多数情况下是由急性化脓性骨髓炎未能得到及时、恰当和彻底的治疗而演变而来的。

（一）急性血源性骨髓炎

本病主要由金黄色葡萄球菌引起，其次是乙型链球菌和白色葡萄球菌，这些致病菌在儿童体弱、营养不良或遭遇轻度外伤导致抵抗力下降时，可通过血液传播至骨组织，引发炎症。该病常见于儿童和青少年，男性患者多于女性，且胫骨和股骨是主要的受累部位，病变多发生在长管状骨的干骺端。其基本病理变化为骨组织的急性化脓性炎症，可导致髓腔脓肿、骨膜下脓肿和化脓性关节炎的形成。病理特点表现为骨质破坏、坏死、吸收与骨膜修复反应及新生骨并存，早期以骨质破坏为主，而晚期则以修复性新生骨增生为主导。

1. 诊断

早期诊断颇具挑战性，但两周后 X 线片的变化逐渐变得明显，此时诊断通常不再困难。

全身症状：起病急骤，全身中毒症状显著，前驱症状包括全身倦怠、酸痛、食欲不振、畏寒，严重者可能出现寒战、高热（可为 39～40 ℃）、烦躁不安、脉搏快而弱，甚至可能出现谵妄、昏迷等败血症表现，有时也会有脑膜刺激症状。患者常有感染史。

局部症状：早期表现为局部剧烈疼痛和跳痛，肌肉呈保护性痉挛状态，患肢活动受限。患部皮肤温度升高，伴有深压痛，早期肿胀可能不明显，但几天后局部皮肤会出现红、肿、热、痛及压痛加剧的症状，干骺端有持续性剧烈疼痛和深压痛。

血液检查：白细胞和中性粒细胞计数增多，常伴贫血；早期血培养阳性率较高，应对局部脓液进行细菌培养和药敏试验。

局部分层穿刺检查：对早期诊断具有重要意义，阳性结果有助于确诊。

X 线检查：早期无明显变化，发病 2 周后可见骨质脱钙、破坏，少量骨膜增生以及软组织肿胀阴影等。

骨扫描：对早期诊断骨髓炎具有重要价值，结合 CT 和核素扫描可提高早期骨髓炎的诊断准确性。

2. 鉴别诊断

早期需与蜂窝织炎、丹毒等软组织炎症进行鉴别。蜂窝织炎和丹毒全身症状相对较轻，局部红肿明显，多由链球菌感染引起，对青霉素治疗敏感。骨扫描有助于进行鉴别诊断。

3. 治疗

关键在于早期诊断，早期应用大剂量有效抗生素以控制感染并防止炎症扩散，同时进行适当的局部处理。

全身支持疗法：高热时需降温、补液，注意水、电解质代谢和酸碱平衡，必要时多次少量输注新鲜血液以增强机体抵抗力。补充营养，提供易消化且富含维生素和蛋白质的饮食。

联合应用抗菌药物：应尽早采用足量而有效的抗菌药物，首选针对金黄色葡萄球菌的有效广谱抗生素，待细菌培养和药物敏感试验结果出来后，再选择适宜的敏感抗生素。抗生素使用应持续至体温下降、症状消失后 2 周左右。

切开减压引流：是防止病灶扩散和死骨形成的有效措施。如联合应用大剂量抗生素治疗2～3 天不能控制炎症，诊断性穿刺抽出液或炎性液体时，应进行局部钻孔或开窗减压引流。

早期钻开骨皮质有利于控制骨髓腔内感染，及时开窗引流可防止感染扩散。

局部固定：早期通过使用夹板、石膏托或皮牵引等方法限制活动，抬高患肢并保持功能位，可预防畸形、减轻疼痛和避免病理骨折。

（二）火器伤化脓性骨髓炎

1.诊断

患者需有明确的火器致伤历史。

晚期全身症状显著，与血源性骨髓炎的临床表现相似。

火器伤，特别是炸伤，往往导致局部软组织和骨质受到严重损伤与污染，使机体抵抗力降低，从而显著增加感染风险。

伤口中有时可发现弹片等异物，有助于鉴别诊断。

2.治疗

外伤发生后，应立即进行彻底清创，预防感染，并通过增强机体抵抗力，将开放性骨折转变为闭合性骨折。

将关节固定在功能位，以促进伤后早期活动，恢复关节功能，防止关节僵硬。

对枪伤所致的穿透伤，若伤口小、污染轻、无异物，且未合并血管、神经等重要组织损伤，可采取开放伤口策略，仅进行伤口换药，保持引流，同时增强机体抵抗力和使用抗菌药物预防感染。

炸伤引起的开放性骨折需进行彻底清创，伤口不缝合以利于引流。早期清创后，可延期缝合，骨折部位可用石膏或外固定架进行临时固定。

对非火器伤骨折，若污染不严重且能及时进行清创，应缝合伤口并放置引流条48小时，以争取伤口一期愈合，使骨折转变为闭合性骨折。

若感染已发生，应尽早扩大伤口以利引流，可采用VSD负压引流技术，并加强全身支持疗法及抗感染治疗。同时，应警惕厌氧菌感染和气性坏疽的发生。

（三）慢性骨髓炎

慢性骨髓炎多由急性骨髓炎治疗不当或延误所致，过去多继发于急性血源性骨髓炎，但随着医疗技术的进步，急性血源性骨髓炎早期多能得到及时有效治疗，转化为慢性的情况已大为减少。现今，开放性骨折、骨的贯通伤及金属内固定物植入后的骨感染成为慢性骨髓炎的主要成因。急性炎症消退后，遗留的死骨和无效腔是慢性骨髓炎的主要诱因。该病通常由多种细菌混合感染引起，金黄色葡萄球菌占据主导地位。慢性骨髓炎的基本病理变化包括反应性新生骨形成、骨质增生硬化、死骨及无效腔和窦道的存在，且存在慢性局限性骨脓肿和慢性硬化性骨髓炎两种特殊类型。

1.诊断

病史询问中，应关注患者是否有急性血源性骨髓炎、开放骨折或火器伤病史。

在窦道愈合的病变静止期，患者可能无全身和局部症状，但发作时会出现发热、食欲下降等类似急性骨髓炎的表现。

急性发作时，原本愈合的创口会再次疼痛、肿胀、流脓，有时伤口瘢痕表面会形成混浊水泡或波动性肿块。溃破后，可能排出小死骨片，随后全身症状消退。长期不愈的窦道周围皮肤可能因分泌物刺激出现色素沉着或湿疹性皮炎，极少数患者甚至可能发展为表皮样癌。幼年发病且骨骺板受损者，可能出现肢体发育障碍，如短缩或内、外翻畸形。

X 线检查显示病变骨失去原有外形，骨干增粗，骨质硬化且轮廓不规则，髓腔变窄甚至消失，出现圆形或椭圆形破坏透亮区，以及与周围骨质脱离的死骨。死骨块大小不等，多与骨干平行，周围有一透亮区，边缘呈锯齿状，这是慢性骨髓炎的典型特征。

窦道造影有助于了解窦道的深度、分布范围和无效腔的关系，为彻底清除无效腔和窦道提供依据。

2. 鉴别诊断

尽管根据急性化脓性骨髓炎的病史、体征和典型 X 线表现，诊断多不困难，但仍需与以下病变进行鉴别：

结核性骨髓炎：通常侵犯关节，病史较长，有结核病或结核病接触史。X 线片显示以骨质破坏为主，少有新骨形成。

骨样骨瘤：易误诊为局限性脓肿，但其特点为经常性隐痛，夜间加重，局部压痛明显但无红肿，少有全身症状。X 线片可进一步鉴别。

骨干肉瘤：局部及 X 线片表现有时与骨髓炎相似，但根据发病部位、年龄、临床表现及 X 线片特征可鉴别。若病程长、窦道久治不愈、局部疼痛剧烈、有异常肉芽且脓液量多且有恶臭，应警惕恶变可能。

3. 治疗

全身治疗：慢性骨髓炎是长期消耗性疾病，手术前应加强营养以改善患者体质。手术前后应使用足量有效的广谱抗生素。

手术原则：尽可能彻底清除病灶，摘除死骨，切除增生的瘢痕和肉芽坏死组织，消灭无效腔，改善局部血液循环，为愈合创造条件。根据病情选择不同手术方案，如病灶清除术、碟形手术(OTT 手术)、带蒂肌皮瓣转移术、骨移植术等。

药物治疗：应根据细菌培养及药物敏感试验选择抗菌药，术前、术中、术后均应用足量有效的抗菌药物。

二、化脓性脊柱炎

近年来，脊柱感染病例已相对罕见，这一趋势不仅得益于各类感染能够得到及时的早期控制，还与当代抗生素，特别是第三代抗生素的显著进步密切相关。然而，一旦发病，其严重性不容忽视，患者可能会因败血症或其他严重并发症而面临生命危险。若病情迁延转为慢性，则可能终身无法治愈。因此，早期诊断与及时治疗至关重要。化脓性脊柱炎作为一种特殊的脊柱感染，其临床发病率已显著降低，仅占全部骨髓炎病例的 2%~4%。该病主要侵袭青壮年群体，且男性患者多于女性。尽管儿童和老年人也有发病可能，但相对少见。在发病部位上，腰椎最为常见，其次是胸椎和颈椎。

(一)病因及发病机制

病原菌以金黄色葡萄球菌为主，链球菌、白色葡萄球菌及铜绿假单胞菌等也较为常见。大多数感染为血源性，这得益于脊椎静脉系统的特殊结构：它是一个独立的系统，包含位于硬膜及脊椎周围的无瓣膜静脉丛，与上、下腔静脉存在众多直接的交通支。该系统内血流缓慢，甚至可能停滞或逆流，使得任何静脉系统中的细菌栓子都有可能到达脊椎。

一旦细菌侵入脊椎，它们可能会先感染椎体中心或边缘，然后向椎弓扩展；或者先感染椎弓，再向前扩展到椎管和椎体。在椎管内，细菌可导致神经根和脊髓受压，引发根性神经痛甚至截瘫，还可能穿破硬脊膜导致脑膜炎。椎体感染会形成脓肿，并像脊椎结核一样向周围软组织扩散。在颈椎区域，可能引发咽后壁脓肿、颈部脓肿及上纵隔脓肿；在腰椎，则可能产生腰大肌脓肿；而在骶椎，可能导致盆腔、肛旁和坐骨直肠窝脓肿。少数情况下，感染还可能波及内脏，如引发心包炎、肺脓肿和脓胸等。

除了血源性感染，由创伤（如子弹贯通伤）造成的继发感染或医源性感染（如腰椎穿刺、椎间盘吸引术、椎间盘手术后的感染）也时有发生，近年来尤为多见。此外，局部蔓延也是感染途径之一，如椎旁化脓性炎症（如椎旁脓肿）可能由外向内侵蚀至椎管内，或者因盆腔内炎症、泌尿生殖系统炎症通过无瓣膜的盆腔静脉到达脊椎上静脉或静脉窦，从而形成感染。

（二）诊断

1. 临床表现

血源性脊柱炎常作为败血症的并发症出现，或是体内其他感染源如疖、痈、扁桃体炎等的继发疾病。根据病情发展的速度，临床上通常将其划分为三个阶段。

（1）急性阶段：主要影响儿童及青少年，起病迅速，伴有全身及局部中毒症状。全身性表现包括寒战、高热、意识障碍（如谵妄、昏迷）、颈项强直、恶心呕吐等，还可能出现酸中毒、脱水及电解质失衡。实验室检查显示白细胞计数显著升高，常超过数万，中性粒细胞比例超过85%，并可能出现幼稚白细胞，血培养结果阳性，随后出现贫血及血沉加速。局部症状包括腰痛、肾区叩痛、骶棘肌痉挛，以及神经根受压导致的腹股沟及下肢放射性疼痛。此阶段X线检查在首月内可能无异常，但核素扫描能发现局部放射性浓聚，有助于早期诊断。

（2）亚急性阶段：多见于青壮年，细菌活性尚存但毒性较低，患者具有一定的抵抗力，全身中毒症状较轻，表现为低热。全身及局部体征不明显，主要为腰痛、骶棘肌痉挛、脊椎僵硬及活动受限，严重时甚至无法起床。实验室检查显示白细胞及中性粒细胞计数轻度升高，血培养可能为阳性或阴性，血沉加快。X线检查可见椎体骨质增生，但整体结构未发生显著变化。

（3）慢性阶段：病程漫长，可能由急性期演变而来，或是患者全身抵抗力强而细菌毒力弱所致。全身及局部症状轻微，体温多正常，局部疼痛，脊柱活动明显受限。可能出现小死骨，形成脊椎慢性骨炎。早期胸椎脓肿可能导致瘫痪，腰椎则可能出现神经压迫症状。有时，软组织脓肿会穿破皮肤形成瘘管或慢性窦道，难以治愈。

2. 相关检查

（1）在实验室检查方面，不同疾病阶段呈现不同特征：急性阶段，白细胞数量显著上升，可能超过数万，中性粒细胞比例常超过85%，并可能出现幼稚白细胞，血培养结果为阳性，随后可能伴随贫血及血沉增速。进入亚急性阶段，白细胞水平轻度上升，血培养可能呈阳性或阴性，血沉依旧较快。而到了慢性阶段，这些指标则无特殊变化。

（2）X线检查根据病情、感染途径及分型的不同，显示出不同的征象。

初期（起病10~14天）：骨质多无异常，但需关注椎旁阴影是否增宽，以鉴别是否伴有腹膜后炎症。

早期(第2~3周):椎体边缘开始骨质疏松并逐渐被破坏,向椎体中部蔓延,椎旁阴影可能增宽。

中期(起病后1~2个月):破坏区扩大,呈虫蚀状或斑点状。软骨板破坏后,椎体边缘变得模糊,如毛刷状。从第2个月末开始,骨质增生过程启动,少数病例椎旁阴影仍可能增宽。

晚期(第3个月起):骨质增生更加显著,椎体密度增加,椎间隙变窄,椎旁可能出现粗大的骨桥样骨赘,附件也发生相似改变。病变可累及一节或多节椎骨。

慢性期(晚期半年起):椎节完全骨性融合,通常无死骨,但可能出现楔形或塌陷变形。根据 X 线影像特点,慢性期的病变可进一步分为椎体型、边缘型、前型(骨膜下型)和附件型。

(3)鉴别诊断时,需考虑以下疾病。

脊椎结核:为慢性进行性破坏性病变,病程长,患者体质消耗,多见于胸腰段,常有肺结核病史。椎体破坏、椎间隙狭窄、椎体塌陷及椎旁脓肿等为其特征,骨质增生少见。

强直性脊柱炎:全身及局部症状较化脓性脊柱炎轻,疼痛范围广,从腰骶椎开始,RF 阳性,血清黏蛋白和抗"O"水平升高。

RA:双侧对称性累及四肢手足关节,起病隐匿,伴有晨僵,腰部症状轻微。RF 阳性,全身炎症反应不明显。X 线片显示软骨下骨质疏松、细小囊变及关节间隙狭窄。

风湿症:常见且易伴发腰背部症状及发热,表现为游走性关节痛,侵犯多关节且较表浅,对阿司匹林敏感,全身中毒症状较轻,血培养阴性,抗"O"试验阳性。

(三)治疗

在急性阶段,首要治疗是全身性应用抗生素,并同时进行血培养和药物敏感性试验,以确保选用最有效的抗生素。这一过程需持续至症状完全消退后,再额外延长使用 2 周或更长时间。与此同时,采取对症治疗措施,包括增强营养摄入,纠正体内水电解质的不平衡状态,并要求患者严格卧于硬板床上休息,实现完全静养。

针对存在的脓肿,应尽早实施引流手术,旨在迅速解除脊髓所受的压力,并预防脊髓供血血管发生血栓,从而避免脊髓软化这一可能导致永久性瘫痪的严重后果。对于已形成瘘管或死骨的情况,则需待病情趋于稳定后,再采取进一步的彻底治疗措施。

三、化脓性关节炎

化脓性关节炎是一种关节内部的化脓性感染病症,它通常在儿童中更为常见,尤其是髋关节和膝关节,这两个部位是该病症的高发区域。

(一)病因

金黄色葡萄球菌是最主要的致病菌,其占比可高达 85%;紧随其后的是白色葡萄球菌、淋病奈瑟菌、肺炎链球菌以及肠杆菌属等其他菌种。

(二)细菌进入关节内的途径

1.血源性途径

化脓性病灶中的细菌,位于身体其他部位,通过血液循环被输送至关节内部。

2.局部扩展

关节附近的化脓性病灶,例如股骨头或髋骨的骨髓炎,会直接扩展并侵入关节腔。

3.开放性损伤

关节因开放性损伤而暴露于外界,从而发生感染。

4.医源性因素

感染可能由关节手术后的并发症或关节内注射皮质类固醇类药物而引发。

(三)病理解剖

化脓性关节炎的病变过程可细分为三个阶段,这些阶段的演变速度有时缓慢,有时则迅速得难以明确区分。

1.浆液性渗出阶段

细菌侵入关节腔后,滑膜会显著充血并水肿,伴有白细胞浸润及浆液性渗出。此渗出物富含白细胞。在这一阶段,关节软骨尚未受损。若能及时治疗,渗出物可被完全吸收,不留下任何关节功能障碍,此阶段的病理变化是可逆的。

2.浆液纤维素性渗出阶段

随着病变的进展,渗出物变得浑浊且数量增多,细胞成分也有所增加。滑膜炎症因滑液中酶类物质的出现而加剧,血管通透性显著提升。关节液中纤维蛋白增多,并在关节软骨上沉积,影响软骨代谢。白细胞释放大量溶酶体,协同破坏软骨基质,导致软骨崩溃、断裂及塌陷。修复后,关节可能出现粘连与功能障碍。此阶段,关节软骨遭受到不同程度的损毁,部分病理变化已成为不可逆性。

3.脓性渗出阶段

炎症已深入软骨下骨质,滑膜和关节软骨均遭破坏,关节周围亦伴有蜂窝织炎。渗出物已明显转为脓性。修复后,关节将出现重度粘连,甚至纤维性或骨性强直,病变为不可逆性,后遗症包括重度关节功能障碍。

(四)临床表现

原发性化脓性病灶的表现程度不一,有时轻微,有时甚至完全无迹可寻,但多数情况下存在外伤诱发因素。

疾病发作突然,伴随着寒战、高热等症状,体温可迅速超过 39 ℃,严重时还可能出现谵妄、昏迷,尤其在小儿中,惊厥较为常见。受影响的关节会迅速出现疼痛和功能障碍。对于浅表关节,如膝、肘和踝关节,局部的红、肿、热、痛症状尤为明显。关节自然处于半屈曲状态,以最大化关节腔容量并松弛关节囊,从而减轻疼痛。而对于深部关节,如髋关节,由于周围肌肉厚实,局部的红、肿、热症状可能不明显,关节常呈现屈曲、外旋、外展的姿态。患者因剧烈疼痛往往拒绝任何形式的检查。

在膝部,关节腔内积液尤为显著,可见髌上囊明显隆起,浮髌试验可能呈阳性。当积液张力较高时，髌上囊会变得异常坚实，此时由于疼痛和张力过高，有时难以进行浮髌试验。

关节囊坚韧厚实，脓液难以穿透。一旦脓液穿透至软组织内，蜂窝织炎的症状会表现得尤为严重。若深部脓肿穿破皮肤，则会形成瘘管，此时全身和局部的炎症症状都会迅速减轻，病变也随之进入慢性阶段。

(五)临床检查

1.实验室检查

在周围血常规检测中，白细胞计数显著提升，可超过 $10×10^9/L$，且伴有大量中性粒细胞。同时，ESR 呈现加快趋势。关节液的外观可能呈现为浆液性(清澈)、纤维蛋白性(浑浊)或脓性(黄白色)。镜下检查可见大量脓细胞，或经观察革兰氏染色涂片，可见成堆的阳性球菌。在寒战期间抽取血液进行培养，有可能检测出病原菌。

2.X 线影像表现

早期 X 线检查仅可见关节周围软组织肿胀的阴影，膝部侧位片则能清晰显示髌上囊肿胀。在儿童病例中，可见关节间隙有所增宽。骨骼改变的首个迹象为骨质疏松，随后因关节软骨受损，关节间隙逐渐狭窄。软骨下骨质破坏导致骨面变得粗糙，并出现虫蚀状骨质破坏。一旦骨质受损，病情将迅速进展，并伴有骨质增生，使病灶周围骨质呈现浓白状。疾病后期，可能出现关节挛缩畸形，关节间隙进一步狭窄，甚至形成骨性强直，骨小梁穿过关节间隙。此外，邻近骨骼出现骨髓炎改变的情况也并不罕见。

(六)诊断

依据全身及局部的症状和体征，通常能够较为容易地做出诊断。然而，由于 X 线表现出现得较晚，因此不能作为确诊的主要依据。对于早期诊断而言，关节穿刺及关节液检查具有极高的价值。这些检查应包括细胞计数、细胞分类、涂片革兰氏染色以寻找病原菌，并对抽取的关节液进行细胞培养和药物敏感试验，以便为治疗提供更为精确的信息。

(七)鉴别诊断

在进行鉴别诊断时，需考虑以下疾病：

1.关节结核

此病发病进程缓慢，常伴有低热和盗汗，高热情况罕见。局部红肿表现不明显，急性炎症特征不突出。

2.风湿性关节炎

通常表现为多发性、游走性、对称性关节肿痛，高热也可能伴随出现。此外，往往伴有心脏病变。关节穿刺液澄清、无菌，且治愈后不会留下关节功能障碍。

3.类风湿关节炎

儿童患者也可能出现发热症状，但关节肿痛多为多发性，常超过 3 个关节，并呈对称性分布。部分病例可能为单关节型，此时鉴别较为困难。对抽出液进行 RF 测定，通常阳性率较高。

4.创伤性关节炎

无发热症状，抽出液清澈或呈淡血性，白细胞含量较低。

5.痛风

以跗趾、跖趾关节对称性发作最为典型，常在夜间发作，也可能伴有发热。根据发病部位和血尿酸水平增高可进行鉴别。在关节抽出液中找到尿酸钠盐结晶，对诊断具有决定性意义。

（八）治疗

1.关节腔内抗生素注射

每日进行一次关节穿刺，抽取关节液后注入抗生素。若抽出液逐渐变清，局部症状和体征有所改善，则表明治疗有效，应继续使用此方法直至关节积液消失且体温恢复正常。若抽出液性质恶化，变得更加混浊甚至转为脓性，则提示治疗无效，此时应考虑改用关节腔灌洗或切开引流。

2.关节腔灌洗

此方法适用于表浅的大关节，如膝关节。在膝关节两侧进行穿刺，通过穿刺套管插入两根塑料管或硅胶管并留置在关节腔内。退出套管后，用缝线将两根管子固定在穿刺孔皮缘以防止脱落。其中一根作为灌注管，另一根作为引流管。每日通过灌注管滴入 2000~3000 mL 抗生素溶液。当引流液变清且经培养无细菌生长时，可停止灌洗，但需继续用引流管吸引数日。若引流量逐渐减少至无引流液可吸出，且局部症状和体征都已消退，则可拔除管子。

3.关节切开引流

对于较深的大关节或穿刺插管难以成功的部位，应及时进行切开引流术。切开关节囊，放出关节内液体，用盐水冲洗后，在关节腔内留置两根管子并缝合切口，然后按上述方法进行关节腔持续灌洗。需要注意的是，关节切开后以凡士林油布或碘伏纱条填塞引流的方法易导致引流不畅而形成瘘管，目前已较少使用。

为预防关节内粘连并尽可能保留关节功能，可进行持续性关节被动活动。在局部治疗后，可将肢体置于上下肢功能锻炼器上进行 24 小时持续性被动运动。开始时可能会有疼痛感，但很快会适应。当急性炎症消退时，一般在 3 周后即可鼓励患者进行主动运动。若无条件使用功能锻炼器，应将局部适当固定，如使用石膏托固定或皮肤牵引等方法以防止或纠正关节挛缩。然而，3 周后开始锻炼，关节功能恢复往往不理想。

对于后期病例，如关节强直或非功能位或有陈旧性病理性脱位者，需进行矫形手术，如关节融合术或截骨术。为防止感染复发，术前、术中和术后均需使用抗生素。对于此类患者，进行人工全膝关节置换术感染率较高，需慎重考虑。

第三章
脊柱疾病

第一节　颈椎管狭窄症

颈椎管狭窄症是一种疾病，其特征是颈椎管由多种因素导致内径和/或其附属组织结构发生异常，进而造成一处或多处管腔狭窄。这种狭窄会压迫脊髓或神经根，引发相应的临床症状。该病症在中老年人群中较为常见。

一、临床表现

该病症的症状与颈椎病相似，可能表现为四肢的疼痛与麻木，这些症状可能出现在单侧或双侧，并可能伴有放射痛。患者会感到四肢无力，活动不够灵活，特别是双手难以完成精细动作。在行走时，患者可能会有踩棉花般的不稳感。此外，部分患者还可能出现大小便功能障碍或性功能异常。

二、诊断标准

（一）体格检查

在评估症状性颈椎管狭窄症患者时，需细致观察主动与被动运动范围，并留意症状是否重现。特别地，颈椎的过屈与过伸可能加剧或诱发症状，因为它们可能会分别增加颈椎前方和后方结构的压力。

进行全面的神经评估对于准确判断病情至关重要。这包括仔细监测单个肌节的肌力、皮节的感觉减弱情况、深肌腱反射以及其他特定测试。典型的脊髓受压体征包括腱反射亢进（3级或以上）、肌张力增高、桡骨膜反射倒置、持续阵挛（超过 3 次）以及巴宾斯基征（Babinski 征）阳性。

然而，值得注意的是，研究发现有近20%的脊髓病患者可能不表现出上述典型体征。因此，在制定治疗决策时，必须综合考虑患者的症状与相关影像学表现。即使缺乏这些典型体征，也不应排除诊断和治疗的可能性。

以下是一些关键的体征及检查方法和临床意义：

Spurling 征：通过颈部转向患侧并施加轴向的向下压力来诱发患侧放射痛，提示神经根性压迫。

Hoffmann 征：屈曲第 3 指（中指）远端后突然伸展或放松，若拇指及示指同时屈曲及外展，则为上运动神经元病理征。

Lhermitte 征：颈椎过屈时，患者可能感受到经由脊柱向下肢的触电感，这是颈脊髓后角损伤的表现。

Babinski 征：从足跟到足趾搔刮足的外侧面，在跖部向内侧弧形弯曲时，若拇趾向背侧弯曲，其余足趾呈扇形张开，则为上运动神经元病理征。

肩外展试验：患侧上肢外展至高于肩水平时，若根性疼痛症状缓解，则提示存在神经根性压迫。

（二）影像学检查

X 线片、CT 及 MRI 是评估颈椎解剖功能障碍最常用的影像学技术。中央椎管矢状位的测量对于颈椎管狭窄的诊断及分类至关重要。正常人的椎管直径在上颈椎水平（C3～C5）为 17～18 mm，而在下位颈胸段则为 12～14 mm。当椎管直径小于 13 mm 时，被视为相对狭窄；若小于 10 mm，则为严重中央椎管狭窄。研究指出，椎管直径小于 10 mm 的患者常有脊髓受压的症状，而直径在 10～13 mm 的患者则存在患脊髓病的风险；直径超过 13 mm 的患者虽可能有颈椎病症状，但脊髓病的发病率较低。

尽管 X 线片在评估骨骼系统结构方面存在局限性，但其经济简便，是颈椎疾病的重要诊断工具。它能显示畸形、骨折、先天性异常及不稳定等病变。过伸过屈位的 X 线检查有助于发现可能导致运动诱发性疼痛的节段性不稳定。

CT 能更清晰地观察骨皮质和骨松质，提供高分辨率的对比，并能准确描述中央椎管、侧隐窝及椎间孔的病变。对于 MRI 禁忌证患者（如体内有金属、异物、起搏器或脊髓刺激器），CT 脊髓造影可能是最佳的评估手段。此外，对于脊柱内固定患者，CT 脊髓造影因能区分骨和软组织压迫性病变，并具有优越的空间分辨率，故在脊柱检查中占据重要地位。然而，CT 检查涉及放射线照射，存在肿瘤诱导风险，需权衡利弊使用。

MRI 已成为评价颈椎可疑病变的首选无创性检查方法。它能清晰显示颈椎管的软组织解剖结构，包括椎间盘、神经、脊髓和韧带。MRI 还能评估脊髓受压的严重程度和持续时间，显示急性脊髓压迫导致的脊髓水肿或高信号区，以及渐进性压迫引起的脊髓萎缩或空洞形成。MRI 虽能精确显示脊柱结构，但应谨慎结合患者的病史和体格检查结果，以做出适当的诊断和治疗决策。

值得注意的是，许多颈椎管狭窄的患者并无临床症状。但对于有显著临床症状的椎管狭窄患者，影像学检查的特征更为明显。因此，在选择影像学技术时，需根据患者的具体情况和检查目的进行综合考虑。

三、治疗

保守治疗(也称非手术治疗)涵盖了肌力强化训练、物理治疗、牵引疗法、矫形器应用和疼痛管理措施。然而，针对脊髓型颈椎病，目前尚缺乏有力的文献支持非手术治疗的有效性。对于非脊髓型颈椎病患者，颈椎椎板间的类固醇注射或许能缓解疼痛，但脊髓型患者通常不适宜接受此类注射，因为额外的液体注入可能加剧脊髓受压，从而使病情恶化。选择性神经根阻滞在颈椎病治疗中既能缓解症状，又能帮助确定病变的节段、为外科治疗提供指引。

近期在关于硬膜外注射疗效的高级别证据综述中，有学者回顾了 8 项高质量研究，这些研究均符合颈椎硬膜外类固醇注射的评估标准。基于早前的一项Ⅲ级证据水平(共五级)研究，研究者发现，用于诊断中央椎管狭窄的颈椎椎板间硬膜外类固醇注射，在为期一年的随访中展现了积极效果。

脊髓病是一个持续进展的疾病过程，鲜有证据表明保守治疗能够阻止或逆转其恶化趋势。因此，对中度至重度的脊髓型颈椎病患者，不建议将非手术治疗作为常规首选方案。

四、颈椎滑脱

颈椎滑脱是指一个椎体相对于其相邻椎体发生向前或向后的位移，这种现象可能源于退行性变或外伤因素。与腰椎滑脱相比，颈椎滑脱中，外伤因素往往更为普遍。值得注意的是，外伤性滑脱更常见于上颈椎区域，一个典型的例子就是 Hangman 骨折。相反，退行性滑脱则多发生在下颈椎部位。接下来，我们将详细探讨退行性滑脱与创伤性滑脱的具体特点。

(一)退行性滑脱

颈椎滑脱症并不常见，但退行性颈椎滑脱在老年人群中其实相当普遍。与腰椎滑脱相似，其发病机制与小关节增生退变有关，从而导致生物力学改变和半脱位的发生。椎间盘退变和增生骨刺引起的颈椎僵硬和强直，降低了颈椎的活动度，增加了相邻椎间盘和小关节的应力，进而使得椎间盘和韧带松弛，发生滑移。

退行性滑脱被分为两种不同的类型。Ⅰ型滑脱是从强直僵硬的脊柱节段向更有活动性的脊柱节段过渡，被视为"代偿性半脱位"，此类型的椎间盘退变通常比相邻的下一节段要轻。Ⅱ型滑脱则发生在病变节段内，通常伴随着更严重的颈椎间盘退变。尽管这两种类型在症状或治疗上没有明显的临床区别，但Ⅰ型滑脱中严重脊髓病的发病率更高，这可能与动态狭窄有关。

另外，有学者将退行性滑脱细分为伴有小关节退变、伴有小关节和椎体退变以及伴有严重颈椎畸形的三个亚型。

在诊断方面，退行性颈椎滑脱的临床表现与颈椎退行性脊髓病变相似。患者可能表现为轴性疼痛或脊髓神经根病。MRI 检查可以观察到滑脱节段的脊髓压迫和脊髓高信号改变。退行性颈椎滑脱最常见的节段是 C3~C4 和 C4~C5。在侧位 X 线片或矢状位 MRI 或 CT 观察到椎体半脱位后，建议采用过伸过屈位片进行评价，以诊断其不稳定性。根据过伸过屈位的最大水平位移程度,可以将颈椎退行性滑脱症患者分为重度、中度和轻度三个等级。

在治疗方面,对于较轻的脊椎滑脱(滑移小于 2 mm)可能很少产生症状,通常不需要考虑手术治疗。然而,对于影像学证实的颈椎滑脱伴不稳定和/或伴有脊髓压迫症状和体征的患者,手术治疗是必要的。手术方法包括颈椎前路椎间盘切除和融合、颈椎前后路融合,以及在某些情况下的双开门椎板成形术。手术方法的选择取决于滑脱的分级、脊髓压迫的部位和程度以及通过撑开和固定矫正的可能性。

(二)创伤性颈椎滑脱

创伤性颈椎滑脱,作为一种特定的颈椎损伤类型,尤其是当这种滑脱发生在枢椎时,常被医学界形象地称为 Hangman 骨折。这一术语不仅直观地描述了损伤的部位,也暗示了其可能带来的严重后果。相比之下,下颈椎的创伤性滑脱则显得较为少见,这主要归因于上颈椎与下颈椎在解剖学和生物力学上的显著差异。

上颈椎,特别是枢椎,具有其独特的解剖结构。枢椎的椎弓根相对细长,且其上下关节突的关节面几乎呈水平位,这种结构使得枢椎在颈椎的活动中扮演着重要的角色。同时,上颈椎与颅骨的连接更为紧密,通过寰枢关节实现头部的旋转和倾斜。这种独特的解剖结构,加上其复杂的生物力学特性,使得上颈椎在遭受外力作用时,容易形成特定的损伤模式,这些损伤模式在下颈椎中并不常见。

外伤性颈椎滑脱,作为颈椎损伤的一种,在所有颈椎骨折中约占5%。而在枢椎骨折中,其占比更是高达20%,仅次于齿状突骨折,成为第二大枢椎骨折类型。这种高发性不仅与枢椎的解剖结构有关,也与其在颈椎活动中的重要性密不可分。当头部遭受过度伸展或屈曲的外力作用时,上颈椎结构容易发生倾斜,导致椎弓根和小关节连接处发生断裂,进而引发椎滑脱。

损伤机制方面,创伤性枢椎滑脱主要涉及椎弓根和椎间关节的共同断裂。这种断裂导致 C2 椎体与下方的 C3 椎体发生分离,并向 C3 椎体前方滑脱。在损伤过程中,头部的过度伸展或屈曲是导致上颈椎结构倾斜的主要原因。这种倾斜不仅增加了椎弓根和小关节连接处的应力,还可能导致韧带结构的破坏。特别是牵张性损伤,可能破坏所有韧带结构,导致 C2 节段严重不稳定,进而引发脊髓神经损伤。

在症状和体征方面,任何涉及头部伸展、屈曲与轴向牵张或压缩力结合的创伤都应高度怀疑为创伤性枢椎滑脱。患者常主诉颈部剧烈疼痛,这是椎体和椎弓根分离导致的。然而,由于椎管和脊髓之间的空间相对较大,即使发生枢椎滑脱,神经损伤的概率也相对较低。尽管如此,仍有约13%的患者可能出现一过性神经损伤,这可能是滑脱过程中脊髓受到短暂压迫或牵拉所致。此外,椎动脉损伤的发生率也较高,因此应密切关注患者的椎基底动脉症状,如眩晕、共济失调等。

在分型方面,创伤性枢椎滑脱有多种分型方法。其中,Effendi 分型和 Levine/Edwards 分型是较为常用的两种。Effendi 分型主要基于 C2 椎体相对于 C3 椎体的位移量和角度进行分类;而 Levine/Edwards 分型则在此基础上,还考虑了 C2~C3 小关节的位置。这两种分型方法都有助于医生更准确地评估患者的损伤程度,从而制定更合理的治疗方案。

在影像学诊断方面,传统的侧位 X 线片是创伤患者的标准检查方法。然而,由于颈椎结构的复杂性以及 X 线片的局限性,其假阴性率高达40%。因此,在怀疑创伤性枢椎滑脱时,应进一步进行 CT 检查以明确骨折线。CT 不仅能清晰地显示骨折线，还能显示横突孔等结构，有助于评估椎动脉损伤。当 X 线片或 CT 结果不明确时，应进行 MRI 检查以评估 C2~C3 节段前纵韧带和椎间盘的完整性。MRI 检查具有无创、无辐射、软组织分辨率高等优点，对于评估颈椎损伤具有重要意义。

在治疗方案方面，目前对于创伤性枢椎滑脱的保守治疗和手术治疗尚无共识。这主要取决于患者的损伤程度、年龄、身体状况以及医生的治疗经验等因素。对于 Effendi/Levine I 型和 II 型损伤，即轻度至中度滑脱且稳定性较好的患者，可采用非手术治疗。这包括使用颈椎矫形器进行半刚性固定，以限制颈椎活动并促进骨折愈合。然而，对于不稳定损伤或重度滑脱的患者，则应考虑手术治疗。手术治疗有多种策略可供选择，如前路手术、后路手术或前后路联合手术等。具体选择哪种手术策略应根据患者的具体情况而定。

在预后方面，创伤性枢椎滑脱的预后通常较好。由于神经损伤较少见，治疗应主要集中在缓解疼痛、恢复颈椎活动度和功能上。经过合理的治疗，一年后无痛患者的比例预计能达到 75%，恢复正常颈椎活动度的比例也相似。约 40% 的患者可以完全恢复运动能力，而另一些患者则可能受限于高强度运动。对于移位损伤的患者，采取外科治疗可能有助于减少颈部残余疼痛并提高生活质量。

创伤性颈椎滑脱，特别是发生在枢椎的 Hangman 骨折，是一种具有独特解剖学和生物力学特性的颈椎损伤类型。其损伤机制复杂多样，症状和体征各异，但经过合理的影像学诊断、分型以及治疗方案的选择，大多数患者能获得良好的预后。因此，对于疑似创伤性颈椎滑脱的患者，应尽早进行诊断和治疗，以减轻患者的痛苦并提高生活质量。

第二节　胸椎间盘突出症

一、流行病学与病因病机

(一)发病情况

胸椎间盘突出症(thoracic disc herniation，TDH) 主要侵袭 40~60 岁的人群，男女患者的比例大约为 1.5:1。与颈椎和腰椎间盘突出相比，胸椎间盘突出导致症状显现的情况相对稀少，它在总人口中的年发病率仅为百万分之一，占所有椎间盘突出病例的 0.25%~0.75%。然而，近年来，随着医学界对 TDH 认识的加深以及影像学诊断技术的飞速发展，特别是 MRI 技术的广泛应用，TDH 的诊断率正在逐步上升。与 CT 相比，MRI 技术的引入使得 TDH 的年发病率提高了 14.5%，这进一步验证了该病症相对较高的发病率。

在 TDH 的节段分布方面，呈现显著的不平衡性。具体而言，下胸段的胸椎间盘突出病例明显多于上胸段。与那些无症状的胸椎间盘突出相比，有症状的胸椎间盘突出在下胸段的比例更高。根据国内相关文献的统计数据，下胸段(特别是第 10~11 胸椎)的 TDH 病例占据了总数的 70.9%，而上中胸段(第 1~9 胸椎)的病例则仅占 29.1%。这种节段分布上的差异可能与脊柱的生物力学特性密切相关。

胸椎的解剖结构具有其独特性。上 10 个胸椎与肋骨和胸骨共同形成了一个笼状结构，这一结构极大地增强了胸椎的稳定性。然而，这种稳定性是以牺牲椎间活动度为代价的。相比之下，笼状结构之外的下胸段则拥有更大的活动度。此外，由于脊柱整体运动的影响，下胸段（特别是胸腰结合部）更容易产生应力集中，从而更容易受到急慢性损伤。

此外，TDH 的节段分布在男女之间也呈现一定的差异。在上、中胸段，TDH 的发病率在男女之间相对接近；然而，在下胸段，男性患者的数量明显多于女性。这可能与男性和女性在劳动强度和脊柱活动度上的差异有关。由于男性在工作和生活中通常需要承受更大的劳动强度和更高的脊柱活动度，因此在更容易遭受活动性损伤的下胸段，男性比女性更容易受到急慢性损伤。这一发现也暗示了 TDH 的发生可能与椎间盘所承受的急慢性活动性损伤之间存在某种关联。

(二)发病机制与症状

TDH 与颈、腰椎间盘突出症相似，其主要的致病因素是椎间盘的退变。尽管损伤在胸椎间盘突出发病机制中的确切作用尚未明确，但有专家提出，损伤可能是该病症的一个重要诱因。胸椎间盘突出常见于经历严重脊柱外伤后的患者，并且发展到出现明显的脊髓受压症状可能需要数月乃至数年的时间，这种情况在青年人中更为多见。

脊柱畸形的患者，尤其是那些脊柱呈锐角后凸畸形的个体，如舒尔曼病（Scheuermann 病）患者、结核性脊柱畸形患者，或其他原因导致的脊柱后凸畸形患者，更易出现损伤性胸椎间盘突出。这些患者脊柱结构的异常，使得椎间盘在承受外力时更容易受损。

此外，胸、腰椎的退行性病变与 Scheuermann 病之间存在较高的并发概率。研究表明，青少年的胸椎间盘突出常见于伴有明显胸椎后突的 Scheuermann 病患者。这些患者的突出部位通常位于胸椎后突的顶点，并且其他椎间盘退变的发病率也显著高于无 Scheuermann 病的患者。一项针对 21 例 Scheuermann 病患者的 MRI 检查发现，其中 55% 的病例存在椎间盘异常，而对照组中仅有 10% 出现异常。流行病学调查进一步显示，Scheuermann 病患者的胸椎间盘在早期即出现退行性改变，并随后出现椎体骨质增生。可能的致病原因包括：脊柱长期在屈曲位受静止负荷压力导致椎体终板生长停止；椎间盘组织疝入椎体导致缺损区域力学强度减弱；以及脊柱轴位压力导致施莫尔结节形成，椎体萎缩后椎间盘变得更加干燥和脆弱。因此，Scheuermann 病被认为是胸椎退行性变的重要致病原因之一，特别是在青少年患者中表现尤为明显。

TDH 的临床表现取决于其涉及的部位。大多数患者会出现胸痛和颈痛，而 Horner 综合征则见于 T1~T2 水平以上的病例。当神经根和脊髓受到压迫时，患者可能会出现肋肋痛、腰带痛以及脊髓病症状，如共济失调、下肢运动障碍、感觉异常以及肠道和膀胱症状。根据突出的部位，胸椎间盘突出可分为中央型、中央旁型、外侧型和硬膜内型，并且常伴有钙化和后缘骨赘形成。

二、治疗

(一)非手术治疗

对于未表现出明显神经缺陷症状的患者，TDH 的治疗初期应倾向于非手术治疗，这与其他背部疾病的治疗策略相似。尽管目前尚缺乏标准化的治疗流程，但非手术治疗通常能取得良好效果。常用的非手术治疗手段包括使用非甾体类抗炎药、调整体力活动、进行低耗氧量锻炼以及应用经皮电神经刺激仪等。这些治疗措施一般建议持续 6~12 周，待症状有所缓解后，在指导下逐步恢复正常活动，包括开始剧烈运动。值得注意的是，牵引疗法在治疗 TDH 方面的价值尚未得到证实。

对于初期症状较轻或年迈体弱的患者，非手术治疗 TDH 尤为适用。具体措施包括以下几点。

1. 休息

根据病情选择适当的休息方式，如绝对卧床休息、一般休息或限制活动量。绝对卧床休息主要针对急性期或病情突然恶化的患者。

2. 胸部制动

虽然胸椎本身活动度有限，但为安全起见，对活动型病例可使用胸背支架进行固定，有助于逆转病情或防止恶化。

3. 对症处理

包括口服镇静药、外敷镇痛消炎药膏、理疗、使用活血化瘀类药物等，可根据患者情况酌情选择。

总体而言，TDH 的早期治疗效果较为满意，但治疗方法需根据突出的类型、患者的具体情况以及专业检查结果综合确定。

(二)手术治疗

当椎间盘突出引发难以忍受的剧烈疼痛、神经功能障碍逐渐加重或出现脊髓病变症状时，通常被视为手术治疗的必要条件。在疼痛成为主要手术指征的情况下，胸椎间盘造影有助于精准定位疼痛源。如 MRI 矢状位影像示相邻的正常椎间盘间出现单发的椎间盘突出，这类患者在决定手术治疗时，仅需切除单一节段的椎间盘。

另一类胸椎疾病是 Scheuermann 病，其特点为脊柱后凸畸形及相邻椎间盘多发性突出或退行性变。对于这类患者，手术治疗通常涉及前路椎间盘切除、广泛融合术以及整个畸形节段的后路内固定。而介于这两者之间的情况，则是持续不断的胸背疼痛，MRI 影像上表现为多个节段的椎间盘退变、膨出或突出。对于 MRI 显示脊髓信号改变但尚未出现神经系统受累的患者，早期手术可能带来益处。此时，除了物理检查外，椎间盘造影诱发的与平时相同的疼痛症状，对于骨科医生确定需手术的椎间盘具有重要指导意义。

然而，通过椎板切除术显露脊髓进行椎间盘切除的并发症发生率较高，据报道，在一组 40 例经椎板切除胸椎间盘的患者中，有 14 例发生了医源性截瘫。因此，椎板切除很少作为胸椎间盘突出的主要手术入路。

有学者推荐了经肋骨横突切除途径进行脊柱髓核减压的方法，而其他学者报道了经后外侧或经椎弓根途径切除椎间盘取得了良好效果。尽管这些途径在脊髓减压方面取得了满意结果，但它们更适合于椎间盘侧方突出的患者。对于中央型胸椎间盘突出或需手术切除超过一个节段的 TDH，前外侧减压途径是更好的选择。这种途径通常涉及经胸膜外显露方法进行前路椎间盘切除和椎体融合术。如果是单一节段的椎间盘切除，那么胸膜外解剖显露的创伤较小，且不需要闭式引流。有专家建议，在行前路胸椎间盘切除术之前，可使用动脉造影来确定脊髓的主要营养血管，以减少手术风险。

鉴于胸段脊髓独特的解剖学特点，该节段的手术风险相对较高。胸椎管与脊髓的比例较低，齿状韧带固定脊髓较牢固，以及胸后凸将脊髓向前推，使得胸椎脊髓相对脆弱。因此，在手术过程中使用术中神经监测来避免任何非预期的脊髓损伤显得尤为重要。同时，选择最佳的手术途径，尽可能减少对脊髓和神经根造成的牵拉刺激，也是手术成功的关键。手术途径的选择主要取决于椎间盘突出的节段、突出的病理类型、与脊髓的相对关系以及术者对手术途径的熟悉程度等因素。

1. 经胸腔途径

该手术包含经胸膜内与经胸膜外两种途径，两者在核心步骤上相似，但各有优势。经胸膜内途径视野开阔、操作简便、对脊髓无牵拉，相对安全；而经胸膜外途径则创伤更小、干扰更少，术后无须行胸腔闭式引流。两者均为当前临床常用的手术方式。

（1）适应证：该手术广泛适用于第 4 至第 12 胸椎的椎间盘突出，特别是在处理中央型椎间盘突出及伴随钙化、骨化时，其优势尤为明显。

（2）麻醉方式：采用气管内双腔插管进行全身麻醉。

（3）体位选择：患者取侧卧位。对于中、下段胸椎手术，建议从左侧切口进入以减少对下腔静脉和肝脏的干扰；对于上段胸椎手术，则可从右侧切口进入，避免对心脏及颈部、锁骨下血管造成影响。对侧上胸壁腋部垫薄枕，防止腋动脉、腋静脉和臂丛神经受压。体位固定后，需检查上肢有无皮肤变紫、静脉充血或动脉搏动异常。

（4）手术步骤。

①显露：经胸腔手术主要适用于第 4 至第 10 胸椎的椎间盘突出。切口通常位于病变间隙上位的第 2 肋，沿肋骨方向从竖脊肌外缘至前线切开皮肤、皮下组织和深筋膜，再依次切开肌肉。显露所需切除的肋骨，并剥离肋间肌，然后用肋剪剪断取出。若选择肋间入路，则直接切开肋间外肌和肋间内肌，避免损伤肋间神经和血管，显露胸膜壁层。根据术者习惯或手术需要，选择经胸膜内或胸膜外途径。经胸膜内途径需切开胸膜壁层，使肺组织萎陷，并用盐水纱布垫保护胸壁，用开胸器撑开胸廓，显露术野。覆盖并牵开肺组织，显露胸椎体的侧前方及后纵隔。若需显露椎弓根部，则需分离切断相邻肋骨。

②手术定位：确定正确的手术节段至关重要。可通过切除的肋骨和对应的椎节来确定，也可进行术中透视或拍片，根据影像标志进行定位。通常需结合多种方法进行判断，并考虑局部的解剖学特点。

③切除椎间盘组织：先切除大部分椎间盘，然后使用骨刀切除相邻椎体后角，直至椎管对侧壁。用神经剥离子探及椎间盘后缘及椎体后壁，指导骨刀切骨方向和深度。切断椎体后壁，用刮匙刮除椎间盘及骨赘，直至清晰显露胸脊髓前部硬膜囊。

④植骨融合和固定：关于是否同时进行椎间植骨融合内固定存在争议。但为提高植骨融

合率和避免椎间隙狭窄带来的问题，建议同时行植骨和内固定。

⑤切口引流及闭合：经胸膜途径或胸膜已破的经胸膜外途径需放置胸腔闭式引流，并按常规方法逐层闭合切口。

⑥术后处理：预防感染，应用抗生素3~5天；密切观察胸腔引流量和性状，若24小时内引流量少于60 mL且X线胸片核实无误，可去除引流管。术后7天复查胸椎X线片，了解植骨和内固定情况，并开始下床行走。

⑦并发症及处理：包括术中出血、硬脊膜破裂脑脊液漏、脊髓或神经根损伤以及肺部并发症等。需根据具体情况采取相应的止血、修补、脱水、用激素和神经营养药物治疗以及康复功能练习等措施。

2.经胸骨切开前方显露径路

此手术方法专为那些其他手术难以触及的第1至第4胸椎的TDH设计。它采用颈胸联合切口，并通过切开胸骨来显露第7颈椎至第4胸椎的前方区域，尽管这是一个颇具挑战性的显露途径。

在切开胸骨时，存在三种不同的技术选择：第一种是沿着胸骨中线纵向劈开；第二种是形成倒T形切口，切开胸骨上段；第三种则是切除一侧的胸锁关节及其对应的胸骨柄半侧。这三种方法在临床上均有应用。

以下重点介绍通过切除一侧胸锁关节及胸骨柄半侧来显露的手术方式：患者采取仰卧位，头部向对侧偏转，接受气管插管全身麻醉。根据手术显露的需要，可以选择左侧或右侧进行手术。以左侧为例，手术从下切口开始，连接到胸骨中线的纵切口，依次切开皮肤、皮下组织及颈阔肌。随后，在颈阔肌的深面游离皮瓣，以显露胸骨柄、左侧的胸锁关节以及锁骨的内三分之一段。接着，进行骨膜下剥离，将这些结构的深面及其上下侧面游离出来。在骨面的附着点上，切断胸锁乳突肌的胸骨头和锁骨头，并将它们向上推开。随后，切除胸锁关节、胸骨柄的半侧、第一肋的胸骨端以及第二肋软骨，从而进入上纵隔。值得注意的是，在儿童的胸骨后方存在胸腺组织，而在成年人中胸腺已萎缩。在这一区域深面，有气管、食管、主动脉弓、锁骨下动脉与静脉、喉返神经以及胸导管等重要结构。在气管和食管的侧面，与血管之间进行钝性分离，并轻柔地解剖至椎体前面。使用平滑拉钩将椎体前面的结构向两侧拉开并加以保护。随后，切开椎体前面的筋膜，即可看到位于椎体前面两侧的颈长肌。此时，第1至第4胸椎的椎体前面便清晰地显露在术野中。

3.经肋横突关节切除径路

该手术方法是一种侧后方经胸膜外的显露途径。

（1）适应证：它广泛应用于第1至第2胸椎的外侧型胸椎间盘突出治疗。然而，对于中央型和旁中央型的胸椎间盘突出，由于术野和视角的限制，若需彻底切除椎间盘，则难以避免对脊髓的牵拉和干扰，存在损伤神经的风险，因此不建议采用此手术入路。

（2）麻醉方式：手术采用气管插管全身麻醉。

（3）体位选择：患者取侧卧位，患侧朝上，对侧胸部下方垫枕。

（4）手术操作步骤。

①切口定位：根据胸椎间盘突出的具体节段，皮肤切口的位置会有所调整。一般情况下，切口位于脊后正中线旁开2 cm处，呈纵行。若突出节段位于第7胸椎以上，切口远端需转向肩胛骨下缘顶点并向前下方延伸。

②显露过程：使用电刀依次切开上方的斜方肌和菱形肌，以及下方的斜方肌外侧缘和背阔肌内侧缘，以清晰暴露肋骨。随后，将椎旁肌向背侧牵拉，显露肋横突关节和横突。切开肋骨骨膜，并沿其走行进行骨膜下剥离，直至接近肋横突关节。切断肋突间的前、后韧带，分别切除该段肋骨和横突。整个操作过程均在胸膜外进行。在椎体水平结扎肋间血管，并借助肋间神经的走行来确定椎间孔的位置。使用撑开器撑开肋骨，用"花生米"或骨膜剥离器将胸膜壁层和椎前筋膜推开，再用拉钩将胸膜和肺组织牵向前侧，从而显露椎体的侧方。进一步剥开椎旁肌，显露同侧椎板，切除同一侧的椎弓根和关节突后，即可显露突向外侧或极外侧的椎间盘。小心剥离硬脊膜与椎间盘之间的粘连，切除突出的椎间盘组织。冲洗切口后，用明胶海绵覆盖硬脊膜囊。

③切口闭合与引流：在切口内留置负压引流管，然后按常规方法逐层关闭切口。

4.胸膜外、腹膜后径路

(1)适应证：本手术入路旨在显露第11至第12胸椎区域，实践中常选择左侧作为手术入路。

(2)麻醉方式：为确保手术安全，推荐使用气管插管全身麻醉。

(3)体位安排：患者采取侧卧位，左侧朝上。双上肢向前平伸，并妥善安置于双层上肢托架上。右侧腋下需垫以薄软枕，以防止神经血管受压。腰部下方垫枕或调整手术床腰桥，确保患侧脊肋与髂嵴分离。同时，骨盆前后放置卡板以固定位置。术中可根据手术显露需求，适当调整床位倾斜角度，使患者呈斜俯卧位或斜仰卧位。

(4)手术步骤详解。

①切口设计：自第10胸椎棘突旁开5 cm处开始，向下做短段直线切开，随后沿第11肋向前下方斜行延伸，切口下端止于第11肋软骨前段。

②手术操作。

a.皮肤及浅筋膜切开：沿第11肋方向切断背阔肌、下后脊肌及竖脊肌外侧部(髂肋肌)，将竖脊肌从第11肋骨上剥离并向后牵拉，同时切除第11胸椎横突。

b.第11肋骨切除：沿第11肋骨中轴线切开骨膜，遵循肋骨上缘由后向前、肋骨下缘由前向后的剥离原则，保持肋骨肌膜完整性。待肋骨大部分游离后，切断其上附着的韧带，完成切除。

c.胸膜剥离：在肋骨床上做小切口，仅切透骨膜，用弯止血钳夹持小纱布球推开胸膜。逐步剪开肋骨骨膜并推开胸膜，操作需轻柔，避免胸膜破裂。

d.扩大术野及腹膜后分离：为显露第1腰椎椎体，切口前端需向前下方顺延3 cm，并分开腹侧壁肌肉和腹横筋膜。切断膈肌内侧弓状韧带，分离胸膜外和膈肌下的腹膜后间隙。将胸膜囊向上向前推，剪断膈肌起点，到达椎体旁。在撑开切口前，需在胸膜外向上多分离5~6 cm，确保胸膜囊充分游离。

e.椎旁解剖：切开膈肌内侧弓状韧带后，分离腰大肌前方筋膜，推开肾周脂肪和肾脏，到达第1腰椎椎体侧方。用胸腔自持拉钩撑开切口，结扎肋间动静脉，经骨膜下剥离椎体。为显露第12胸椎椎体后部，需切除第12肋骨头颈部分。切断并分离腰大肌起点，直至显露椎体后部、椎弓根及横突前面。追踪第12肋间神经作为手术操作指标。

f.缝合与引流：将弓状韧带与膈肌做间断缝合，放置引流管于胸膜外间隙，术后负压吸引两天。缝合第11肋骨床及肌肉、皮下、皮肤。

（5）注意事项：术中若发生胸膜破裂导致气胸，应立即安放胸腔闭式引流管，并尽可能缝合胸膜破口，然后逐层缝合切口。

5.经胸、腹膜后径路

（1）适应证：本手术途径能够显露从第10胸椎至第4腰椎的椎体区域，特别适用于胸腰椎多节段病变的切除与椎体重建，以及胸腰段脊柱侧弯或后凸畸形的前路矫正手术。

（2）麻醉方式：采用气管插管全身麻醉以确保手术安全。

（3）体位设置：患者取胸侧卧位，腋下垫软枕以增加舒适度。使用卡板及沙袋将患者固定于侧卧位，保持躯干正、直，避免前俯或后仰。同时，调整手术台腰桥，使腰椎保持平直状态。

（4）手术步骤详解。

①切口选择：手术切口应位于椎体破坏严重、下肢瘫痪较重的一侧，及脊柱侧弯凸侧或椎体一侧病变压缩导致侧凸畸形的凹侧。

②手术方法。

a.第10肋切口：此切口可显露第9至第12胸椎及第1至第2腰椎椎体。若将切口前端沿腹直肌外缘向下延长5~6 cm，则可同时显露第3至第5腰椎椎体。沿第10肋做切口，后方达棘突旁开5 cm，前方至肋缘下。切开皮肤及浅筋膜，切断背阔肌及腹外斜肌。沿第10肋中轴线切开骨膜，行骨膜下剥离，切除第10肋骨后，切开肋骨床以开胸。

b.膈肌切开：在第10肋软骨前下方分离腹壁三层肌肉，进行腹膜外分离，到达第10肋软骨深面。用锐刀顺中轴线切开第10肋软骨，分离其深面的腹横肌纤维，到达腹膜后。向后方钝性分离，使腹膜后脂肪组织、肾脏等与膈肌分离。此时，经胸腔及腹膜后可从上、下两方看清膈肌肋部起点，沿胸壁上的膈肋肌部附着点旁1 cm处逐步剪断膈肌。

c.椎旁解剖：在第1腰椎椎体旁切开膈肌的内侧弓状韧带，在第10至第12胸椎椎体侧方纵行切开壁层胸膜。将椎旁疏松组织向前后分离，向前达到椎体前面，向后显露出相应的肋骨头。紧贴椎体分离，将食管、胸导管和迷走神经等结构连同椎前组织一并推向前方，并自然向对侧移位，无须逐一寻找。

d.结构寻找与血管处理：在胸椎椎体侧方可清晰地看到肋间血管，而在腰椎区域较难寻找腰动、静脉。腰血管紧贴第1至第2腰椎椎体中部横向行走，经膈肌脚深面向外后行达腰大肌之下。在椎体侧方切断腰大肌起点，并从腰大肌前缘将肌肉向后外拉开，即可显露椎间盘。椎间盘色白，摁之有柔韧感，而椎体相对凹陷。在椎体侧方分离血管后，钳夹切断并逐一结扎。清晰显露术区椎体侧壁和椎间盘后，应按手术要求进行进一步操作。

e.缝合：经第8肋间隙腋中线安放胸腔引流管。先间断缝合椎旁的胸膜壁层，若因植骨与骨固定器占位而不能缝闭，可牵开切口上方皮肤与皮下组织，切取薄片背阔肌筋膜缝补胸膜裂口处。然后缝合内侧弓状韧带，由深至浅缝合膈肌，按常规关胸处理。

6.改良后的"蛋壳"术式

通过后路椎板切除或椎弓根切除路径，有效规避了传统方法可能导致的脊髓牵拉损伤，从而减少了气胸、肺炎、肺不张、乳糜胸、胸腔感染及大血管损伤等并发症的发生。

（1）此术式采用揭盖法切除椎板，过程中需仔细探查椎板与硬膜之间是否存在粘连。随后，咬除双侧小关节突，以充分显露脊髓与硬膜，并明确突出的椎间盘的具体位置和范围。

（2）通过椎间隙的前外侧路径，手术能够精准地去除椎体后缘的骨赘和椎间盘组织，确保手术效果。

（3）在清空椎间隙后，利用带角度的反向刮勺，在硬脑膜前部分离突出的钙化椎间盘与硬脑膜之间的粘连。若骨化组织与硬脑膜粘连紧密，可通过轻柔的摩擦使其缩小并游离，形成"漂浮"状态，从而避免硬脑膜损伤，显著降低脑脊液漏的风险。此术式的另一显著优势在于，仅需后路手术即可完成全椎板切除，同时切除肥厚的黄韧带、双侧小关节及病变椎间盘，实现360°的全面减压，尤其在处理与硬膜粘连紧密的突出椎间盘时，相较于前路手术更为简便且安全，显著降低了术中脊髓受损的风险。

7. 经胸腔镜径路

胸腔镜手术的历史可追溯至20世纪初，初期有学者在床边以局部麻醉方式进行了初步的诊断性胸腔镜操作。然而，现代胸腔镜手术则要求在手术室中实施全身麻醉。胸腔镜下进行的椎间盘切除术已被证实为一种安全、可靠且并发症较少的手术方法。

针对位于椎管侧方或椎间孔内的胸椎间盘突出，尤其是"软性突出"的情况，后路或后外侧入路被视为适宜的选择。然而，这两种入路方式存在一个共同的局限，即无法显露硬膜腹侧区域。对于钙化性胸椎间盘突出、巨大椎间盘突出、中央型突出或横跨整个椎管基底部的宽大椎间盘突出，前路手术是必要的，以确保医生能够在直视下保护脊髓腹侧面。在未暴露硬膜腹侧的情况下尝试盲目切除胸椎间盘是极其危险的。与开胸手术相比，胸腔镜手术具有显著优势，能够清晰显示脊髓前侧，同时减少并发症的发生。

（1）适应证：胸腔镜技术广泛适用于第1至第12胸椎间盘突出的切除手术。

（2）麻醉方式：手术采用气管内双腔插管进行全身麻醉。

（3）患者体位与准备。

手术初始，患者仰卧于手术台，麻醉师完成气管内双腔插管。

麻醉生效后，患者转为侧卧位，手术侧朝上，非手术侧腋窝下垫以泡沫垫，大腿屈曲，双膝及骨突部位均用靠垫或泡沫保护。

臀部固定于手术床，确保前倾时安全。手术过程中，通过手术床前倾使萎陷的肺从脊柱表面移开，利用重力增加术野显露，避免机械性牵拉肺叶。

手术侧上肢可抬高放置于靠垫或悬带保护，或外展绑于乙醚过滤器上，以提供更多胸壁显露空间。根据手术部位（中、下胸椎或上胸椎），调整上肢位置。

C形臂X线机放置位置需确保能清晰透视胸椎前后位，通过透视患者肋骨确定病变部位，并用不褪色墨水在皮肤上标记，包括套管入口、肩胛骨位置及可能的开胸切口位置。

如可能，套管入口应位于计划开胸切口线上，以减少术中切口数量。若进行内固定，套管位置需与螺钉、螺栓走行一致。

消毒范围涵盖胸部、腋窝、上肢近端、背部及腹部，如行自体骨移植，还需准备髂嵴皮肤。铺好无菌单及无菌巾，确保无菌区域足够大，以备可能的开胸手术用。

C形臂X线机用无菌单包裹，放置于适当位置供术中透视。

术者和助手站在患者前方，便于术者辨认脊柱解剖及进行分离操作。助手站在患者背侧时，其操作方向与监视器内显示的方向相反。

（4）操作步骤。

①胸腔镜手术中，套管的正确摆放至关重要，需在术前精心规划。错误的摆放会阻碍手术的顺利进行，而恰当的布局则能极大地增加镜下操作的流畅性。

套管应均匀分布于胸廓的大部分表面，避免术者的双手或内镜过于接近，以免在精细暴露时造成操作不便。考虑到术者在术中面向患者胸腔，因此，诸如牵开器、吸引器等器械所用的套管，最好安置在患者的前侧区域，即腋中线与腋前线之间。而内镜用的套管，则更适宜放在腋后线与腋中线之间，也就是脊柱的可视区域，以便与术者的双手活动范围保持一定距离，确保操作自由无碍。

在胸腔镜进入胸腔后，首先采用0°胸腔镜，其套管需直接对准病变的脊柱节段。若使用30°内镜，则套管需适度偏离病变椎体节段，以形成一定的倾斜角度，便于直视脊柱。30°内镜的采用还能使镜头远离操作套管，为术者提供更多胸表面的操作空间。然而，若镜头在术中不慎转动，30°视野的方向和范围可能会改变，影响手术，因此术前需仔细检查胸腔镜的角度，必要时还需重新调整位置。

操作套管的摆放应形成三角形，理想状态是在病变部位的上、下等距离设置。在分离和暴露过程中，术者应根据需要调整自身位置，双手等距向内，形成类似垒球场的布局，其中术者位于本垒，病变部位位于二垒，操作套管则分别位于第一垒和第三垒。若操作套管直线排列在术野的上、下方，术者需扭转患者身体，这增加了操作难度；若套管过于靠后，术者则需抬高肩膀，形成不稳定且易疲劳的姿势。因此，最自然的操作姿势是术者在前、后方向操作器械，患者则向前倾斜30°~40°。

当需要使用扇形肺拉钩牵开肺以暴露脊柱时，牵开器置于腋前线与腋中线之间，位于操作套管的前后，斜向置入胸腔，既能遮挡肺又不妨碍术者操作。肺被轻柔牵开后，可将患者向前旋转，利用重力使肺离开脊柱，为手术创造更好的视野和操作条件。

②套管的选择原则倾向于采用软性材质而非硬质的，这一选择旨在预防肋间神经受到压迫，从而避免术后出现肋间神经痛的情况。这些套管通常由保护性塑料衬制而成，旨在使通向胸腔的路径保持畅通。在内镜的插入点，套管的设置至关重要，它能有效防止内镜受到血液及手术过程中从套管内带出的切除物的干扰。同时，在操作区域内合理布置套管，可以方便器械的反复进出。值得注意的是，对于仅需单次器械插入的部位，如吸引器或牵开器的使用点，通常无须额外设置套管，这些器械可以通过小切口直接穿越肋间隙进入胸腔。

在选择软性套管时，其直径需根据所需容纳的器械和置入物来确定。一般而言，直径为11 mm或15 mm的套管能够满足胸腔镜下多种操作的需求。对于吸引灌洗装置的置入，7 mm直径的套管便足够了。而若需进行植骨或内植物置入等较大物体的操作，则需选用直径为20 mm的套管。在置入较大直径的物体时，可能需要通过扩张套管或适度延长胸廓切口（长度在2.54~5.08 cm之间，即小切口开胸手术）来实现。此外，套管的设计也考虑了减少对肋间神经的压迫，其中，7 mm和11 mm的套管为圆形，而15 mm和20 mm的套管则设计为扁椭圆形。

③套管安置步骤包括前期的局部麻醉准备及后续的套管置入过程。在正式安装套管之前，需先以1%布比卡因配以肾上腺素，对皮肤、肌肉及肋间神经实施局部浸润麻醉，此举旨在减少套管插入区域肋间神经痛的发生。

首个套管的置入操作需平行于肋骨上缘，切割一个10~15 mm的切口，操作中需特别小心，以免伤害到血管神经束。接着，利用止血钳从肋骨上缘穿越肋间肌，闭合钳尖穿透壁层胸膜，直至进入胸腔。此时，张开止血钳尖部，尽量分离肋间肌肉，为套管的顺利通过创造条件。随后，术者可通过切口用手指探查，确认是否存在肺粘连的情况。值得注意的是，除套管外，无须制作斜形隧道式切口，其置入方法与胸腔引流管的置入方式大致相同，均是从皮肤切口穿越肋间插入。

在确认无胸膜粘连后，将套管及内芯一并置入胸腔，随后拔出内芯，仅将软性套管保留于胸壁内。套管的长度可根据患者的具体情况灵活调整，如有需要，可适当修剪套管的尖端。为确保术中套管的稳定性，可将其外部缝合于皮肤上。

首个套管安置妥当后，将内镜置入胸腔，检查肺萎陷程度及胸腔内部各脏器的状况。其余套管的置入均可参照首个套管的方法，在胸腔镜直视下完成。胸腔镜直视操作的优势在于能有效预防膈肌穿孔或脏器损伤的发生。特别需要注意的是，若套管置入位置低于第7胸椎，术者需格外警惕，以防膈肌穿孔。同时，应避免在靠前位置或第1、2肋间隙置入套管，以防止大血管或纵隔组织受损，以及损伤锁骨下动静脉。

④胸腔镜脊柱手术中，套管位置的精准选择至关重要，它直接关系到手术的顺利进行与医生的操作便捷性。若套管位置不当，将严重阻碍手术进程。

对于上段胸椎(第1至第5胸椎)的手术，套管通常被置于腋窝下缘。在此过程中，上臂需保持上外展固定，使肩胛骨向后旋转，远离套管区域，以确保安全。重要的是，应避免进入腋窝内部，以防止损伤动静脉及臂丛神经，同时也不宜通过第1或第2肋间隙进入，以免触及锁骨下动静脉。操作套管多选择在第3和第5肋间隙，而内镜套管则通常位于第4或第5肋间隙后的背阔肌前缘。

中段胸椎(第5至第10胸椎)的手术入路相对简单，位于胸腔中部，无须牵开膈肌即可暴露脊柱。

至于下段胸椎(第9胸椎至第1腰椎)，由于靠近膈肌，在暴露脊柱时需要对膈肌进行一定程度的牵开。此时，采用反向Trendelenburg体位(即手术床头部抬高)有助于利用重力使肝、脾等腹腔内脏器向尾侧移位，从而减轻对膈肌的牵拉。在暴露第12胸椎及第1腰椎椎体时，还需剥离肺韧带，并在进入胸膜后间隙时游离胸膜。在切除膈肌时，需将膈肌向尾侧牵引，以便术者通过胸腔内路径暴露目标区域，而无须在腹膜后间隙内使用额外的套管。

若需进行脊柱重建手术，则可能需要一些附加的腹膜后套管，此时，L形或T形套管设计往往能够满足手术需求。

⑤在进行胸腔镜脊柱外科手术时，医生需对胸椎、脊髓、胸腔及纵隔的解剖结构有深入的了解。手术入路的选择(右侧或左侧)受多种因素制约，包括病变的具体位置、性质及范围，同时大动脉的位置也是决定性因素之一，这通常可通过术前的CT或MRI检查来确定。由于脊柱表面在奇静脉之后的部分相较于主动脉之后更为宽广，因此，对于中线附近的病变，右侧入路更为常用。若病变偏向左侧，则左侧入路更为适宜。而当病变位于第9胸椎以下时，由于膈肌右侧位置较高，左侧入路成为更优选择。胸腔镜通常能够暴露的范围包括第1至第2胸椎以及第12胸椎至第1腰椎的椎间隙。

手术过程中，一旦阻断通气，肺会在几分钟内萎缩。若肺上存在影响脊柱显露的粘连，可通过钝性分离、剪刀或电凝剪轻松分离纤维性粘连，进而推开肺。然而，面对广泛且致密的粘连(可能由硬化疗法、肺炎、支气管哮喘、血胸或先前的开胸手术及胸腔镜检查引起)，这些粘连可能形成大面积的僵硬瘢痕，阻碍内镜进入胸腔，此时可能需要转为开胸手术。在此过程中，务必避免进入肺实质，以防肺漏气。随后，可利用工具牵开肺，或让患者身体前倾，借助重力作用牵开肺。若需机械性牵开肺，操作需谨慎，以防损伤肺实质。此外，若要进入下胸腔的椎间隙，还需对膈肌进行适当牵开。

⑥为确保术中暴露的椎间隙准确无误，必须在直视与电透的辅助下，谨慎确认椎间隙的水平位置，以此规避定位上的误差。

在胸腔镜手术中，精确地确定椎间隙水平确实是一项挑战。不过，利用胸腔镜观察并数肋骨，是一种行之有效的定位手段。通常情况下，胸腔顶部首先映入眼帘的是第 2 肋，随后的每一根肋骨均可直观且清晰地辨识与触摸，从而确保计数的准确性。

进一步地，可以引入一根长且钝的针，插入椎间隙进行电透检查。在判断肋骨水平时，前后位影像相较于侧位影像，其可靠性更胜一筹。实践中，我们往往先锁定第 12 肋，随后依序向上计数，依次确定相邻的肋骨位置。

⑦进行胸膜切开时，需精准地切开壁层胸膜，随后将胸膜自手术区域向外翻转，以便充分显露椎骨表面及血管、交感干。

实际操作中，可选用剪刀或单极电凝作为切开工具，确保切口位置位于肋骨头或椎间隙水平，从而有效避免对节段血管的意外损伤。接着，利用内镜剪或胸膜分离器，轻柔地将胸膜自脊柱表面掀起，并沿节段血管将其推离，最终将胸膜完全推移出术野。

手术完成后，针对年轻且胸膜较厚的患者，有时可考虑缝合壁层胸膜，此举有助于减少脊柱区域的出血情况。然而，对于多数患者而言，由于胸膜较薄，切开后会自然回缩，故术者难以实施有效的胸膜闭合操作。

⑧椎体中份的凹陷区域藏有节段血管，这些血管直接连接主动脉及奇静脉、半奇静脉，其间缺乏缓冲结构以缓解血管内压。在侧方，节段血管会分出分支，穿越神经根孔，为神经根和脊髓提供养分。当节段血管向外侧延伸时，会与肋间神经结伴而行，共同组成神经血管束，穿行于肋骨尾侧面的神经血管沟内。

尽管保护并保留节段血管是理想之选，但在多数情况下，我们仍需对其进行分离与结扎。分离时，可轻柔地使用血管阻断钳夹持节段血管，再以直角钳进行细致分离。一旦血管清晰分离，即可采用血管夹进行结扎。通常，沿椎体侧面的中点（即大血管与神经根孔之间）分离节段血管最为便捷。为确保永久止血，需使用血管夹并保持其间距足够（约 1 cm），以便在血管夹之间安全地横断血管。需注意的是，在确定性结扎前，切勿随意横断血管。

在切除近端肋骨以暴露椎弓根和椎管时，应连同肋间神经一同保留节段血管。此时，可借助科布分离器、弯刮勺及肋骨切断器等工具，小心地将血管与神经从肋骨上分离。若分离过程中发生出血，为避免损伤肋间神经，应首选双极电凝进行止血。

为更好地暴露脊柱，有时需对主动脉和奇静脉进行分离。通过结扎相邻的几支节段血管，并使用海绵棒轻轻牵拉，可完成这些血管的分离。为保持血管与脊柱间的空隙，可在此间隙内放置纱布海绵。在左侧入路的椎间盘切除术、椎体切除术及前路松解术中，可能需分离奇静脉；而在右侧入路的前路松解术中，则必须分离奇静脉，但右侧入路的椎间盘切除术和椎体切除术则较少需要这一步骤。前路松解术需广泛分离血管，因为需暴露脊柱的整个腹侧面，并需在多个节段横断前纵韧带以便于松解。

值得注意的是，若需结扎多支节段血管（尤其是下胸腔左侧），可能会阻塞如 Adamkiewicz 动脉等关键动脉及其侧支血管，从而增加脊髓坏死的风险。然而，由于动脉对脊髓的血供具有多节段的侧支循环特性，因此仅结扎一或两根节段血管时，脊髓坏死的情况并不常见。脊髓坏死并发症更常见于需结扎多支节段血管的前路松解术中。在进行节段血管结扎与横断前，建议进行暂时性血管阻断，并监测诱发电位。若诱发电位消失，则应恢复血供并保留节段血管，以降低脊髓坏死的风险。

⑨在切除椎间盘之前，首要任务是充分暴露椎管。由于神经根孔内充斥着韧带、神经根、丰富的血管丛及硬膜外脂肪，因此仅通过神经根孔难以清晰展现椎管。为了更有效地暴露椎管，最稳妥的方式是从硬膜侧面着手，切除肋骨及椎弓根。

为了清晰地显露椎弓根，我们需要切除肋骨近端的 2 cm 部分及肋骨头。操作之初，需小心地使用骨膜剥离器和直角肋骨切除器，将肋间肌肉与肋骨分离，同时保护好神经血管束。随后，利用直角肋骨切除器切断肋横突韧带。接着，将 Cobb 骨膜剥离器平行于关节软骨面插入肋椎关节，切断肋椎韧带。当肋椎关节的关节面呈现明亮的光泽时，即表明肋骨头已被完全切除。

在确保神经血管束、韧带及软组织均已从肋骨上分离后，我们可以切除肋骨近端的 2 cm部分，从而暴露椎弓根及椎管。切除近端肋骨时，可以选择使用骨钻、咬骨钳等工具，逐块进行切除，或者先用骨钻、骨刀、肋骨切除工具、咬骨钳或摆锯等工具进行横断，再整块切除。若有需要，切除的肋骨还可以作为植骨材料使用。

切除肋骨后，接下来是辨认椎弓根。使用骨膜剥离器暴露椎弓根的侧面，并用小的弯刮勺探清其上侧面。为了暴露硬膜外间隙，需要从椎弓根的上侧面切断神经根孔韧带。一旦确定了上椎弓根的上侧面位置，就可以使用咬骨钳切除椎弓根，进而暴露硬膜外间隙。若椎弓根较宽，可以先用骨钻将其侧壁打薄，然后再用咬骨钳切除其内侧部分。

在切除椎弓根的过程中，硬膜外静脉可能会发生少量出血，此时需要使用吸引器清理术野。切除椎弓根后，可以使用双极电凝或脑棉进行硬膜止血，这与开放手术中的止血方法相同。若使用脑棉，应在套管外用止血钳夹住脑棉的线头，以防其遗留在胸腔内。清晰辨认硬膜外间隙，可以确保减压过程在直视下安全进行。

为了从硬膜外腔取出致压物，需要在椎间隙背侧及相邻椎体上咬出一空腔。此空腔需足够大，以保护神经功能，并允许医生将器械伸入压迫处的硬膜外腔，使用小显微外科器械取出椎间盘组织。空腔的深度应能显露椎管的硬膜腹侧面及对侧椎弓根内侧面。若胸椎间盘突出较小或为中等大小，或为软性突出物，为了安全显露脊髓腹侧并进行减压，可以在椎体上制作一个锥形空腔。对于需要显露较大的突出椎间盘、骨化椎间盘或硬膜内椎间盘的情况，则需制作更大的操作空腔，这通常需要进行部分椎体切除术。

⑩在完成脊柱暴露与止血步骤后，需细致冲洗胸腔，清除所有残余物，并仔细检查肺是否受损。确认无误后，方可移除套管。此时，内镜仍须置于胸腔内，以便由内向外检查套管状态。若发现套管处有显著出血，应立即通过胸腔镜定位出血血管并进行止血处理。

胸腔手术全部结束后，需在原胸腔镜套管位置插入胸腔闭式引流管，并使用粗丝线进行缝合固定。为了更便捷地插入引流管，术者可选择另作一切口，以斜形经皮下路径插入。至于其他套管，则可直接进行紧密关闭。为了缓解患者术后疼痛，可采用1%布比卡因进行局部封闭。在缝合时，需分别对皮下及真皮层进行间断缝合，以确保密闭性。

术后，胸腔闭式引流管需留置1~2天，直至引流量降至每日 60 mL 以下，方可拔管。

胸腔镜下椎间盘切除术的临床与神经学效果均令人满意。相较于胸椎的后外侧入路，胸腔镜能更直观地展示脊柱与脊髓的腹侧面，并允许更彻底地切除中线及钙化椎间盘。与开胸手术相比，胸腔镜手术不仅同样具备直观的观察与显露优势，而且并发症更少，患者承受的痛苦更小，住院时间更短，恢复速度也更快。

8. 经皮椎间孔镜下椎间孔成形胸椎间盘突出切除术

经皮椎间孔镜下胸椎间盘突出髓核切除术是一项新兴的微创技术，专门用于治疗软性、旁位或侧位症状性的胸椎间盘突出。手术时，患者取俯卧位，并在全身麻醉下进行。

手术开始时，首先确定皮肤入口点。这个点通常位于椎弓根与椎间盘交界处至小关节突关节外侧缘的虚线上，且距离身体中线大约 6 cm。随后，使用 18 号穿刺针进行硬膜外造影，并施以硬膜外麻醉浸润，同时完成椎间盘造影。之后，更换为导丝，并通过导丝对上关节突进行连续扩张，从而扩大神经间孔窗口。

接下来，将 7.5 mm 的斜面工作套管置于椎间盘后间隙。此时，通过 4.7 mm 的脊髓内窥镜，医生可以直接观察到蓝色的突出髓核碎片。随后，切除后纵韧带，以显露腹侧硬膜外间隙，并使用射频消融技术处理纤维环。在确保充分减压后，对皮肤进行皮下缝合，并使用无菌敷料进行覆盖。

术后，鼓励患者从第二天开始下床活动。

第三节　胸椎管狭窄症

胸椎管狭窄症（thoracic spinal stenosis，TSS）相较于颈椎或腰椎管狭窄症而言，是一种较为少见的疾病。其定义为胸椎管容量的缩减，进而压迫脊髓和/或神经根，引发多种临床症状。与颈椎和腰椎管狭窄相似，椎间盘突出和脊柱关节病也被视为造成胸椎管狭窄的潜在原因。然而，值得注意的是，多数有症状的胸椎管狭窄病例实际上是继发于黄韧带骨化症（ossification of the ligamentum flavum，OLF）和/或后纵韧带骨化症（ossification of the posterior longitudinal ligament，OPLL）。

胸椎管狭窄症在 20 世纪 20 年代才首次被描述。直到 21 世纪初，美国和欧洲的文献报道仍主要聚焦于胸椎间盘疾病，而对于 OLF 和/或 OPLL 的报道则相对较少。相比之下，日本则报道了更多的相关病例和研究成果。

一、解剖因素

胸椎因其独特的解剖特性而在中轴骨中显得尤为特殊，特别是在活动功能方面。胸椎的肋椎关节面呈水平状，这些关节限制了脊柱的整体屈曲能力。同时，肋骨与胸骨及椎体的连接进一步限制了胸椎的旋转和侧屈动作。此外，胸椎与胸部的垂直关节面具有稳定作用，相比腰椎，其对椎间盘的压力有所减少。这些特征导致胸椎的屈伸运动在下胸段相较于中、上胸段更为显著。

胸椎后凸由不同高度的椎体形成，并产生弓弦效应，使得脊髓被后纵韧带、椎间盘和椎体所覆盖。脊髓腹侧的受压往往与这些结构的病理变化密切相关。值得注意的是，胸椎管的直径相较于颈椎管或腰椎管更小，为脊髓提供的空间有限。颈脊髓占据椎管截面积的约 25%，而胸脊髓则约占 40%。胸椎后凸和较小的椎管空间可能导致压迫性病变更快地引发严重脊髓损害。

胸椎管的末端包含腰骶脊髓膨大及部分下胸段的第一骶神经根。这一区域的压迫可能引发圆锥神经和马尾神经的病理损害，从而导致上、下运动神经元的混合病变。

最后，胸椎的血供相对有限。胸中段脊髓的血供主要由单个胸椎分支（通常来自 T 动脉）提供，而这些分支的代偿能力较差。上胸段脊髓则由椎动脉和腰椎动脉供血。血供不足且分流较多，使得该区域更易受到压迫的影响，并可能影响减压手术后的恢复。

二、病因学

胸椎管狭窄症的主要致病因素为 OLF。除此之外，其他脊柱局部病变，包括 OPLL、椎间盘突出以及脊柱关节炎，也是导致该病症的重要原因。一项针对 427 例胸椎管狭窄症患者的流行病学研究显示，其中 309 例患者的病因是 OLF，紧随其后的是椎间盘突出，再次为 OPLL。

胸椎管狭窄症并非仅由脊柱局部病变引起，某些骨病同样可诱发该病。这些骨病包括软骨发育不全、骨软骨营养不良、肢端肥大症、氟骨症、Paget 病、弥散性特发性骨肉瘤以及肾性骨营养不良。此外，肿瘤占位性病变、小关节囊肿、血管畸形以及骨折等也与胸椎管狭窄症的发生有关。

三、诊断标准

（一）症状和体征

胸椎管狭窄症，无论何种成因，均会导致胸脊髓或神经根受压迫，从而产生相应的症状和体征，这些表现之间并无显著差异。其中，胸椎 OLF 和 OPLL 作为慢性脊髓压迫性疾病，由于韧带逐渐增厚并骨化，其疼痛症状往往并不明显。

该病症的患者群体多为 40 岁以上的成年人，起病隐匿且症状逐渐加重。早期患者可能在行走一段距离后，感到下肢无力、沉重、不灵活，但稍作休息后又能继续行走，这种现象被称为脊髓源性间歇性跛行，与腰椎管狭窄症中常见的以疼痛、麻木为特征的神经源性间歇性跛行有明显区别。

随着病情的恶化，患者可能会出现踩棉花感、行走困难、躯干及下肢麻木并伴有束带感，以及大小便困难、尿潴留或失禁、性功能障碍等症状。在临床检查中，主要表现为脊髓上运动神经元性损害，如躯干、下肢感觉障碍，下肢肌力减弱，肌张力增高，膝、跟腱反射亢进以及病理征阳性等。然而，当病变位于胸腰段时，患者可能以下运动神经元性损害为主，表现为下肢肌肉广泛萎缩，肌张力下降，膝、跟腱反射减弱或消失，病理征无法引出。同时，也可能同时存在脊髓上、下运动神经元性损害的特征，如肌张力下降与病理征阳性并存。

（二）影像学检查

1.胸椎 X 线片

鉴于胸椎结构的复杂性，X 线片在检测胸椎 OLF 或 OPLL 时的敏感性较低，仅能发现约 50% 的病变。然而，作为初步检查手段，它仍能提供诸多有价值的信息。例如，椎体形态的改变或 Scheuermann 病可能提示椎间盘突出；特发性弥散性骨肥厚症（DISH）、强直性脊柱炎、氟骨症等疾病的迹象可能预示 OLF 的存在；而下颈椎连续性 OPLL 的发现，则可能提示胸椎 OPLL 的可能性。

2. MRI 检查

MRI 是诊断胸椎管狭窄症最为有效的辅助检查手段，它能够清晰地显示胸椎病变的具体位置、病因、压迫程度以及脊髓受损情况。值得注意的是，临床上超过 10% 的胸椎管狭窄症病例是在进行颈椎或腰椎 MRI 检查时意外发现的 OLF 或胸椎间盘突出。

3. 脊髓造影检查

由于脊髓造影检查具有创伤性，且只能间接反映胸椎病变及其对脊髓的压迫情况，因此通常不作为首选。但在缺乏 MRI 设备的医疗机构中，它仍可作为备选方案。

4. CT 检查

CT 检查能够清晰地展示骨性椎管及骨化韧带的结构，为手术治疗提供重要信息。因此，它更多地被用于对病变部位的详细检查，特别是在制定手术计划时。

四、治疗

（一）手术治疗综述

1. 黄韧带骨化所致的胸椎管狭窄症手术方案

（1）采用后路途径，实施椎板和黄韧带骨化的全切除手术。

（2）执行部分椎板切除手术，以减轻压迫。

（3）选用椎板成形术，重塑椎管结构。

2. 后纵韧带骨化所致的胸椎管狭窄症手术选择

（1）针对上胸椎区域，执行全椎板切除减压手术。

（2）对于中或下胸段的孤立型后纵韧带骨化，可采用前外侧入路或后路经椎间孔切除，并视情况进行固定或融合。

（3）短节段后纵韧带骨化（涉及 2~3 个节段）：

①实施环形减压与融合手术。

②或仅行后路全椎板切除手术。

（4）长节段后纵韧带骨化（超过 3 个节段）：

①若骨化平坦，向上和向下各延长 1 个节段进行后路全板切除手术。

②若骨化凸起：

a. 后路全椎板切除手术与选择性环形减压手术。

b. 先后进行后路全椎板切除手术，再经前外侧入路切除并融合。

3. 椎间盘相关因素导致的胸椎管狭窄症手术策略

（1）中央型椎间盘突出：采用前外侧入路进行椎间盘切除，可通过胸腔镜或开胸手术完成。

（2）旁中央或外侧椎间盘突出：通过后路椎间孔入路实施椎间盘切除。

（3）其他方法：

①前外侧胸膜腔后入路手术。

②双侧小关节切除手术。

③微创手术：

a.胸腔镜下椎间盘切除术。

b.经胸外侧入路向后经胸膜椎间盘切除术。

c.胸椎后路显微镜下椎间盘摘除术。

d.胸椎后路内镜下椎间盘摘除术。

4.脊柱关节病引发的胸椎管狭窄症手术方案

（1）关节突肥大：执行全椎板切除手术，并结合内侧小关节突切除。

（2）采用腹侧穿刺，进行前路减压手术。

（二）保守治疗

胸椎管狭窄症属于一种罕见的病症，其主要病因涵盖黄韧带骨化、后纵韧带骨化、胸椎间盘突出以及胸椎脊柱关节病，而肿瘤占位性病变和血管畸形则为次要病因。此类疾病常伴随疼痛和神经症状，手术治疗往往是首选方案。对于轻度病例，术前可能适宜采取保守治疗（例如非甾体类抗炎药、神经营养药物及物理治疗）或介入疼痛治疗，并需密切跟踪观察。值得注意的是，关于黄韧带骨化和后纵韧带骨化的介入疼痛治疗研究文献相对较少。相比之下，胸椎间盘突出和胸椎脊柱关节病导致的胸椎管狭窄症更常见于介入疼痛治疗的实践中。

症状性胸椎间盘突出相对不常见，约占所有椎间盘突出症的5%。多数患者通过保守治疗即可恢复原有活动水平，因而较少需要侵入性治疗。尽管近年来胸椎硬膜外注射的使用显著增加，但关于其缓解疼痛效果的报道却十分有限。有学者通过随机双盲主动对照试验发现，无论是单独使用局麻药还是联合使用类固醇和局麻药进行胸硬膜外注射，在12个月后均能有效缓解疼痛（超过50%的疼痛缓解率），验证了这两种方法的有效性。

脊柱关节病引发的胸椎管狭窄症罕见，通常与小关节突肥大有关，患者常表现出脊髓损害的症状。小关节痛是胸椎疼痛的一个已知来源，一项针对局部胸痛人群的研究显示，胸椎小关节疼痛的发生率高达42%。关节突、关节疼痛多是关节退变所致，可累及关节囊、滑膜、透明软骨和骨等结构。因此，无论脊髓损害是否发生，由小关节突肥厚引起的小关节疼痛都是合理的推测。

针对胸椎小关节疼痛，有学者建议采用射频消融术进行治疗，该方法可在阻滞了受胸椎小关节影响的神经后获得暂时的症状缓解。尽管射频消融术被归为2C+级别（表明该治疗方法可以考虑），但其数据支持仅限于观察性研究。目前尚无大型对照研究针对胸内侧支神经的射频消融术进行评估，仅有两项观察性研究报道。有学者通过回顾性分析和前瞻性观察研究发现，接受内侧支神经射频消融术治疗的患者中，分别有83%和41%的患者在治疗31个月后和经过一次治疗后疼痛减轻超过50%。

第四节　腰椎管狭窄症

通常，椎管狭窄这一现象在50岁之后较为普遍，且男性患者多于女性，它往往与椎间盘的退化过程紧密相关。

具体定义如下：当椎管、侧隐窝或椎间孔发生狭窄时，会压迫到相关的神经结构，进而引发一系列神经源性症状。若狭窄发生在椎管中央，则称为中央椎管狭窄；若发生在侧隐窝，则称为侧隐窝狭窄；若发生在椎间孔，则称为椎间孔狭窄。这些症状可能包括神经源性跛行或神经根性症状。

值得强调的是，仅当狭窄导致明显的临床症状时，影像学上显示的腰椎管退变性狭窄才具有实际意义。

一、分类

椎管狭窄可根据其成因分为先天性和获得性两大类。

(一)先天性椎管狭窄

这类狭窄多为发育性，且以中央型椎管狭窄为主。其中，特发性椎管狭窄和由软骨发育不全导致的侏儒症是两种常见的先天性原因。

(二)获得性椎管狭窄

1.退变性狭窄

中央型椎管狭窄：主要由下关节突关节的增生、黄韧带的肥大以及椎间盘的膨出共同导致。

侧隐窝狭窄：上关节突关节和黄韧带的增厚肥大是引起侧隐窝狭窄的主要原因。

椎间孔狭窄：表现为椎间孔的狭窄。

2.退行性滑脱

多见于 L4~L5 节段，此时 L5 神经根常被 L4 的下关节突及 L5 椎体后缘所卡压。

3.综合性椎管狭窄

在退行性、先天性椎管狭窄的基础上，出现腰椎间盘突出的情况。

4.医源性椎管狭窄

这类狭窄通常发生在椎板切除术后、脊柱融合术后或椎间盘手术后。

5.脊柱创伤后椎管狭窄

由脊柱创伤导致的椎管狭窄。

6.其他原因

如 Paget 病、氟中毒等也可能导致椎管狭窄。

二、发病机制

椎管狭窄的发生与椎管的形态、椎间盘的退变、关节突关节的受累以及脊柱三关节复合体的结构变化密切相关。

首先，椎管的形态对椎管狭窄的发生有重要影响。腰椎管主要有圆形、卵圆形以及三叶形(约占15%)三种形态。其中，三叶形椎管因其形状类似拿破仑帽，更易出现侧隐窝狭窄。

其次，椎间盘的退变是椎管狭窄发病的重要基础。随着年龄的增长，椎间盘会发生老化或退变，导致其内的胶原含量、蛋白多糖和含水量发生改变。

此外，关节突关节也会受累于椎管狭窄。椎间盘退变后，关节软骨会受到破坏，关节突关节会出现肥大、骨赘形成及半脱位等病理改变。

脊柱作为一个三关节复合体结构，在退变过程中，后方的两个关节突关节及前方的椎间盘均会发生病理变化。这些变化包括三关节复合体的退行性变、椎间盘的环状或辐射状撕裂及高度丧失、后方关节突关节的滑膜炎症、软骨破坏、骨赘形成以及关节囊松弛、黄韧带肥大或膨出和关节失稳或半脱位等。这些病理改变还会进一步导致脊柱节段不稳，出现脊柱退行性向前滑脱、向后滑移、退行性脊柱侧凸以及旋转半脱位等，从而加重病情进展。

最后，L4 或 L5 神经根最常受累于椎管狭窄。这主要是因为下腰椎所承受的压力及剪切力更大，且椎间盘退变常发生在 L4~L5 和 L5~S1 节段。同时，由于下腰椎椎弓根的下缘为凸面，而上腰椎为凹面，因此 L4、L5 神经根更易受到压迫和损伤。

三、神经受压的解剖基础

中央椎管内包含马尾和硬膜囊，侧隐窝内有上位神经根，而椎间孔内则有背根神经节，椎间孔外则有脊神经。

关于马尾的压迫，它最常发生在椎间盘水平，并受到前后两个方向的压迫。前方的压迫主要来自膨出的椎间盘，而后方的压迫则是黄韧带及关节突关节造成的。

神经根的压迫可能发生在多个解剖部位。首先，在入口区，神经根可能受到后外侧椎间盘突出的压迫，或者上关节突肥大的挤压。其次，在中间区，特别是在峡部裂的情况下，椎弓峡部增生的骨赘会对神经根造成压迫。再者，在出口区(即椎间孔)，神经根可能受到极外侧型椎间盘突出的压迫，或者由于上关节突关节半脱位而被顶挤至椎弓根、椎体或膨出的纤维环上，从而产生压迫。最后，在椎间孔外，神经根也可能受到压迫，这可见于极外侧型或椎间孔外的椎间盘突出症，远外侧卡压综合征(如腰椎滑脱时 L5 的横突和骶骨翼对 L5 神经根的卡压)，以及横突的横行骨折或植骨块进入横突前方等情况。

四、腰椎管狭窄的影像诊断标准

关于腰椎管狭窄，我们可以从以下三个方面进行描述。

(一)中央椎管狭窄

绝对狭窄的定义是腰椎管中央的矢状径小于 10 mm。
当矢状径在 10~13.5 mm 之间时，我们称之为相对狭窄。

(二)侧隐窝狭窄

侧隐窝狭窄的判断标准是矢状径小于 4 mm。

(三)椎间孔狭窄

椎间孔狭窄有两个判断指标：一是椎间孔的高度小于 15 mm；另一个指标是椎间盘后部

的高度小于 3 mm, 这种情况下神经根受压的可能性高达 80%。

五、神经根损伤的病理生理机制

(一)疼痛的产生机制

机械压迫与炎症反应共同作用导致了疼痛的出现。然而, 单纯的机械压迫并不足以引发疼痛, 疼痛主要是由炎症反应所引发的。这种炎症反应中, 关键的炎症递质包括磷脂酶 A2 和神经肽等。

(二)脊柱动态不稳定的影响

脊柱的动态不稳定会导致椎管和椎间孔内的神经组织遭受反复损伤, 这是另一个重要的病理过程。

(三)神经营养缺乏的原因

神经营养缺乏主要由脑脊液流动异常或梗阻所引发。这种流动异常或梗阻会影响神经组织的正常营养供应。

(四)马尾神经的受压临界值

马尾神经对于压力的承受能力有一个临界值。当硬膜囊缩窄程度达到 25% 时, 通常不会对马尾神经产生明显影响。然而, 当硬膜囊缩窄程度超过 50% 时, 将会导致运动障碍, 并且体感诱发电位会完全消失。

六、临床症状

(一)疼痛表现

疼痛症状在腰椎管狭窄症中呈现多样性, 包括单根神经根疼痛、双腿神经源性跛行、不典型腿痛以及马尾综合征。这些疼痛通常位于腰部、臀部及下肢, 且在站立和行走时加剧, 休息、弯腰或坐下时则有所缓解。患者的病史对于诊断腰椎管狭窄症至关重要。

(二)跛行症状

约 50% 的腰椎管狭窄症患者会出现跛行症状。在诊断时, 需排除血管源性跛行的可能性。血管源性跛行的特点在于休息后症状缓解更为迅速, 且弯腰动作不会减轻其症状。骑车和爬山时, 由于腰椎处于屈曲状态, 不会发生神经源性跛行。但需注意, 血管源性和神经源性跛行有时可能并存。

(三)体格检查

在腰椎管狭窄症的体格检查中, 客观体征往往缺乏, 坐骨神经紧张的体征常为阴性。神经功能障碍可能存在，也可能没有。然而，最重要的体征是腰痛及腰椎活动度降低。此外，应常规进行腹部及血管情况的彻底检查，以排除其他潜在病因。

(四)辅助检查方法

X 线检查可发现椎间隙狭窄、椎间盘退变、终板骨赘生成和硬化、关节突关节肥大或骨赘形成以及骨性椎管或椎间孔狭窄等征象。此外，腰椎前凸减小或消失也是腰椎管狭窄症的 X 线表现之一。

CT 扫描有助于观察椎管，特别是侧隐窝和椎间孔的情况。在脊髓造影检查中，椎管狭窄可能导致造影剂显影阻断，使得阻断部位下方的部位无法显影观察，相比之下 CT 检查则能清楚观察到这些部位的情况。

MRI 检查是检查腰椎管狭窄最好的方法。它对软组织的观察非常清楚，但对骨组织的观察不及 CT 检查。通过 MRI 检查，可以清晰地观察到腰椎管狭窄的程度、范围以及神经受压的情况。

七、鉴别诊断

腰椎及脊柱相关疾病的成因多种多样，包括但不限于以下几个方面。

创伤性因素，如软组织扭伤、拉伤，以及脊柱压缩性骨折，都可能对腰椎及脊柱造成损害。

感染性因素，例如脊椎骨髓炎，也是导致腰椎及脊柱疾病的一个重要原因。

风湿性炎性疾病同样会影响腰椎及脊柱的健康。

先天性疾病，如软骨发育不全，可能导致腰椎及脊柱的结构异常。

代谢性疾病，包括骨质疏松和 Paget 病等，也会影响腰椎及脊柱的骨质结构和稳定性。

其他退行性疾病，如腰椎间盘突出症和腰关节突关节综合征，是腰椎及脊柱老化的常见表现。

肿瘤性疾病，如脊髓内肿瘤、骨肿瘤以及转移瘤，可能对腰椎及脊柱造成压迫和破坏。

神经性疾病，特别是周围神经疾病，也可能影响腰椎及脊柱的功能。

循环系统疾病，如腹主动脉瘤和血管源性跛行，虽然主要影响循环系统，但也可能对腰椎及脊柱的供血和神经功能产生影响。

肌筋膜综合征是一种影响肌肉和筋膜的疾病，也可能导致腰椎及脊柱的不适和疼痛。

此外，精神问题也可能对腰椎及脊柱的健康产生间接影响，如焦虑、抑郁等情绪问题可能加重患者的疼痛感和不适感。

八、治疗

关于腰椎管狭窄症(LSS)的保守治疗，由于多数相关文献的结论是基于椎间盘突出神经根病或非特异性腰痛的研究，因此难以给出明确的治疗建议。然而，LSS 的保守治疗通常涵盖药物治疗、物理治疗、矫形支具、脊椎按摩及针灸治疗等多个方面。

药物治疗方面，对乙酰氨基酚、非甾体类抗炎药(NSAID)、肌松药、曲马多、神经性镇痛药、三环类抗抑郁药及阿片类药物等常被用于 LSS 的治疗。然而，这些药物的真实疗效在 LSS 患者中的确切性尚不明朗，因为相关研究并非专门针对 LSS。对乙酰氨基酚、NSAID 和肌松药常被视为一线治疗药物，而三环类药物可能在慢性疼痛管理中扮演更重要角色。此外，与标准治疗相比，添加加巴喷丁可能对 LSS 患者具有更优的疗效。在药物治疗过程中，必须仔细权衡药物的风险与不良反应，尤其对于老年患者。

物理治疗在 LSS 治疗中展现出显著益处。治疗初期应关注基于屈曲运动的项目，旨在恢复脊柱活动度、神经支配，并避免诱发症状的姿势。随后，针对髋部屈肌、内收肌及特定肌群的紧张进行治疗。接下来，增加在偏向屈曲运动中的体位稳定性训练，如臀肌和下腹肌锻炼。解决功能缺陷，如提高行走耐受性，也是物理治疗的关键目标。

手动治疗也被提出作为 LSS 的治疗选择之一。偏向伸肌的治疗结合康复训练及部分自重跑步机行走的治疗方案，其疗效优于单纯的偏向伸肌治疗及传统跑步机行走疗法。LSS 患者通常由脊椎按摩治疗师提供理疗，但相关文献对治疗效果的支持尚不充分。

在急性期或症状突然加重时，可考虑使用腰部矫形器。尽管对于老年患者来说可能显得笨重且不适，但它们能够减轻疼痛并改善腰椎功能。然而，LSS 患者应避免长期使用脊柱矫形器，因为这可能会削弱腰部肌肉力量。尽管在 LSS 患者中使用矫形支具的证据有限，但它们确实能够缓解疼痛并增加行走耐受性。

至于针灸治疗，传统针灸在 LSS 治疗中尚未显示出显著的临床疗效。然而，电针灸治疗可能有助于增加 LSS 患者的步行距离并减轻疼痛。

九、硬膜外类固醇注射

硬膜外类固醇注射在治疗 LSS 中得到了广泛应用，尤其在医疗保险患者群体中日益受到青睐。该治疗方法通过在硬膜外腔注射类固醇药物，旨在减少局部炎症并缓解相应疼痛。此外，它还有助于提升物理治疗计划的疗效。

尽管关于硬膜外类固醇注射治疗神经根病和椎管狭窄的 Meta 分析几乎没有显示出长期效益，但这些数据受限于过时的注射技术、不同的纳入和诊断标准，以及疗效检验方法的不统一。因此，目前推荐使用透视引导穿刺作为标准方法，以避免在不使用透视引导时出现注射点错误的问题。

硬膜外类固醇注射有多种途径，包括尾椎、椎板间和经椎间孔技术。尽管缺乏直接比较 LSS 中每种技术疗效的研究，但有证据表明，经椎间孔入路在缓解由症状性椎间盘突出症引起的根性疼痛方面更为有效。研究表明，采用经椎间孔注射类固醇激素的 LSS 患者，可以获得长达 1 年的患侧肢体镇痛效果，并延长行走和站立的耐受性。另一项独立研究也证实，使用利多卡因联合糖皮质激素或单独使用利多卡因进行经椎间孔注射后，患者的疼痛减轻，功能得到改善。此外，研究还表明，经椎间孔硬膜外类固醇注射可以延迟手术需求 28 个月或更长时间，甚至在某些情况下可以避免行手术减压。

十、经皮穿刺技术

近年来，一类以经皮穿刺为特点的独立介入手术逐渐普及。这类手术主要通过有限的暴露部分来切除黄韧带或直接置入机械装置牵开棘突，实现对硬膜外腔的直接减压，但可进行手术操作的节段相对有限。

微创腰椎减压术(MILD)常被视作 LSS 患者的手术替代方案，特别是在出现明显的中央狭窄和黄韧带肥厚时。该手术利用透视引导，通过穿刺针及套管对黄韧带进行减压，为脊柱神经结构创造更多空间，全程无须开放切口。迄今为止，MILD 展现出了乐观的疗效和较低的并发症率，但实际应用并不广泛。

棘间撑开装置则提供了比椎板减压切除术和椎板切除减压融合术更微创的替代方案。这些装置通过增加脊柱屈曲来间接减压椎管。在严格的纳入标准下，使用椎间融合器的疗效更佳，并发症更少。此外，新一代设备的应用还降低了再次手术率，且已有文献报道其疗效可持续长达 4 年。目前，关于棘突间牵引装置置入与传统术式比较的试验正在进行，以期进一步验证其疗效和安全性。

十一、手术

LSS 在老年脊柱手术患者中极为常见，手术旨在通过减压椎管、侧隐窝或神经根孔来缓解疼痛并提升功能。尽管存在多种治疗 LSS 的手术方法，但尚未就最佳术式达成共识。部分研究显示，手术治疗相较于非手术治疗在 LSS 中展现出更优疗效，但这些研究中的非手术治疗方案并非最优，且手术治疗的益处可能随时间逐渐减弱。

腰椎椎板减压切除术是治疗 LSS 最常用的手术方法之一。大数据研究揭示，该手术后 LSS 患者能显著改善功能并缓解疼痛。

然而，在伴有腰椎滑脱的情况下，椎板切除减压融合术成为更优选择。此外，对于多节段腰椎管狭窄及合并 LSS 的脊柱侧弯患者，椎板切除减压融合术同样可能更为适用。当症状持续 15 年或更久时，置入融合器可能成为首选治疗方案。尽管融合术增加了手术的复杂性和成本，但单纯椎板减压切除术存在导致脊柱不稳定的风险。

第五节 胸腰椎骨折

胸腰椎骨折是脊柱损伤中最为普遍的类型，占脊柱损伤的 80%~90%。近年来，由于车祸、跌落等事故的频发以及人口老龄化趋势的加剧，胸腰椎骨折的发病率呈现逐年上升的趋势。此类骨折多发于 T11~L2 的脊椎节段，这主要是因为该区域在失去肋骨支撑后，脊椎的屈伸活动范围相对增大。值得注意的是，严重的胸腰椎骨折往往伴随着脊髓神经的损伤，国外报道显示其发病率在 15%~30% 之间，且男性患者更为多见。

在致伤因素方面，年轻患者多因高能量创伤而导致骨折，而老年患者，尤其是已存在明显骨质疏松的个体，则主要因轻微外伤引发的压缩性骨折而受损。针对不同伤情，选择恰当的治疗方案至关重要。一般而言，非手术治疗主要适用于胸腰椎稳定性骨折的情况；而对于恢复脊柱生理曲度、降低致残率以及改善患者生活质量而言，手术治疗则是更为理想的选择。

一、分类

截至目前，胸腰椎骨折的分类尚未达成学术界广泛共识。早在 1930 年，Bhler 曾基于致伤原因与解剖结构变化，并主要参考患者的 X 线影像表现，将胸腰椎骨折划分为椎体骨折与椎弓骨折两大类。然而，这一分类体系未能充分考虑到骨折稳定性在评估中的重要性。

（一）Holdsworth-Whitesides 两柱理论分类系统

1949 年，Nicoll 首次提出了胸腰椎损伤的两种基本类型：稳定性骨折与不稳定性骨折。他认为，L4 以上的椎板骨折及单纯的椎体前方、侧方楔形骨折属于稳定性损伤，无须复位固定治疗；而合并棘间韧带破裂的骨折脱位和 L1 以下的椎板骨折则属于不稳定性损伤，需进行复位和固定。1963 年，Holdsworth 对 Nicoll 的分类方法进行了修改和补充，引入了爆裂性骨折的概念，并主张根据损伤机制（如屈曲、伸展、垂直压缩、回旋和剪切应力等）将胸腰椎骨折分为五型，这些类型既可独立存在，也可两种或多种同时存在。

这五型包括：单纯屈曲性损伤导致的稳定楔形压缩性骨折；屈曲和旋转性损伤造成的不稳定性骨折脱位，伴有后方韧带复合结构的断裂等；伸展性损伤导致的椎间盘和前纵韧带断裂及脱位，这种脱位通常能自发性复位并在屈曲位时保持稳定；椎体压缩性损伤可使椎间盘髓核突入椎体内，造成终板骨折和椎体爆裂，但由于韧带保持完整，这种粉碎性骨折是稳定的；以及剪力损伤导致的整个椎体移位和关节突或椎弓根的不稳定性骨折。根据 Holdsworth 的分类，骨折的稳定性取决于后方韧带复合结构的完整性。

1968 年，Whitesides 等人对 Holdsworth 的概念进行了修改，提出了两柱理论。他们将脊柱比作建筑起重机，把其中抗压力的椎体和椎间盘以及前纵韧带、后纵韧带称为前柱，把后方承受张力的骨性和韧带结构称为后柱。他们认为，外科治疗应以是否侵犯神经管而定，伴有骨折片向后移位的爆裂性骨折是不稳定的，应进行前路减压治疗。两柱理论从解剖学角度首次阐述了脊柱结构的稳定性对胸腰椎骨折分类的重要意义，但这一理论过于简化，难以从人体工程学的角度全面解释整个致伤过程。

（二）Denis 三柱理论分类法

1984 年，Denis 在两柱理论的基础上提出了脊柱损伤的三柱理论，该理论增加了中柱的概念，并强调了中柱在脊柱结构稳定性中的关键作用，从而使得骨折的人体工程学模型更加贴近真实伤情。三柱的具体划分如下：前柱包括前纵韧带、椎体的前半部分以及椎间盘的前部；中柱则涵盖后纵韧带、椎体的后半部分以及椎间盘的后部；后柱则包括椎弓、黄韧带、椎间小关节和棘间韧带。脊柱的稳定性在很大程度上依赖于中柱的完整性。当前柱受到压缩暴力时，若仅产生椎体前方的压缩，则为稳定性骨折；而爆裂性骨折、后纵韧带损伤以及脊椎骨折脱位等，由于三柱均受到损伤，因此属于不稳定性骨折。由于三柱理论相对合理，自20 世纪 80 年代以来，该理论被广泛接受并应用于临床实践。

Denis 还根据骨折的形态和受伤机制，将胸腰椎骨折分为以下四类。

1. 压缩性骨折

这是临床上最常见的骨折类型，前柱在压力下崩溃，后柱受到牵张，而中柱则作为活动的枢纽，椎体后缘的高度保持不变。损伤机制主要是前屈或侧屈，压缩性骨折可发生在前方或侧方。Denis 进一步将压缩性骨折细分为四个亚型，包括涉及两个终板的 A 型、仅累及上终板的 B 型、仅累及下终板的 C 型以及前侧皮质弯曲但终板未受损的 D 型。

2. 爆裂性骨折

Denis 将累及前柱和中柱的骨折定义为爆裂性骨折。当中柱骨折后，椎体后部的附件会爆散开来，因此在脊柱的前后位片上可见椎弓根间距增宽，椎板也会发生骨折。爆裂性骨折被细分为五个亚型，包括上下终板均受累的 A 型、仅上终板受累的 B 型、仅有下终板受累的 C 型、中柱发生爆裂性骨折并合并旋转损伤导致侧方半脱位或倾斜的 D 型，以及中柱发生爆裂性骨折且前柱受到不对称压缩的 E 型(侧方爆裂性骨折)。

3. 安全带骨折

这种骨折通常是由于乘坐高速汽车时腰部系有安全带，在撞车瞬间患者躯体上部急剧向前移动并屈曲，以前柱为枢纽，后柱与中柱受到牵张力而破裂开。Denis 根据受伤为一个水平或两个水平将这一损伤分为四型。在正位 X 线片上，可见两侧椎弓根和棘突呈水平分离或棘间明显增宽；侧位片则可见从椎板和椎弓直至椎体后部的水平骨折线。典型病例可见到椎体后缘高度增加，椎间隙后部张开，行 CT 检查可发现 X 线片易漏诊的椎弓根骨折。

4. 骨折脱位

这种骨折脱位通常是由压缩、牵张、旋转或剪切暴力导致的脊柱三柱均发生损伤。根据不同的损伤机制，可分为三种类型：屈曲-旋转损伤的 A 型、剪切骨折-脱位损伤的 B 型以及双侧关节突脱位的 C 型。其中，C 型损伤类似于安全带损伤，但前柱也有损伤，通常是前面的椎体或椎间盘损伤，前纵韧带断裂常伴下位椎体上缘撕脱骨折，导致明显的半脱位。

(三)负荷分担分类法

椎体爆裂性骨折若发生严重粉碎与移位，将无法像正常椎体那样承载重量。因此，在通过后路器械矫正后凸畸形后，前柱往往缺乏支撑，进而导致椎弓根钉器械承受悬臂式弯曲载荷，术后内固定折损的情况并不罕见。为了应对这一问题，Mccormack 于 1994 年提出了基于骨折椎体解剖的负荷分担分类法。

该分类法主要依据骨折椎体 X 线侧位片、CT 平扫及矢状位重建的影像学从以下三个方面进行评分。

首先，评估损伤造成的椎体粉碎程度。若椎体粉碎程度达到 30%，则评 1 分；若粉碎程度在 30%~60%之间，则评 2 分；若粉碎程度超过 60%，则评 3 分。

其次，观察骨折部位骨折碎片的排列情况。若碎片移位 0~1 mm，则评 1 分；若碎片移位超过 2 mm 但范围小于 50%，则评 2 分；若碎片移位超过 2 mm 且范围大于 50%，则评 3 分。此外，CT 还能提供椎管横断面及神经压迫情况的详细信息。

最后，评估后凸畸形矫正或需矫正的程度。若矫正角度小于 3°，则评 1 分；若矫正角度为 4°~9°，则评 2 分；若矫正角度超过 10°，则评 3 分。

将这三个方面的得分相加，即可得到最后的总分。分数越高，说明该段损伤椎体承受轴向载荷的能力越小，后路短节段固定器失败的可能性也就越大。根据该分类法，6 分以下的骨折单纯行后路手术效果较为理想；而 7 分以上的骨折，由于前柱负荷能力差，需要进行前柱重建。

该分类法客观合理地评价了骨折椎体前柱的载荷分担能力，为手术治疗方法的选择提供了有力依据。然而，它并未涉及韧带损伤的情况，且与损伤机制无直接关联。

(四)胸腰椎损伤分类及严重程度评分分类

2005 年，Vaccaro 等人提出了一种新的胸腰椎骨折严重程度评分体系——胸腰椎损伤分类及严重程度评分(TLICS)。该体系因其简明性、合理性和高度的实用性且能够直接指导临床治疗，已成为较为理想的胸腰椎骨折分类和评价体系，并在临床上得到了广泛应用。

TLICS 体系涵盖了三个关键方面的评估：骨折的损伤形态、后方韧带复合体(PLC)的完整性以及神经功能状态。这三个方面根据具体情况分别给予 1~4 分的评分，最终得分为各项评分的总和。对多发性骨折，取评分最高的作为最终评分。

在骨折损伤形态的评估中，TLICS 体系将骨折分为压缩、侧移/旋转和牵张性骨折三种类型，其中爆裂性骨折被视为压缩性骨折的严重类型。根据损伤机制，压缩性骨折评 1 分，若伴有爆裂则额外加 1 分；侧移/旋转性骨折评 3 分；分离性骨折则评 4 分。

PLC 由棘上韧带、棘间韧带、黄韧带和小关节囊等结构组成，被称为"后方张力带复合体"。由于 PLC 自身修复能力较差，损伤后多需进行手术治疗。在 PLC 完整性的评估中，完整者评 0 分；可疑或不确定者评 2 分；损伤者评 3 分。

对于神经功能状态的评估，TLICS 体系根据损伤程度给予不同评分：神经功能正常者评 0 分；神经根性损伤者评 2 分；脊髓或圆锥完全损伤者评 2 分，不完全损伤者评 3 分；马尾损伤者评 3 分。

根据 TLICS 的总分，可以制定相应的治疗方案：总分低于 3 分者，建议采用非手术治疗；总分为 4 分者，非手术和手术治疗均可考虑；总分超过 5 分者，则建议进行手术治疗。

(五)AO spine 胸腰段损伤评分系统

AO spine 胸腰段损伤评分系统，是欧洲 AO 外科协会的脊柱组在 TLICS 的基础上提出的，不仅聚焦于骨折的形态学特征，还纳入了与手术决策密切相关的临床因素。该系统综合了 Magerl 分类与 TLICS 的优势，使得分类更加贴近实际伤情，有助于合理选择治疗方案。AO spine 协会致力于开发一种广泛适用、系统全面且简单可靠的分类系统，以服务于临床实践与科学研究。

AO spine 胸腰段损伤评分系统分类方法基于以下三种核心参数的评估。

首先，形态学分型借鉴了 Magerl 分类系统，通过三种基本分型反映损伤严重程度的递增。A 型代表压缩性骨折；B 型涉及前方或后方张力带的破坏，但前柱或后柱未发生分离或潜在分离；C 型则意味着所有结构受损，导致脱位或移位，或虽未分离但附着的软组织结构已完全断裂。

其次，神经功能障碍分级将神经功能状态细分为五级。N0 表示神经功能正常；N1 为短暂神经功能障碍；N2 存在神经根损伤症状或体征；N3 为不完全脊髓或马尾神经损伤；N4 代表完全性脊髓损伤(符合 ASIA 分级中的 A 级)；NX 则用于特定患者，其因颅脑损伤、中毒、多发伤、气管插管或镇静而无法完成神经系统检查。

最后，病例特异的修正参数包括两个重要附加项，虽并非与每个病例都相关，但对指导治疗具有重要意义。M1 修正参数用于表示骨折伴有不确定的张力带损伤情况，可通过影像学检查(如 MRI)或临床检查发现，且对骨结构稳定但软组织受损的患者是否需要手术具有指导意义。M2 则涉及患者特异的并发症，如强直性脊柱炎、风湿病、弥散特异性骨骼肥大症、骨质疏松或手术节段皮肤损伤等，这些并发症可能影响手术决策。

二、胸腰椎骨折的诊断

(一)临床表现

患者若经历过明确的胸腰椎损伤，之后会出现局部疼痛、皮下瘀血及脊柱畸形等症状，触摸时常能感受到棘突的漂浮感或棘突间的空虚。胸椎骨折往往伴随脊髓损伤，并引发相应的症状与体征。胸腰段的神经损伤会导致多样化的临床表现，由于脊髓通常在 L1 水平处终止，因此该区域以上的损伤会引发上运动神经元受损的症状，而该区域以下则表现为下运动神经元受损的症状。值得注意的是，在 T12～L1 附近的损伤可能同时呈现这两种症状。

神经损伤通常在受伤时即刻发生，且椎体的瞬间移位程度往往超过了影像学上的表现。骨折后，椎体碎片可能后凸进入椎管内，对神经造成压迫。已有研究探讨了椎管狭窄程度与神经损害之间的相关性，结果显示，T11 和 T1 水平的椎管若被占位超过 2%且占比在 35%以上，L1 水平超过 45%以及更低水平超过 55%时，神经损伤的风险会显著增加。此外，PLC 结构的损伤也与神经损害有着显著的关联性。

(二)影像学检查

1. X 线检查

X 线检查是胸腰椎骨折诊断中的基础且首选方法，通常涉及正侧位 X 线片的拍摄。在正位 X 线片上，可以观察到骨折椎体的高度降低、横径增宽、横向脱位和侧弯等情况。侧位 X 线片则能揭示椎体的楔形改变、局部后凸畸形，有时还能看到椎体骨折块向椎管内突出、小关节连续性中断以及棘突间距增宽等特征。然而，X 线检查的一个主要缺点是它可能低估了骨折与软组织损伤的实际程度，以及脊髓神经损伤的严重性，无法完全展示所有脊柱骨折的细节。

2. CT 扫描

相较于 X 线检查，CT 扫描提供了更为详尽的病变组织信息。它能够精确评估椎管的完整性，判断是否存在其他脏器损伤，并通过多平面观察和三维重建技术，深入了解骨折的碎裂程度和移位情况，以及是否占据椎管。这些信息对于确定骨折类型和指导治疗至关重要。

3. MRI 检查

MRI 检查在显示脊髓神经和其他软组织方面表现出色，尤其是对脊髓和 PLC 的评估，具有其他检查手段难以比拟的优势。MRI 能够清晰地展示脊髓损伤的部位和程度，包括出血、水肿、压迫、萎缩和变性等病理变化。此外，MRI 还有助于区分陈旧性骨折与新鲜骨折，尽管它在骨折显示的清晰度上可能稍逊于 CT。

三、胸腰椎骨折的治疗

(一)非手术治疗

非手术治疗主要适用于稳定性骨折,其方案涵盖支具固定、疼痛控制及相应的对症治疗措施。传统的石膏固定方法已逐渐被功能性更强的支具所替代,例如十字形前侧脊柱过伸支具、Jewett 过伸支具,或是定制的聚丙烯胸腰骶支具(TLSO)。其中,TLSO 以其出色的稳定性、便捷的穿脱与清洁性,成为当前推荐的优选支具。

在治疗过程中,结合使用止痛药物及其他对症治疗手段,能够有效缓解患者的自觉症状,促进骨折的顺利愈合。出院后,患者需定期进行影像学检查,以便监测骨折的愈合进展。

尽管保守治疗避免了手术带来的创伤,但仍存在一定的风险。例如,可能出现神经功能恶化的情况,或是由支具不贴合而导致皮肤破溃等问题。因此,在治疗过程中需密切关注患者的病情变化,确保治疗的安全与有效。

(二)手术治疗

手术治疗主要适用于不稳定性骨折以及伴有进行性神经功能损伤的骨折情况。其中,进行性神经功能损伤是手术的绝对指征。当患者出现不完全性神经功能障碍,并伴有神经受压的影像学证据时,多数学者倾向于积极采取手术治疗。特别是对完全性脊髓神经损伤的患者,由于往往伴随着严重的脊柱损伤,从控制病情发展、便于护理和早期康复训练等角度出发,也应尽早进行手术治疗。手术的目的是恢复脊柱的解剖序列和力学稳定性,解除脊髓神经的压迫,并恢复椎管的容积,从而有利于脊髓神经功能的恢复。

通常认为,脊髓损伤后的 24 小时内为急性期,因此绝大多数文献主张对伴有脊髓神经损伤的胸腰椎骨折应在早期(一般指受伤后 72 小时内)进行手术干预。早期手术可以显著改善患者的呼吸功能,缩短术后机械通气时间,减少肺部并发症,并降低病死率。有研究表明,在不完全性脊髓神经损伤后 48 小时内进行手术的患者,神经功能均可恢复至 Frankel 分级 1 级以上;而受伤 48 小时后手术的患者,其神经功能的恢复与手术时间的早晚无明显相关性。此外,比较胸腰椎骨折在 72 小时内和 72 小时后手术的病例发现,早期手术在减少并发症、缩短住院时间及降低治疗费用的同时,可明显促进神经功能的恢复。

损伤节段也是影响手术时机和患者预后的重要因素。胸段骨折常合并威胁生命的胸部创伤,需要行急诊手术减压固定,但预后较差。此外,胸腰椎骨折后的应激反应强烈,机体的自我调节能力较弱,此时急于手术可能对脆弱的微循环不利,还会加重损伤或导致隐性失血量增多。因此,有观点认为延期至 48~72 小时后手术可减少术中出血。国内的研究也显示,虽然早期手术有利于防止椎体高度丢失,从而有益于脊髓神经功能的恢复,但会明显增加手术出血量。

脊髓损伤后的恢复期可延至初次损伤后的 2~3 年。对这类患者,可以先稳定一般状况并针对其他脏器损伤进行治疗,待病情平稳后再考虑行胸腰椎手术。然而,在实际临床中,患者伤后 1~2 天内很难准确评价脊髓损伤的程度。同时,考虑到院前急救、伤员转运、影像学评估及术前准备等因素,对于明确诊断的脊髓神经损伤患者也很难在 8 小时内给予手术治疗。因此，在确定最佳手术时机时，除了综合患者的致伤机制、就诊时间、骨折及脊髓损伤的类型外，还需要权衡手术治疗的利弊，并考虑患者对于急诊技术的耐受性和术者的技术水平。总之，手术时机的选择应灵活而个体化，不可机械地界定。

(三)手术入路的选择

手术治疗胸腰椎骨折的核心目的在于最大限度地促进脊髓神经损伤的修复，恢复脊柱的生物力学稳定性，减少术后并发症，并追求最佳的手术效果。手术入路的选择至关重要，它主要依据脊柱损伤的形态学特征、椎体 PLC 的完整性以及神经系统的功能状态来决定，通常分为后路、前路及前后联合入路。

(1)前路手术：对于胸腰椎爆裂性骨折伴有神经损伤但后柱韧带未受损的患者，前路手术是首选。尤其适用于不完全神经损伤、大块爆裂骨块导致明显椎管挤压、严重前柱粉碎或后凸畸形超过 30°的病例。前路手术提供了清晰的视野，便于硬脊膜前方减压、伤椎椎体的处理、碎骨片清理及椎体融合。Cage 技术利用自体碎骨片进行椎体融合，减轻了患者取骨的痛苦，并促进了融合。此外，前路内固定器有助于防止后凸畸形。然而，前路手术也存在一些弊端，如失血量较大，可能引起凝血功能障碍，增加胸、腹腔脏器感染及呼吸系统并发症的风险。

(2)后路手术：对于后凸成角超过 25°、椎体高度丢失超过 50%、椎管受压超过 40%的不稳定性骨折而无神经症状的患者，通常行后路短节段内固定术。有神经损伤症状的患者，无论骨折稳定性如何，均需在内固定基础上进行神经减压。后路手术在暴露椎板过程中不会遇到大血管、神经，出血量少，且能在直视下清理增生的骨赘，利于椎管减压和韧带松解。椎弓根钉结合预弯合金棒能有效固定伤椎，并可在减压后使用钉棒系统矫正侧弯畸形。但后路手术也有局限性，如椎弓根钉角度不当可能对脊髓和神经根造成医源性损伤，且摘取髓核时操作不如前路直视下便捷。用 C 形臂 X 线机定位椎弓根钉时产生的辐射也是不足之一。对于神经功能不全损伤伴有后部结构严重破坏的患者，后路减压效果可能不及前路减压并植骨内固定，此时应考虑前后联合入路。

前后联合入路手术具有减压充分、支撑有效、固定可靠及可早期下床活动等优点，但创伤大、手术时间长、费用高、并发症多。在选择手术方式时，需综合考虑损伤的严重程度、损伤部位和损伤时间。值得注意的是，相对于联合前后路的手术方式，单纯采用后路手术方法在损伤部位的功能恢复上可能更好，且患者主观满意度更高。因此，在选择手术入路时，应权衡利弊，综合考虑患者的具体情况。

(四)微创和腔镜技术

近年来，随着影像技术和手术器械的不断发展，微创与腔镜技术开始在脊柱外科手术中得到广泛应用。这些技术以其切口小、创伤轻微、手术时间短、失血量少以及术后疼痛减轻等优点而备受青睐。在脊柱外科手术中，微创技术涵盖了前路内镜下减压内固定术、后路经皮融合、临时性脊柱外固定架的使用以及经皮后凸成形术等多种方法。

前路内镜下减压内固定术能够显著降低围手术期并发症的风险，并缩短患者的住院时间。然而，由于内置物的局限性、手术时间的延长以及对外科技术的高要求，该技术的广泛应用受到了一定限制。相比之下，后路经皮内固定术既可以单独实施，也可以与前路微创减压手术相结合，为胸腰椎骨折提供有效的短节段固定和非融合治疗方案。已有文献对此进行了支持。但值得注意的是，微创手术需要在透视下进行，这增加了患者和医生 X 线的暴露量。

当微创后路融合无法完成时，该方法的适用范围就会受到限制，主要适用于不涉及 PLC 损伤、无神经障碍、椎间盘完整、后凸角小于 15°或压缩小于 25%的稳定性骨折。此外，如果椎间未能实现融合，可能需要在后期去除内固定。尽管有多篇报道声称取得了良好效果，但目前仍缺乏高质量的前瞻性随机试验来证实前路或后路经皮手术相较于传统技术的优越性。

目前，关于胸腰椎骨折治疗的报道大多基于回顾性病例分析，缺乏循证医学的坚实依据。同时，手术方法的选择还受到医疗机构偏好等因素的干扰。因此，如何选择最佳的手术方式以获得更好的疗效，仍然是脊柱外科医生面临的一大难题。为了指导临床获得更好的疗效，我们需要进行进一步研究和对比。

第六节　脊髓损伤

脊髓损伤是指由外界直接或间接因素导致的脊髓受损，进而在受损的相应节段引发运动、感觉、括约肌功能及肌张力等方面的障碍，并伴有病理反射等改变。这种损伤的程度及其临床表现与原发性损伤的部位和性质密切相关。在中医学中，脊髓损伤被视为外伤瘀血导致的"腰痛""痿证"及"癃闭"等病证。

脊髓损伤主要分为原发性与继发性两类。原发性脊髓损伤指的是外力直接或间接作用于脊髓所引发的损伤；而继发性脊髓损伤则是由外力造成的脊髓水肿、椎管内小血管出血形成血肿、压缩性骨折以及椎间盘组织破碎等导致的脊髓压迫性损害。实验研究表明，原发性脊髓损伤多为局部性和不完全性，但损伤后局部会释放和蓄积大量儿茶酚胺类神经递质（如去甲肾上腺素和多巴胺等），会导致脊髓局部微血管痉挛、缺血，血管通透性增加，小静脉破裂，从而引发继发性出血性坏死。这种脊髓中心部分的大面积出血性坏死是脊髓损伤后继发的重要病理过程。

脊髓损伤常作为脊柱骨折的严重并发症出现，由于椎体移位或碎骨片突入椎管内，脊髓或马尾神经会受到不同程度的损伤。胸腰段损伤会导致下肢感觉与运动障碍，称为截瘫；而颈段脊髓损伤则会影响双上肢的神经功能，导致四肢瘫痪，简称"四瘫"。

一、脊髓损伤的临床特点

（一）脊髓各节段损伤的特点

1. 颈段脊髓损伤

颈段脊髓受损会导致四肢瘫痪。特别是 C4 以上的颈髓损伤，会使呼吸肌完全瘫痪，使患者出现严重的呼吸困难和发绀。下颈髓损伤时，胸式呼吸会消失，但膈肌运动仍存，导致腹式呼吸变浅。此外，颈髓损伤还会引发交感神经功能紊乱，影响患者的出汗和血管收缩功能，可能出现中枢性高热，体温可超过 40 ℃。值得注意的是，较低位的颈髓损伤可能使上肢保留部分感觉和运动功能。

2.胸段脊髓损伤

胸段脊髓受损后，病变水平以下的各种感觉会减退或丧失，大小便功能出现障碍，腹壁反射和提睾反射等浅反射无法引出。然而，膝腱反射和跟腱反射会变得活跃或亢进，下肢肌力会减退或消失，肌张力增高，并可能出现髌阵挛和 Babinski 征阳性。若损伤发生在 T1 以上，患者还可能出现呼吸困难。

3.腰骶段脊髓损伤

腰骶段脊髓损伤可根据临床表现分为腰髓、圆锥和马尾损伤三部分。当 T10 以下的椎体受损导致脊髓损伤时，患者会表现出双下肢弛缓性瘫痪，提睾反射和膝腱反射消失，但腹壁反射仍存在，Babinski 征呈阳性。圆锥损伤则不会导致下肢运动麻痹和肌萎缩，肌张力及腱反射也无改变，但肛门反射会减低或丧失，肛周和外阴部会出现马鞍型感觉障碍，并可能出现无张力性神经源性膀胱，常伴随性功能的横向定位障碍(脊髓不全性损伤)。

(二)脊髓部分损伤特点

中央型脊髓损伤综合征是一种常见的不全损伤类型，其症状表现为上肢与下肢瘫痪程度不均，上肢往往重于下肢，或仅上肢受损。损伤平面以下，患者可能出现感觉过敏或减退，甚至出现触觉及深感觉障碍，部分患者还会遭遇膀胱功能障碍。恢复过程中，下肢运动功能首先得到改善，其次是膀胱功能，而上肢运动功能，尤其是手指功能，恢复最为缓慢。感觉的恢复则呈现出无固定顺序的特点。

脊髓半切综合征，亦称 Brown-Sequard 综合征，其特点为损伤平面以下，同侧肢体运动瘫痪及深感觉缺失，而对侧则出现痛觉和温度觉障碍，但触觉保持正常。由于一侧骶神经未受损，患者的大小便功能通常不受影响。若第一至第二胸脊髓节段受损，同侧颜面、头颈部可能出现血管运动失调及 Horner 综合征，表现为瞳孔缩小、睑裂变窄和眼球内陷。此综合征好发于胸段脊髓，而腰段及骶段则较为罕见。

前侧脊髓综合征通常由脊髓前侧受压或中央动脉分支受损所致。由于脊髓灰质对缺血更为敏感，前角运动神经细胞在受压或缺血条件下易受损。该综合征好发于颈髓下段和胸髓上段，表现为四肢瘫痪，损伤平面以下痛觉、温觉减退，但位置觉、震动觉正常，会阴部和下肢保留深感觉和位置觉。在不全损伤中，其预后相对较差。

脊髓后方损伤综合征多见于颈椎于过伸位受伤者，由脊髓后部结构轻度挫伤引起。后角和脊神经后根也可能受累，从而导致损伤平面以下对称性颈部、上肢与躯干的感觉丧失或神经刺激症状，如疼痛和烧灼感。

马尾-圆锥损伤综合征由马尾神经或脊髓圆锥损伤所致，主要病因是胸腰结合段或其下方脊柱严重损伤。其临床特点包括：支配区肌肉下运动神经元瘫痪，表现为弛缓性瘫痪；由于神经纤维排列紧密，损伤后支配区所有感觉丧失；骶部反射部分或全部丧失，膀胱和直肠呈现下运动神经元瘫痪症状，括约肌张力降低，可导致大小便失禁。马尾轻度损伤时可再生甚至完全恢复，但重度或完全断裂则不易自愈。

（三）脊髓损伤部位及程度表现

1. 脊髓震荡

脊髓损伤后，可能出现短暂的功能抑制状态，此状态下病理上大体无明显器质性改变，显微镜下仅观察到轻微水肿，神经细胞和神经纤维保持完整。临床表现为受伤后，损伤平面以下立即呈现弛缓性瘫痪，但经过数小时至两天，脊髓功能开始逐渐恢复，且日后不会留下任何神经系统的后遗症。

2. 脊髓挫伤与出血

脊髓挫伤是脊髓的实质性破坏，尽管外观完整，但内部可能出现出血、水肿、神经细胞破坏和神经传导纤维束中断。挫伤程度各异，从轻微水肿和点状出血到严重挫伤、出血，甚至出现脊髓软化及形成瘢痕，因此预后差异显著。

3. 脊髓断裂

脊髓的连续性中断，可能是完全性或不完全性的。不完全性断裂常伴有挫伤，又称挫裂伤。脊髓断裂后，恢复无望，预后恶劣。

4. 脊髓受压

骨折移位、碎骨片、破碎的椎间盘以及皱褶的黄韧带和血肿等均可压迫脊髓，导致一系列脊髓损伤的病理变化。及时去除压迫物后，脊髓功能有望部分或全部恢复。若压迫时间过长，脊髓可能因血液循环障碍而发生软化、萎缩或形成瘢痕，导致瘫痪难以恢复。

5. 马尾神经损伤与脊髓休克

第 2 腰椎以下骨折脱位可能导致马尾神经损伤，表现为受伤平面以下的弛缓性瘫痪。值得注意的是，马尾神经完全断裂的情况较为少见。此外，在出现较重的脊髓损伤后，受伤平面以下会立即出现弛缓性瘫痪，这被称为脊髓休克，是失去高级中枢控制的一种病理生理现象。脊髓休克与脊髓震荡不同，前者是脊髓功能的暂时性完全抑制，而后者则是短暂的功能抑制状态且预后良好。脊髓休克可持续数小时至数周，儿童一般持续 3~4 天，成人多为 3~6 周。损伤部位越低，持续时间越短。脊髓休克结束后，若损伤平面以下仍无运动和感觉，则表明为完全性脊髓损伤。

二、脊髓损伤神经功能分级

（一）Frankel 分级

1969 年，Frankel 提出了一种对脊髓损伤程度进行粗略分级的方法，该方法根据损伤平面以下的感觉和运动存留情况，将损伤分为五个级别。这一分级体系在脊髓损伤的评定中具有较大的实用价值，但它在评估脊髓圆锥和马尾损伤时存在一定的局限性，特别是在反射和括约肌功能及膀胱和直肠括约肌功能的判断上，表达不够清晰。

具体来说，这五个级别分别是：

A 级：损伤平面以下深浅感觉及肌肉功能完全消失。

B 级：损伤平面以下运动功能完全丧失，但尚存某些骶区感觉。

C 级：损伤平面以下仅有微弱的肌肉运动功能，但并无实际用途。

D 级：损伤平面以下肌肉功能部分恢复，患者可扶拐行走。

E 级：深浅感觉、肌肉运动及大小便功能均恢复良好，但可能伴有病理反射。

尽管 Frankel 分级体系在脊髓损伤的评估中具有一定的价值，但由于其在评估脊髓圆锥和马尾损伤时的不足，国内外许多学者在此基础上进行了进一步的修订和完善。

(二)国际脊髓损伤神经分类标准

1982 年，美国脊髓损伤协会(ASIA)推出了全新的脊髓损伤神经分类评分标准，旨在将脊髓损伤量化，以便于统计与对比。1997 年，该协会进一步修订和完善了这一标准。此标准包括损伤水平和损伤程度两大方面。

在脊髓损伤水平的评估中，主要包括以下几点。

(1)感觉水平的检查评定：通过检查身体两侧共 28 个皮区的关键点，包括针刺觉和轻触觉两种感觉，来确定脊髓损伤后保持正常感觉功能的最低脊髓节段。每个关键点的感觉按三个等级进行评分(0 分表示缺失，1 分表示障碍，2 分表示正常)。将身体每侧的皮区评分相加，得到针刺觉评分和轻触觉评分，以反映感觉功能的变化。正常状态下，总评分为 224 分。

(2)运动水平的检查评定：通过检查身体两侧各自 10 对肌节中的关键肌，来确定脊髓损伤后保持正常运动功能的最低脊髓节段。肌力检查采用 0~5 临床分级法，这些肌肉的选择与相应节段的神经支配一致，并便于在仰卧位进行检查。将两侧肌节的评分相加，得出总的运动评分，以反映运动功能的变化。正常状态下，总评分为 100 分。

(3)括约肌功能及反射检查：包括肛门指检、肛门反射、尿道球海绵体肌反射以及肛门外括约肌的测试，用于判断脊髓是完全性还是不完全性损伤。

在脊髓损伤程度的评估中，主要检查鞍区皮肤的感觉，特别是环绕肛门皮肤黏膜交界区的各个方向更应仔细检查。任何触觉或痛觉的残留都应被诊断为不完全性损伤。临床医生需进行肛门指检以确认是否存在完全性脊髓损伤，并检查肛门深感觉和外括约肌的自主收缩能力。在脊髓休克期间，无法确定脊髓损伤的完全性。即使脊髓休克期结束，也需要在对骶区功能进行仔细检查后才能做出最终判断。

三、脊髓损伤的治疗

(一)药物治疗

脊髓损伤的基础研究是破解脊髓损伤难题的关键所在，当前的研究重心聚焦于脊髓损伤后继发性损害的机制探索以及脊髓神经的修复与再生。

多数急性脊髓损伤并非完全性的横断性损伤，尽管存在部分原发性轴索损伤，但受损的神经细胞并未立即死亡。然而，若处理不及时或方法不当，原发性损伤后紧随其来的继发性损害可能导致脊髓功能永久性丧失。原发性损伤在受伤瞬间即已确定，属于不可逆过程。相比之下，继发性损害则是人们有能力干预甚至可能预防的。

基于脊髓继发性损害的病理过程，科研人员研发了多种药物，旨在阻断或减少受伤脊髓的继发性损害，或促进神经轴突的生长，这为脊髓损伤的治疗带来了希望。这些药物包括过去在临床上应用过的二甲基亚砜(DMSO)、东莨菪碱、纳洛酮，各种抗氧化剂、自由基清除剂如超氧化物歧化酶，以及钙拮抗剂尼莫地平等，它们都是这一研究领域的重要成果。

1. 大剂量甲泼尼龙

自 20 世纪 60 年代起，激素类制剂便被应用于脊髓损伤的临床治疗，其理论基础在于激素能够减轻脊髓损伤后的继发性水肿。然而，近年来，经多国学者深入研究后发现，以往皮质激素治疗脊髓损伤效果不佳的主要原因在于药物剂量不足。

为了验证甲泼尼龙（MP）的临床效果，美国曾三次发起全国性急性脊髓损伤研究（NASCIS）。在首次研究中，对比了每天 100 mg 与每天 1.0 g MP 对脊髓损伤的疗效，但两者间并无显著差异。随后的动物试验系统地观察了 MP 对急性脊髓损伤后治疗剂量的反应，结果显示，30 mg/kg 的冲击剂量能最大程度地减少组织损害并促进神经功能恢复。

在第二次 NASCIS 中，对 162 例脊髓损伤后 14 小时内的患者进行了大剂量 MP、大剂量纳洛酮与安慰剂的治疗对比。NASCIS Ⅰ 的结果显示，损伤后 8 小时内应用大剂量 MP 的患者，其神经功能改善在统计学上具有显著意义，且一年后效果依然明显。这促使了 1997 年 NASCIS 临床研究的继续，该研究限定所有患者均在损伤后 3~8 小时内接受治疗，具体方案为：首次冲击剂量 30 mg/kg，从外周静脉 15 分钟内滴注完毕，间隔 45 分钟后，再以 5.4 mg/(kg·h) 的剂量维持 2~3 小时。对照组则采用与 MP 外观一致的安慰剂，以同样方式治疗。伤后 6 周、半年和一年的神经功能恢复检查采用双盲法，结果显示，在伤后 8 小时内严格按照 MP 治疗方案进行治疗的患者，其神经功能，包括运动、针刺痛觉和触觉功能，均明显优于安慰剂组，差异具有统计学意义。

大剂量 MP 用于治疗急性脊髓损伤时具有多方面疗效，如改善微循环、抑制脂质过氧化、减少细胞钙内流及维持神经元兴奋等，被视为当前临床治疗急性脊髓损伤的有效药物。然而，其治疗时间窗限定在伤后 8 小时内，若超过此时间应用，不仅效果不佳，且并发症增加。尽管如此，仍有一些学者对该研究提出质疑，如分组是否随机合理、统计是否准确客观以及所得评分的临床意义等，这些问题尚待进一步探讨。

2. 神经节苷脂

神经节苷脂在神经元的正常发育与分化过程中扮演着至关重要的角色。实验研究表明，外源性神经节苷脂能够有效促进神经突的生长，并且能增加损伤部位轴突的存活数量。据相关报道，在临床实践中，对急性脊髓损伤患者在损伤后的 72 小时内给予神经节苷脂（GM1），剂量为每天 100 mg，并持续治疗 18~32 天，这一治疗方案有助于促进患者神经功能的恢复。

（二）脊柱脊髓损伤的外科干预

1. 脊髓损伤的致伤因素

根据影像学和病理解剖学的研究结果，脊髓神经损伤的致伤因素主要为伤椎骨折碎片或部分椎间盘突入椎管内。在骨折发生的瞬间，对脊髓造成伤害的外力有两种形式：一是骨折移位瞬间撞击神经组织，导致脊髓及神经根受到牵拉或挫伤，这种损伤是瞬间形成的且不可逆；二是骨折碎片或椎间盘组织对神经组织的持续压迫。前者为即刻发生的动态损伤，外科复位减压对此类损伤的疗效并不确切；而后者为持续的压迫性损伤，需要尽早解除。

实验研究显示，骨折过程中脊髓所受的瞬间动态损伤远大于静态压迫损伤。然而，临床上的影像学检查主要反映的是静态下的椎管改变，无法完全体现脊髓神经受损的真实程度。尽管如此，椎管受压且外力继续作用于脊髓神经，仍是阻碍神经功能恢复的关键因素。因此，必须尽早解除对脊髓的压迫，并通过整复固定来重建脊柱的稳定性，从而为脊髓神经的恢复创造有利条件。

2.脊柱脊髓损伤外科治疗的目的

首要目标是重建脊柱的稳定性，使患者能够尽早活动，从而减少并发症的发生，并为后续的全面康复训练奠定坚实基础。其次，旨在为脊髓神经功能的恢复营造一个宽松的内环境。外科治疗手段涵盖了对骨折的复位、矫形处理、椎管减压或扩容操作，并同步实施坚固的内固定以及植骨融合技术。当前，众多学者对于脊柱不稳定骨折，特别是伴随有神经损伤的情况，普遍倡导及时采取手术治疗方案。

3.手术入路选择

手术入路的选择需综合考虑骨折类型、部位、发生后的时间以及手术者对入路的熟悉度。

（1）后路手术因其有解剖结构简单、创伤小、出血量少及操作便捷的特点，适用于多数脊柱骨折情况，特别是当椎管前方的压迫小于50%的胸腰椎骨折。正确使用后路整复器械，能实现骨块的间接复位。通过咬除椎弓根，可获得椎管后外侧的减压效果，或进行椎体次全切除以实现半环状或环状减压。后路手术器械，如经椎弓根螺钉固定系统，具有固定节段短、复位力强的优势，特别是钉棒固定系统，能实现三维、六个自由度的整复与固定。

（2）长期以来，后路手术被视为椎管减压的主要手段，但现代影像学的发展揭示了多数脊柱骨折导致的脊髓损伤或受压多源于椎管前方。因此，当脊柱的前、中柱受损（如爆裂性骨折、严重压缩性骨折）时，后路手术可能加重脊柱后凸畸形，使椎管前方受压情况恶化。特别是当椎管压迫超过50%，或存在游离骨块时，后路手术的间接复位可能无法使骨块前移，反而可能造成脊髓的过度牵拉或进一步损伤。因此，在以下情况下应考虑前路手术：脊髓损伤后出现前脊髓综合征；严重爆裂性骨折导致椎管前方有游离骨片；陈旧性爆裂性骨折伴不完全瘫痪；后路手术后前方压迫未解除；由前方致压引起的迟发性不完全瘫痪。前路手术是近十年的新进展，能在直视下充分进行椎管前侧减压，同时完成矫正畸形和固定融合。

相较于后路手术的间接减压，前路手术的优势在于能直接去除椎管前方的致压物，实现彻底减压，恢复椎管的矢状径，矫正畸形并恢复脊柱的生理曲线。此外，前路手术还能通过大块骨在椎体间支撑植骨融合，恢复椎体高度，并进行内固定，使融合区获得即刻稳定。

4.脊髓损伤修复研究

脊髓损伤后的解剖重建与功能恢复是一项极具挑战性的任务。当前，脊髓修复及功能恢复的研究主要聚焦于三个方向：挽救受损神经元的迟发性损害与死亡、促进神经元轴突的再生以及探索组织移植替代的可能性。为实现这些目标，我们采取了多种策略。

首先，我们应用神经生长因子或阻断突起延伸的抑制物，以激发受损轴突的再生能力。其次，我们利用富含促轴突生长物质的支架，桥接损伤的脊髓部位，同时努力减少瘢痕组织造成的障碍。这些措施旨在修复损伤的髓鞘，恢复神经纤维在损伤区域的冲动传导性。此外，我们还致力于促进残存、未受损神经纤维的代偿性生长，以及增强中枢神经系统的可塑性。

然而，这一领域的研究内容广泛且复杂。因此，我们需要根据自身条件，对每个研究方向的可行性进行审慎评估，以确保我们的研究能够取得实质性的进展。

(三)脊髓损伤修复研究的现状与进展

1.神经元的存活与再生

确保受损神经元的存活是其能够再生的前提条件。为了最小化继发性损伤,我们在消除原始伤害因素的同时,采取了一系列措施,包括减轻炎症反应、阻断兴奋毒性损伤以及减少凋亡等。轴突连续性的中断会导致神经元失去靶源性营养支持,并损害其生理电信号和化学传递功能。针对这些问题,大量基础研究为我们提供了宝贵的临床治疗线索,如应用营养物质、电刺激治疗以及使用与递质传递相关的药物等,其中神经营养因子的应用尤为引人注目。

经过近二十年的深入研究,我们已证实成年神经元具有再生潜能,在适宜的条件下,损伤的脊髓神经元能够再生。在促进轴突再生的研究中,我们采用了多种技术,如细胞和组织移植、基因治疗、组织工程、瘢痕基质降解、免疫反应调制、细胞内分子信号的修饰以及克服再生抑制等。这些研究结果表明,成年哺乳动物的中枢神经元在受损后确实具有再生能力,甚至能产生靶支配,这一发现令人振奋。

然而,尽管取得了这些进展,但目前我们还没有确凿的证据表明这些再生的神经元具有功能性。因此,将这些研究成果应用于临床还有很长的路要走。

2.脊髓损伤后的神经元替代

在过去的二十多年里,神经科学领域的专家们深入探讨了脊髓损伤后促进轴突再生、修复损伤脊髓以及恢复运动功能的可行性。其中,神经元替代被视为一项重要的策略。这一策略不仅涉及替代受损的运动神经元、中间神经元以及上行的感觉轴突,并诱导下行的运动轴突再生,还涵盖了脊髓损伤的髓鞘再生、发芽以及控制运动的神经环路的重建。

具体来说,脊髓损伤后的神经元替代主要包括以下几个方面:

(1)将脊髓细胞移植至腹角,以替代因损伤而丧失的运动神经元。

(2)将脊髓细胞移植至损伤区域,通过再生的脊髓感觉和脊上轴突形成突触,从而重建对靶神经元的支配。

(3)将脊髓上细胞移植到损伤区的下方,以重建局部环路和各种反应的神经调制。

(4)探索将分泌神经递质的神经元以及能够减轻脊髓损伤后疼痛的细胞进行蛛网膜下移植,或移植蓝斑核(分泌去甲肾上腺素)、中缝核(分泌5-羟色胺)至脊髓损伤部位。这些实验证明,少量移植的神经元可以存活,虽然其突起不能进入腹根,但延伸的突起可以进入复合移植的外周神经,并有可能建立某些神经环路。

然而,尽管这些策略在解剖重建和电生理方面取得了满意的结果,但运动功能的恢复却鲜有报告。这主要是因为我们对运动神经回路的建立及其与靶器官的突触连接了解不足。尽管神经元替代策略在脊髓损伤后恢复运动功能方面尚未取得完全成功,但它仍然是一个值得重视且具有前瞻性的研究课题。

3.轴突导向

在神经系统的发育过程中,神经轴突精确地导向至远距离的靶细胞并形成突触连接,这是极为关键的一环。这一过程主要依赖于周围环境所提供的吸引和推进信号,这些信号与轴突膜上的相应受体结合后,会触发一系列复杂的信号转导过程,最终促使细胞骨架发生重排,从而引导轴突的正确生长。

然而，当轴突遭受损伤时，涉及轴突导向和生长过程的众多信号如何整合，目前仍不清楚。此外，这些导向信号在体内如何决定轴突的生长机制，也还需要进一步的研究来揭示。因此，对于轴突损伤后的再生机制，我们仍有待深入探索。

4.克服再生屏障

脊髓受损后，损伤区域与正常组织间会形成由星形胶质细胞增生构成的胶质瘢痕，这一物理屏障严重阻碍了神经的再生。同时，受损的脊髓神经元轴突也失去了延伸的能力，这一现象过去被认为是由于缺乏刺激再生的神经营养因子。然而，现在的研究已经证实，脊髓损伤后还存在抑制因子，这些因子能够削弱自发以及移植诱发的轴突再生能力。

经鉴定，这些抑制因子在体内和发育过程中主要存在于髓鞘、少突胶质细胞、形成瘢痕的细胞以及胞外基质中，具体包括 Nogo-A、髓鞘相关糖蛋白（MAG）、蛋白多糖（CSPG）、Semaphorin 和 Ephrin 家族等。实验结果显示，当向急性或慢性不完全性胸段脊髓损伤的大鼠体内注入 Nogo-A 的特异抗体后，其运动功能得到了改善。

此外，研究还发现，将成年大鼠的背根神经节神经元移植到出现 Wallerian 变性的神经系统白质中，其轴突虽然能够延长，但无法跨越胶质瘢痕，这表明还存在其他抑制分子。因此，要实现具有功能意义的再生，就需要中和多种抑制分子。

脊髓损伤区周围产生的这种生物学屏障，将损伤组织与健康组织隔离，阻断了轴突的生长跨越。这些抑制分子的抗体和降解酶已经引起了众多科学家和生物技术公司的广泛关注。如果能够在损伤部位消除这些分子，那么轴突的生长就有可能实现。

因此，在研究中，为了达到成功再生的治疗目的，我们不仅需要使用促进生长因子，还需要同时去除抑制因子。只有这样，我们才能为脊髓损伤患者带来真正的希望。

5.增强受损脊髓的自发可塑性

临床观察和实验数据表明，脊髓损伤后往往伴随着一定程度的功能恢复，尤其在特定条件下，这种恢复与运动功能的改善密切相关。其中，残存的脱髓鞘轴突和轴突出芽在功能恢复过程中扮演着重要角色，这凸显了可塑性形成对功能恢复的重要性。多种康复手段的应用，不仅能诱导可塑性的产生，促进部分功能的恢复，还可能对维持去靶支配组织的功能反应性产生积极影响。

尽管脊髓损伤修复研究已经取得了显著的进展，但仍有大量艰巨的工作等待我们去完成。然而，随着发育神经生物学研究的不断深入，突起生长、轴突导向、导靶和突触稳定的细胞和分子生物机制正在逐步被揭示。神经科学研究的不断成功以及生物新技术的蓬勃发展，预示着在不久的将来，损伤脊髓的再生将取得持续的进步。神经元替代、髓鞘重建、轴突导向、功能恢复以及生长屏障的克服等目标，有望逐一实现，并迅速进入临床应用阶段。

（四）康复治疗

脊髓受损后，药物治疗被积极采用，旨在预防或减少继发性损伤的发生。与此同时，外科治疗则扮演着为脊髓神经恢复营造一个稳定且适宜的内部环境的关键角色，它为早期康复奠定了基础，并有助于减少因长期卧床而引发的并发症，对脊髓损伤患者至关重要。然而，全面康复治疗的核心在于如何最大限度地恢复患者的肢体功能，提升其生活质量，帮助他们重建站立或行走的能力，以便更快地融入社会。下文，我们将简要探讨泌尿系统的康复与步行能力康复这两个重要方面。

1.泌尿系统的康复

在脊柱脊髓损伤的患者群体中，膀胱功能障碍导致的严重尿潴留和尿路感染会引发慢性肾衰竭，是截瘫患者死亡的主要原因。据统计，在截瘫患者的死亡病例中，有49%至66%与尿毒症相关。因此，预防尿潴留和尿路感染，以及重建脊髓损伤患者的膀胱功能，对于减少肾衰竭的发生、提升截瘫患者的生活质量、降低病死率具有极其重要的意义。

针对这一问题，目前有以下多种治疗方法：

（1）巴氯芬（Baclofen）治疗脊髓损伤后的痉挛性膀胱：巴氯芬作为一种有效且不良反应较小的肌肉松弛剂，自20世纪70年代以来在国外被广泛用于治疗脊髓损伤后的肌痉挛。近年来，我国也有医生将其应用于脊髓损伤后痉挛性膀胱的治疗，并取得了显著效果。患者按剂量服用后，逼尿肌反射明显减弱，膀胱容积显著增加，从而有效恢复或改善了患者的贮尿和排尿功能。

（2）膀胱腹直肌间置术：对于脊髓损伤后膀胱逼尿肌无反射或反射低下的患者，如果尿道压力正常，可以考虑进行膀胱腹直肌间置术。该手术通过分离腹直肌及其前鞘和后鞘，将膀胱置于腹直肌前后鞘之间。术后，可以避免膀胱的过度膨胀，排尿时收缩腹直肌可以增加逼尿肌的力量。同时，患者还可以通过手外压膀胱来协助排尿。有报道显示，80%以上的患者术后可以自行排尿，残余尿量减少到100 mL以下，从而避免了导尿和膀胱造瘘带来的不便。

（3）膀胱控制器：即骶神经前根电刺激器，该控制器由体内植入部分、体外控制部分和测试块部分组成。通过手术将电极置于左右骶神经根，并通过硅胶片将其缝合固定。体外控制部分由控制盒、连接线和发射块组成，而测试块则用于每次刺激前检查发射块的工作状态。早在1976年，Brindley就研制出了膀胱控制器并应用于临床，选择性骶神经后根切断术（S2-S4），重建膀胱功能取得了良好的疗效。然而，由于该装置价格昂贵，国内尚未进口。不过，目前已有国产膀胱控制器正在实验观察阶段，如果未来能够应用于临床，将对延长截瘫患者的寿命和提高其生活质量具有重要意义。

2.步行能力康复

胸段及胸段以上完全性截瘫的患者大多终身依赖轮椅行动，而腰段以下的完全性截瘫患者在经过适当训练后，则有可能实现站立和实用步行。近年来，随着康复工程、康复生物力学、康复训练方法以及康复器械，特别是步行器的快速发展，腰段以下截瘫患者站立、实用步行及参与社会活动的可能性大大提高，这标志着脊髓损伤康复治疗取得了新的进展。

（1）肌电控制步行系统：这是一种融合了微电子技术和信号处理技术的计算机系统，专为截瘫患者的康复而设计。在微计算机的控制下，该系统通过功能性电刺激瘫痪肢体，使其产生肌力，从而完成站立、坐下、迈步等基本功能运动。这是一种新型的截瘫患者康复训练方法。

（2）小型电子助行器：同样利用功能性电刺激，为中枢神经系统受损导致的肌肉瘫痪提供了有效的功能重建和训练手段。这种助行器既可用于辅助行走，也可用于治疗，但更适用于肢体不完全性瘫痪的患者。

（3）助动功能步行器：以ARGO为代表的助动功能步行器在临床应用中取得了显著效果。它利用髋骶部金属半环作为杠杆支点，胸背部束带作为力点，通过患者身体重心的往复式移动，引导患者下肢站立行走。ARGO步行器的设计不仅具有助动功能，还能在患者站立与坐位姿势互换过程中提供助力，无须患者手动开、关膝关节部位的铰锁，而是通过膝部支具的弹性装置实现助动。

通过助动步行器的训练，截瘫患者能够站立或步行，与正常人在同等高度上进行对话和交流，这大大增强了他们的自信心，减少了心理障碍，提高了其参与社会活动的能力，有助于他们早日回归社会。因此，ARGO 等助动步行器使绝大部分截瘫患者有望摆脱长期依赖轮椅的生活，为脊柱脊髓损伤患者的行动能力恢复提供了新的解决方案。

有专家强调，对脊柱脊髓损伤的治疗不应局限于单一方法，而应接受新概念、应用新技术，进一步加强脊髓损伤修复研究，以期在新世纪取得新的突破。未来，瘫痪患者不仅可能站起来，更有望过上真正意义上的正常人生活。

参考文献

[1] 宋磊. 临床常用骨科基础及骨科创伤诊疗[M]. 北京：中国纺织出版社有限公司，2022.

[2] 孟凡龙. 骨科疾病诊疗要点[M]. 长春：吉林科学技术出版社，2022.

[3] 罗斌，陈行灿，聂鹏. 骨科临床诊疗学[M]. 北京：世界图书出版公司，2022.

[4] 张志成. 骨科疾病诊断与治疗[M]. 长春：吉林科学技术出版社，2019.

[5] 王建航. 现代创伤骨科急救学[M]. 西安：西安交通大学出版社，2018.

[6] 公维斌，韩玉祥，潘华，等. 创伤骨科常见病诊断与处理[M]. 上海：上海交通大学出版社，2018.

[7] 曹启斌，张乃栋，孟孟凯，等. 现代骨科规范化治疗[M]. 天津：天津科学技术出版社，2018.

[8] 魏海鹏. 骨科疾病诊疗思维[M]. 长春：吉林科学技术出版社，2022.

[9] 张英泽. 临床骨科常见疾病整合诊疗常规[M]. 北京：人民卫生出版社，2022.

[10] 陈兴国. 骨科疾病临床诊治与康复技术[M]. 哈尔滨：黑龙江科学技术出版社，2022.

[11] 田华，李危石. 北医三院骨科晨读荟萃[M]. 北京：北京大学医学出版社，2021.

[12] 燕铁斌. 骨科康复评定与治疗技术[M]. 北京：科学出版社，2020.

[13] 王海滨，贾代良，赵益峰，等. 创伤骨科典型病例[M]. 上海：上海科学技术文献出版社，2022.

[14] 田伟，蒋协远. 临床路径释义. 骨科分册[M]. 北京：中国协和医科大学出版社，2022.

[15] 克里斯托弗·A. 伊布斯特，史蒂文·L. 弗里克. 儿童骨科创伤病例图谱[M]. 孙军，李阳，金文武，译. 北京：中国科学技术出版社，2022.

[16] 葛凤晓. 骨科疾病诊疗实践[M]. 北京：世界图书出版公司，2022.

[17] 王丽娜. 现代骨科诊疗与护理[M]. 哈尔滨：黑龙江科学技术出版社，2022.

[18] 胡瑞花. 常见骨科临床疾病治疗进展[M]. 上海：上海科学普及出版社，2022.

[19] 中国研究型医院学会. 骨科加速康复试点病种诊疗规范[M]. 北京：人民卫生出版社，2023.

[20] 赵强，杨帆，刘伟. 简明骨科诊疗学[M]. 北京：中国纺织出版社有限公司，2022.

[21] 王久夏，陈世海，李永刚. 实用骨科诊疗技术[M]. 兰州：兰州大学出版社，2022.

[22] 李学礼，丁凯，贺伟，等. 外科疾病诊治基础与临床进展[M]. 北京：世界图书出版公司，2022.

[23] 杨凤云，张兵. 躯干骨伤疾病诊疗学[M]. 北京：中国中医药出版社，2023.

[24] 罗伯特·迪克森. 李明，译. 现代脊柱畸形诊疗：理论，实践与循证医学[M]. 上海：上海科学技术出版社，2023.

[25] 赵刚. 现代骨伤与骨病[M]. 上海：上海科学普及出版社，2022.

[26] 孙宇. 脊柱手术技术精要[M]. 济南：山东科学技术出版社，2020.

[27] 刘尚礼，戎利民. 脊柱微创外科学[M]. 2版. 北京：人民卫生出版社，2017.

[28] 徐展望，何伟. 中医骨病学[M]. 北京：中国中医药出版社，2018.

[29] 苗华，周建生. 骨科手术入路解剖学[M]. 2版. 合肥：安徽科学技术出版社，2018.

［30］樊政炎.临床外科与骨科诊疗［M］.长春：吉林科学技术出版社，2019.

［31］房波，等.实用骨科诊疗精要［M］.长春：吉林科学技术出版社，2019.

［32］牛海平.实用创伤骨科诊疗精要［M］.长春：吉林科学技术出版社，2019.

［33］李宝丽，刘玉昌.实用骨科护理手册［M］.北京：化学工业出版社，2019.

［34］姜虹.骨外科学［M］.2版.北京：中国协和医科大学出版社，2020.

［35］黎鹰.运动损伤与预防［M］.杭州：浙江大学出版社，2019.

［36］杨明礼，胡豇.创伤骨科学［M］.成都：四川大学出版社，2020.

图书在版编目（CIP）数据

常见骨科疾病诊疗方法／董大立等主编. --长沙：
中南大学出版社，2024.9. --ISBN 978-7-5487-5972-0

Ⅰ．R68

中国国家版本馆 CIP 数据核字第 2024LT1758 号

常见骨科疾病诊疗方法
CHANGJIAN GUKE JIBING ZHENLIAO FANGFA

董大立　何花　唐成剑　彭文　主编

□出 版 人	林绵优
□策划编辑	潘庆琳　李　娴
□责任编辑	李　娴
□责任印制	李月腾
□出版发行	中南大学出版社
	社址：长沙市麓山南路　　　　邮编：410083
	发行科电话：0731-88876770　　传真：0731-88710482
□印　　装	广东虎彩云印刷有限公司

□开　　本	787 mm×1092 mm　1/16　□印张 11　□字数 275 千字
□版　　次	2024 年 9 月第 1 版　□印次 2024 年 9 月第 1 次印刷
□书　　号	ISBN 978-7-5487-5972-0
□定　　价	68.00 元